Public Health Nutrition

ウエルネス
公衆栄養学 2024年版

［編集］加島浩子
森脇弘子

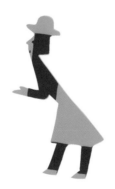

医歯薬出版株式会社

● 編集

加島浩子（比治山大学健康栄養学部教授）
森脇弘子（県立広島大学地域創生学部教授）

● 執筆

沖増哲（県立広島女子大学名誉教授）
加島浩子（比治山大学健康栄養学部教授）
佐名木由美子（広島文教大学人間科学部准教授）
下方浩史（名古屋学芸大学健康・栄養研究所所長）
須藤紀子（お茶の水女子大学基幹研究院教授）
武政睦子（川崎医療福祉大学医療技術学部教授）
中村陽子（広島市地域包括ケア推進課主任技師）
森宏子（広島国際大学健康科学部講師）
森脇弘子（県立広島大学地域創生学部教授）
寄谷博子（安田女子大学家政学部講師）

（五十音順）

This book is originally published in Japanese
under the title of :

UERUNESU KOUSHUU-EIYOUGAKU
(Public Health Nutrition for Wellness)

Editors :

KASHIMA, Hiroko
  Professor, Faculty of Health and Nutrition,
  Hijiyama University
MORIWAKI, Hiroko
  Professor, Faculty of Regional Development,
  Health Sciences Studies,
  Prefectural University of Hiroshima

© 1996 1st ed.
© 2024 20th ed.

ISHIYAKU PUBLISHERS, INC.
  7-10, Honkomagome 1 chome, Bunkyo-ku,
  Tokyo 113-8612, Japan

　公衆栄養学は，地域で生活しているさまざまな人々の QOL 向上に寄与することを目的とし，人々のより良い健康づくりを栄養面から支援するための理論と実践を追究する学問です．本書は "ヘルスプロモーション" の概念を軸に，主観的な生活の満足度を加味した "ウエルネス" の視点に基づく管理栄養士・栄養士の養成を目指しています．

　本書は時代に沿った内容となるよう改訂を重ねてきました．この度の改訂では，令和 4 年度管理栄養士国家試験出題基準（ガイドライン）改定検討会報告書に対応し，多職種連携・多機関連携，健康格差，食料安全保障，地域診断の方法などを新たに加えました．高齢化がますます進み，地域格差や健康格差が広がるなかで，地域における栄養課題が多様化・複雑化しており，それらをアセスメントするための地域診断がさらに重要になります．そして，地域の課題を解決するために多職種連携・多機関連携により効果的・効率的に公衆栄養活動を行う必要があります．また，健康的な食生活を実践するためには，すべての人々が食料を安定的に入手できることが必要不可欠です．

　人々の QOL や健康の維持・向上には，環境が大きく影響します．現在の社会情勢をみると，ロシア軍によるウクライナへの軍事侵攻やイスラエルとハマスの戦闘など，世界各地で深刻な問題が相次ぎ，長期間にわたり人々の心の平安が脅かされています．また，それらによる影響や異常気象，円安などが食材価格の高騰をもたらし，多くの食材を食卓に揃えることを困難にしかねない状況にあります．これらの大きな課題をどのように解決していくか考えるうえでも "ウエルネス" の視点は欠かせません．

　このテキストを用いて学ばれる皆様が管理栄養士・栄養士として活躍される時代には，どのような景色が見えているのでしょうか．各時代の変化に対応した栄養活動を行い，地域に暮らす人々の健康と幸せに貢献することが管理栄養士・栄養士の役割です．公衆栄養学を学ぶ方々の教科書として，また実務書として，本書が広く活用されることを期待します．

　終わりに，本書の改訂に当たり，ご尽力いただいた医歯薬出版株式会社に感謝申し上げます．そして，世界中の人々が平穏に暮らせる日常を 1 日も早く取り戻せることを心から願っています．

2024 年 2 月吉日

編者一同

　「公衆栄養」が栄養士養成施設での教科目として採用されてから22年を経過し，いま大きな転換期を迎えようとしている．

　それは少子・高齢化社会と環境問題を目前にして，その目的である健康づくりが住民参加型のヘルスプロモーション，さらにはウエルネスへと転換し，それへの地域ぐるみの新しい対応が求められてきたことである．そしてそのためには地域で働く栄養士や栄養ボランティアの意識改革とそれに即した活動が必要で，その体制をどう構築していくかがこれからの大きな課題である．「方法を生み出す栄養士」への期待と併せて，これからの公衆栄養学にそれが求められる．

　本書は現在，栄養士養成施設で公衆栄養学を担当している者と管理栄養士として公衆栄養活動に従事している者らによる共著である．上記のような主旨にそってこれからの「公衆栄養」に大きな期待を込めて，各章を分担執筆している．

　脱稿したうえで読み返してみると，初めの意図がどれだけ達成されたかと反省される点もある．また専門の立場からは行き届かない点や不備の点も指摘されると思う．これらの点については読者諸賢ならびに同学の士のご批判とご叱正を待ちたい．なお執筆に当たっては多くの著書・論文等を参考にしたが，なかでも巻末に記した文献には負うところが多い．これらの著者各位に深く謝意を表する．

　終わりに，本書の出版にご理解を賜り出版の労をとられた医歯薬出版株式会社に深くお礼を申しあげる．

　　平成8年1月20日

編者　沖増　哲

● 目次

Chapter 3　栄養政策

Chapter 4 栄養疫学   〔下方浩史〕

Design：山影麻奈，Artwork：辻　恵子

Chapter 1
公 衆 栄 養 の 概 念

S U M M A R Y

▶ 公衆栄養は，地域住民の健康の保持・増進を目標とし，QOL の向上を図ることを目的としており，公衆栄養学は，地域住民のより良い健康（ウエルネス）のための環境づくりを栄養の面から支援する科学である．

▶ 公衆栄養活動は，生態系保全，地域づくり，ヘルスプロモーション，疾病予防などと密接なかかわりがある．これまでの公衆栄養活動の歴史から，現在の公衆栄養活動の意義や目的など基本的事項を学ぶ．

1-1. 公衆栄養の概念

1 公衆栄養の意義と目的

　公衆栄養は，地域社会を構成する一般住民の健康の保持・増進を目標にして QOL の向上を図ることを目的とし，それを達成するために必要な知識と技術を，主として栄養改善による環境づくりの側面から考究する領域である．この領域を教科目とする公衆栄養学は旧来の栄養学から派生した学際科学の１つであり，公衆という不特定多数の人間集団の存在状態（主に栄養）を対象とする．言い換えれば，地域住民によるより良い健康（ウエルネス⇨ p.17 参照）のための，より良い環境づくりを栄養の側面から支援する科学である．

　特に留意すべき学習上の課題をあげると次の２点である．

❶望まれる科学的アプローチ

　公衆栄養学が扱う栄養課題は慢性的な問題が多く，その解決には中長期的・継続的な取り組みが必要とされる．その場かぎりの思いつき的な計画では継続した取り組みを行うことはできない．客観的なデータに基づき，栄養マネジメントサイクルの手法を用いて，意識的・計画的に取り組みを進めていくことが重要である．また，策定した計画は策定時に定めた手法や基準により評価されなければならない．

❷望まれる多面的アプローチ

　広義の栄養学は，基礎栄養学，応用栄養学，臨床栄養学，公衆栄養学に分類されるが，前三者が個人を入口とするのに対して，公衆栄養学は公衆を入口とするというところから，科学的アプローチの仕方が異なる．つまり，公衆栄養学では，公衆の栄養現象を公衆が営む日々の食生活の面から巨視的に把握して，地域社会全体としての向上を目指すので，それにふさわしいアプローチの仕方を考えなければならない．

　公衆栄養学のなかに含まれる関連科学としては，栄養学以外に食品学，調理学，公衆衛生学（疫学を含む），環境科学，生態学，社会学，集団力学，教育学，文化人類学などがあげられる．自然，社会および人文の３分野にわたり，また学際科学も含まれていて，多岐にわたっている．したがって，平素の学習においてもこれらの関連科学に十分な関心をもつことが大切である．

　公衆栄養計画の策定においては，目的に沿ってそれに関連する多方面からアプローチして計画を立て，それらを統合して具体的な目標を策定する．しかし，このようにして策定した計画も決して万全ではなく，これに続く PDCA サイクルによって検証されなければならない（⇨「Chapter 5 公衆栄養マネジメント」参照）．

QOL
quality of life の略．生活あるいは人生の質を意味し，公衆栄養学でよく使われる．

PDCA サイクル
管理技術の１つで，目的達成のために目標を定めて，計画（Plan）を立て，それを実施（Do）し，その結果を評価（Check）し，改善（Act）するという４段階からなり，これを繰り返すことによって，より良い計画を策定する手法である．

2 生態系と食料・栄養

われわれが住む地球は，物質＝エネルギーが変換されながら循環する巨大な装置であり，一定の気候と土地条件を提供している．このような人間の手が加わらない自然，つまり人間活動とは無関係に秩序づけられ，変化が進行している自然が自然環境である．すべての生物は周りの自然環境と切っても切れない関係をもっている．生物と自然環境との関係，すなわち相互依存関係の全体像を生態系（eco-system）という．

人間を含めたすべての生物は，食べ物を摂取することによって生命を維持する．また生物界では，太陽エネルギー→植物→動物…といった，食べ物をめぐって形成されたエネルギーの取り込みに関する食物連鎖（food chain）とよばれる循環システムがある（図 1-1）．植物・動物・微生物は，それぞれ生産者・消費者・分解者とよばれ，多くの生物によって構成され，人間は高次消費者として頂点に位置し，生態系をつくっている．人間が栄養源として利用している食料はすべて自然界にあり，何かを食べるということは自然の一部を破壊することである．すなわち，自分たちの生存のために生態系を破壊して食料を入手せざるをえない存在なのである．人がその生存を持続可能なものとするためには，生態系を維持していく努力が必要とされる（⇨ p.16 参照）．

食生活と環境との関係を公衆栄養の視点からみてみると，人間の食生活は，健康の保持・増進を目標にして，環境↔食物↔人間という相互交流によって営まれている（図 1-2）．この図の底面は食生活を表し，これは環境↔食物↔人間によって形成され，その内容は人間の文化と科学によって支配される．

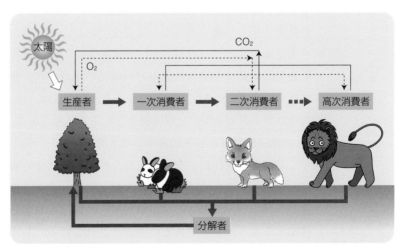

図 1-1　食物連鎖

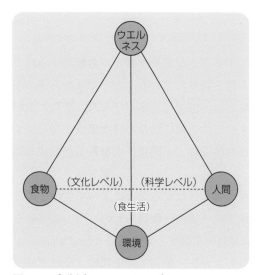

図 1-2　食生活のシステムモデル

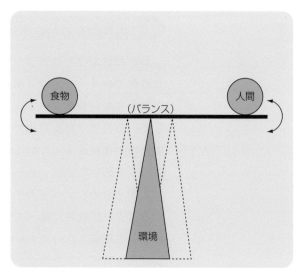

図 1-3　〈食物↔人間〉関係と環境

そして，この食生活がうまく支配されて安定すれば，ウエルネス（⇨ p.17 参照）が達成できると考えるのである．

　このような食生活は“食物↔人間”と環境との関係で考えると，**図 1-3** のように表すことができる．環境が良い状態で安定していれば，食物↔人間のバランスは安定し，健康は保持される．ところが，環境が不安定で変動する場合は，バランスを崩す力となって食生活に混乱をもたらし，健康阻害を起こす．現代がまさしくこの時期であるといえ，多くの環境要因が食物と人間に対して異なった力で作用している．そのために，このバランスをうまく保つことを困難にさせている．

3　保健・医療・福祉・介護・教育システムと公衆栄養

　地域には，乳児から高齢者まで幅広い年齢の人が生活しており，その人々の健康状態も健康であったり療養中であったり介護が必要であったりとさまざまである．こうしたなかで，公衆栄養は，地域で生活する人々すべてを対象とし，自然・文化・社会などの幅広い視点から，健康と栄養・食の問題を俯瞰して解決をめざすこととなる．そのためには，保健・医療・福祉・介護・教育システムのなかで公衆栄養をとらえる必要がある．

　「地域保健対策の推進に関する基本的な指針」（1994 年策定，最終改正 2023 年）では，地域住民が安心して暮らせる地域社会の実現を目指した地域保健対策を推進するためには，地域保健と医療，介護，福祉に係る関係機関との連携やソーシャルキャピタルを活用した住民との協働による地域保健基盤を構築することが必要であることが示されている．しかし，保健事業の中でも地域，学校，職域で根拠とする法律や制度が異なり，個々に事業が行われる

ことから継続性が維持されにくいという問題がある．保健と他分野とのかかわりにおいても同様である．

この課題を解消し，継続的かつ包括的な事業を行うため，「地域・職域連携推進事業ガイドライン」（2004年策定，2006，2019年改訂）では，地域保健と職域保健の連携を図り，多角的な視点で課題に取り組むことが示された．また，介護保険制度では第5期（2012年）から「地域包括ケアシステム」が導入され，医療・介護・予防・住まい・生活支援の各分野が連携して，高齢者の暮らしを続ける支援を行っている（⇨p.170「6-1-4 地域包括ケアシステムの構築」参照）．

公衆栄養活動においても，保健所や市町村が中心となって行う地域保健，職域における産業保健，学校での学校保健，医療機関が中心となる医療分野，高齢者福祉が中心となる介護分野，児童福祉や障害者福祉などの福祉分野，そして幼稚園や学校における教育分野など，それぞれの領域で行われているさまざまな対策が単独ではなく，横断的な取り組みとなることが求められる（⇨p.17「1-2-9 多職種連携・多機関連携」参照）．

4　コミュニティと公衆栄養活動

管理栄養士・栄養士が公衆栄養活動を行う対象は，個人，家族，小集団（グループ），住民集団，およびそれらをすべて含めたコミュニティ（community）である．ここでいうコミュニティは，地区や地域といった地理的な意味だけでなく，同じような状況や目的をもった結びつきから生じるものも含む．すなわち，コミュニティとは，地域社会，共同社会，共同体など幅広い意味で用いられる．たとえば，町内会や女性会などの居住地域での関係性から生じた地縁組織，子育てグループや認知症高齢者家族会など同じ目的意識をもった結びつきから生じたグループ，また健康づくり地区組織のような前記の2つが重複したものがある．

公衆栄養は公衆衛生の一環として，コミュニティの組織的な努力を通じて，地域で生活するすべての人に健康の保持・増進のための適切な生活ができるよう行われる領域である．公衆栄養活動においても，コミュニティの組織化，なかでも自主的・主体的な住民参加による地区組織活動（コミュニティ・オーガニゼーション）は重要な戦略の1つである．

この地区組織活動とは，地域住民の日常生活における問題解決のために，地区の組織や団体が自主的・組織的に行う活動をいう．現在，活動している地区組織活動の代表的なものには，食生活改善を目的として活動している食生活改善地区組織などがある．

健康問題の解決は，基本的には個人の問題である．しかし，生活環境や知識・技能などさまざまな条件のなかでは，個人が実践する意欲をもっていて

コミュニティ・オーガニゼーション
あるコミュニティがそのニーズまたは目標を見いだし，それらに順位づけを行い，ニーズや目標を順次解決あるいは達成するための確信と意思をつくり出し，解決や達成に必要な社会資源を発見し，そして必要な活動をすることと，そのような一連の事柄をすることによって，そのコミュニティに協力的，協同的な態度や実践を醸成していくこと．

も多くの困難があり，限界が生じうる．そこで，個人が健康づくりを効果的かつ適切に取り組むには，コミュニティで支え合って啓発し合うことが重要となる．個人の健康問題が出発点であったとしても，それをコミュニティの課題として組織的に取り組むことで，コミュニティの形成が図られ，コミュニティのエンパワメント（⇨p.14 参照）につながる．

1-2. 公衆栄養活動の基本と展開過程

1 公衆栄養活動の歴史

1 黎明期と終戦前後・復興期——脚気対策と栄養関係諸制度の確立

　わが国の公衆栄養活動は明治時代の脚気対策から始まった．海軍軍医の高木兼寛は 1884 年，遠洋航海で乗組員の食事を麦混合食に改め，たんぱく質と野菜を増やして脚気患者の発生を激減させた．一方，陸軍軍医の森林太郎は脚気の原因として細菌による伝染病説を支持していたが，後年，麦混合食の脚気予防効果を認め，研究機関による脚気の原因解明への道を開拓した．1910年には鈴木梅太郎が米糠から抗脚気成分のオリザニン（ビタミン B_1）を発見し，脚気対策は前進した．

　米国で栄養学を学んで帰国した佐伯矩は 1914 年，私設の栄養研究所を設立し，1920 年にはこの研究所を母体にした国立栄養研究所が開設され，初代所長となった．さらに佐伯は 1924 年，栄養学校を設立して翌年から栄養指導者の養成を開始し，1926 年には，この栄養学校の卒業生が給食の管理や栄養教育などに携わる活動を開始した．栄養士の先駆けである．

　1929 年に内務大臣名で国民栄養改善について指示があり，以後，栄養士が各地方庁に配置され，国民に対する栄養知識の普及啓発が図られた．

　1937 年には「保健所法（旧）」が制定され，保健所業務のなかに栄養改善指導が取り入れられ，保健所に栄養士が配置されて地域住民の栄養指導に従事した．翌 1938 年に厚生省が創設され，栄養行政は厚生省の所管となった．

　第二次世界大戦中の 1945 年，「栄養士規則」と「私立栄養士養成所指定規則」が制定・公布され，栄養士の身分と業務が明確となった．終戦後の同年末，連合国軍最高司令部の指令により，東京都内において栄養調査が実施された．翌 1946 年には対象地域を 29 都道府県に，1948 年からは全国に拡大して実施された．同年，厚生省に栄養課が新設されて栄養行政の推進体制が確立した．1947 年には「栄養士法」が公布され，栄養士の資格は国家資格となった．また，同年「保健所法」が全面改正となり，翌年の「保健所法施行令」の公布により，保健所への栄養士配置が規定された．1952 年には「栄養改善法」が公布され

栄養士
佐伯は設立した栄養学校設立趣旨書のなかで，栄養士という職業の概念，名称，教育養成法などを草案している．

るなど，栄養改善指導業務の法的整備が次々と進んでいった．

　1950年代半ばには，日本食生活協会が製作した栄養指導車（通称キッチンカー）が都道府県に貸与され，巡回栄養指導が開始されるとともに，保健所を中心に栄養教室が開催され，修了者がボランティアとして活動するなど，戦後の栄養不足状態を改善する活動が展開されていった．1962年に「栄養士法」が一部改正され，管理栄養士制度が創設された．1964年には東京オリンピックの開催を契機として国民の健康・体力増強対策が閣議決定され，健康と体力の増強を図るための対策が推進されることになった．

2　経済の成長期・低成長期──住民ボランティア活動と健康づくり対策の始まり

　1965年，厚生省の組織が改正され，厚生省栄養課が国民の健康に関する事務を所掌し，栄養・運動・休養対策を推進し，民間活動の育成を図ることになった．同年には「母子保健法」も公布され，母子保健対策の総合的な推進が開始された．1975年には，各地域でボランティア活動を行う食生活改善推進員が誕生した．

　1978年度から"自分の健康は自分で守る"という認識のもとに，一次予防と二次予防という考えを取り入れた「第一次国民健康づくり対策」が展開され，市町村保健センターが整備されていった．1982年には本格的な高齢社会の到来に備えて「老人保健法」が公布された．

　1985年，「栄養士法」と「栄養改善法」が改正され，管理栄養士の国家試験制度と都道府県知事が指定する集団給食施設への管理栄養士必置義務規定が新設された．1988年度からは「第二次国民健康づくり対策（アクティブ80ヘルスプラン）」が始まり，健康づくり対策のなかでも一次予防，特に運動に力点を置いた健康増進対策が展開された．

　さらに1994年に「保健所法」が約半世紀ぶりに大改正され，「地域保健法」と名称を改めて公布された．この改正に伴い，わが国の地域保健体制の枠組みが再構築され，その一環として栄養行政も住民に身近で頻度の高い保健サービスは市町村が行うことになり，保健所は広域的・専門的・技術的拠点としての機能が強化された．1997年には「介護保険法」が公布され，高齢社会の最大の問題である介護を社会全体で支えるための仕組みが生まれた．

3　少子高齢期──時代が求める管理栄養士制度と諸制度の大きな構造転換

　1996年，厚生省の公衆衛生審議会において「生活習慣病」の概念が示され，予防の重要性が明らかにされた．2000年，「21世紀における国民の健康づくり運動（健康日本21）」が，第三次国民健康づくり対策として示され，生活習慣病の一次予防に重点をおいた総合的な健康づくり運動が開始されることとなった．また同年，「栄養士法」が一部改正され，管理栄養士の業務の明確化，資格の免許制への移行，国家試験の受験資格の見直しが行われた．

栄養指導車
調理指導ができるように製作された車でキッチンカーと称され，1956年から各地区を巡回して栄養改善活動に利用された．1995年に発生した阪神・淡路大震災でも栄養指導車が仮設住宅とその周辺を巡回して栄養講習会に活用された．

一次予防等
健康づくりには，一次予防（健康増進，発症予防），二次予防（疾病の早期発見，早期治療），三次予防（リハビリテーション，社会復帰）の3段階がある．

高齢社会
高齢化率が14％を超えた社会．ちなみに高齢化社会とは，高齢化率が7％を超えた社会のことで，1956年の国連の報告書のなかで，当時の欧米先進国の水準をもとにして，仮に7％以上を"高齢化した（aged）"人口とよんだことが始まりとされる．

　2001 年，国の省庁再編により厚生省は厚生労働省となり，これに伴い栄養行政の所管の中心は厚生労働省健康局となった．翌 2002 年，国民の健康の増進を図るため，栄養改善法を押し広げた「健康増進法」が成立・公布され，一部を除き 2003 年から施行された．同法の施行とともに，半世紀にわたって公衆栄養行政の根幹とされてきた栄養改善法は廃止された．

　2006 年，高齢社会の進展に対応した医療制度改革関連法案が成立した．その内容は，高齢化で増え続ける医療費の抑制を強く打ち出して，わが国の医療を予防重視に構造転換するものであり，充実強化された新たな生活習慣病対策が 2008 年度からスタートした．

　2012 年には，2013 年から向こう 10 年間の国民健康づくり運動である「健康日本 21（第二次）」が策定され，それまでの一次予防に加えて，重症化予防に重点をおいた対策が推進されている．

　なお，健康増進施策，栄養改善施策などの基本として利用された「日本人の栄養所要量」は，健康の保持・増進のための標準となるエネルギー及び各栄養素の摂取量を示したもので，1970〜1999 年の間は栄養欠乏（低栄養）の解消に主眼をおいたものであったが，2000 年度からは過剰摂取（過栄養）による健康障害を予防するという観点が加えられた．2005 年からは「日本人の食事摂取基準」に名称・考え方ともに変更され，2009 年にその策定は健康増進法に定められた．5 年ごとに改訂されるが 2020 年版の策定の方向性には，高齢者の増加を踏まえて，再び低栄養予防の視点から「高齢者の低栄養予防・フレイル予防」が加えられた．

　2004 年，「栄養教諭」の免許制度が創設され，その職務に食育が規定された．2005 年，食生活の乱れや食文化が失われつつあることを危惧し，健全な食生活を取り戻していくため「食育基本法」が公布された．内閣府に食育推進室が設置され，総合的・計画的な国民運動として食育の推進に取り組むことになった（2018 年から農林水産省の所管となる）．2006 年，食育基本法に基づく第一次食育推進基本計画が策定され，その後，第二次，第三次計画を経て，2021 年から 2025 年までは第四次計画が推進される．この計画では，時点の社会情勢や課題を背景とした重点項目が掲げられるが，第四次では，「生涯を通じた心身の健康を維持する食育の推進」「持続可能な食を支える食育の推進」「『新たな日常』・デジタル化に対応した食育の推進」とされている．

2　少子・高齢社会における健康増進

1　少子社会における健康増進

　わが国は，世界で最も少子化の進んだ国の 1 つである．その背景には，未婚化・晩婚化という結婚をめぐる変化，核家族化の進行や就労環境の変化による家庭の養育力の低下，育児負担感の増大などがあり，子どもを産み，育

てにくい社会となっている状況がある.

　少子化の進行は，社会制度をはじめとする社会や経済，地域の持続可能性（サスティナビリティ）を揺るがす事態を招くとともに，同年代の仲間とふれあって育つ環境が子どもたちから奪われつつあるなど，さまざまな方面から危機感がもたらされている．少子化の現状を社会全体の問題として受け止め，子どもが健康に育つ社会，子どもを産み，育てることに喜びを感じることができる社会へと転換することが，わが国の重要課題となっている.

　このような状況のなかで，1994年に「今後の子育て支援のための施策の基本的方向について（エンゼルプラン）」が策定され，その後も引き続いて関連法律や関係プランが策定され，子育て支援対策の充実強化が図られている.

　2018年，「成育基本法」が公布された．子どもたちの健やかな成長を確保するため，成育過程を通じた切れ目ない支援や医療，環境等の整備等を行うことを基本理念とするこの法律に基づき2021年に「成育医療等基本方針」が策定され，関連施策が総合的，横断的に実施される．指針には，食関連の項目も盛り込まれており，妊娠前からの食生活や離乳食，朝食欠食について，各指針等により普及啓発を行うよう示されている.

　一方で，わが国では近年，子どもの貧困が社会問題となっている．明日の日本を支えていく子どもたちの将来が，その生まれ育った家庭の事情等に左右されてしまう場合が少なくない．子どもの貧困は，食事が満足に食べられない，必要な医療が受けられないなど，健康・栄養面でも深刻な状況にある．このため，国は2013年，貧困の連鎖を断ち切ることを目標に，4つの柱（教育・保育支援，生活支援，親の就労支援，経済的支援）からなる「子どもの貧困対策の推進に関する法律」を制定し，翌2014年に「子供の貧困対策に関する大綱」（2019年改定）を閣議決定した．同大綱の「教育の支援」の中で学校給食を通じた子どもの食事・栄養状態の確保が，また「生活の支援」の中で食育の推進に関する支援が打ち出されている.

　公衆栄養活動においても，子どもの貧困問題も視野に入れて家庭における食育を支援するとともに，保育所や幼稚園，学校などと連携・協働して子どもと子育てを応援する活動を進めるなど，社会全体で子育てを支援する視点から活動を進めていくことが重要である.

2 高齢社会における健康増進

　わが国の高齢化は，今後一層進展することが見込まれる．高齢者で特に注意しなければならない栄養問題は低栄養である．高齢者は歯の喪失，消化機能や身体機能の低下などが影響して食欲が減退する．また，買物や食事づくりが困難になることなどの食環境等も影響して，低栄養状態に陥りやすくなる．低栄養は疾病や生活機能に影響を及ぼすので，公衆栄養活動の目標であるQOLと直接関連する.

成育基本法
正式名称は，「成育過程にある者及びその保護者並びに妊産婦に対し必要な成育医療等を切れ目なく提供するための施策の総合的な推進に関する法律」.

成育過程
出生に始まり新生児期，乳幼児期，学童期及び思春期を経て大人になるまでの一連の成長の過程.

成育医療等基本方針
正式名称は，「成育医療等の提供に関する施策の総合的な推進に関する基本的な方針」.

介護保険制度の見直し
この改正では，介護保険施設における栄養ケア・マネジメントも位置づけられた．入所者の栄養状態を適切にアセスメントし，その状態に応じて多職種の協働により栄養ケア・マネジメントが行われた場合，保険給付の対象となる．

介護予防
介護予防の定義には"要介護状態の発生をできるかぎり防ぐ（遅らせる）こと"と"要介護状態にあってもその悪化をできるだけ防ぐこと"という2つの要素がある．

疾病の自然史
医学的な措置を加えない状態で推移する疾病の経過．一般的には健康→疾病早期→疾病進行期→治癒・後遺症・死亡といった流れをたどる．

新しい生活様式
2020年，厚生労働省は，長期間にわたって新型コロナウイルスの感染拡大を防ぐために，飛沫感染や接触感染，さらには近距離での会話への対策を日常生活に定着させ，持続させることを提案した．この新しい生活様式では，①身体的距離の確保，②マスクの着用，③手洗いを感染防止の3つの基本とし，日常生活の場面別の注意が例示されている．

介護保険制度は発足後5年が経過した2005年に見直しが行われ，予防重視型システムへの転換が図られた．このシステムが目指しているのは，高齢者の自立を支援するための介護予防である（⇨「Chapter 6 公衆栄養プログラムの展開」参照）．十分な食事を「食べる」ことは，高齢者の低栄養の予防と改善を図るだけでなく，高齢者の意欲を引き出すことともなり，ひいてはQOLの向上にもつながる．

これからの高齢社会では，高齢者が介護予防を通じて自立した生活を図るうえでも，従前にも増して健康づくりが重要となる．高齢者自身も積極的に健康づくりに取り組む時代となっており，すべての人々がライフサイクルを通して健康づくりに取り組むことは，日常生活の基本として重要なことである．また，健康寿命（⇨p.23参照）が延伸すれば，介護負担を減らすことができ，高齢者本人も地域に住んで健康に暮らすことができるようになる．そのためには，適切な栄養管理が可能となる食環境整備が今後ますます重要となる．

3 疾病予防のための公衆栄養活動

公衆衛生学の領域では，疾病の自然史という考え方があり，ここから，疾病予防の概念が出てくる．疾病予防には3つの段階がある．健康な状態の時に健康を保持・増進する，発病を防ぐ一次予防，発症した場合に，できるだけ早期に発見し，早期治療を行う二次予防，さらに疾病が悪化することを予防し，障害が残った場合には社会復帰を促す三次予防である．公衆栄養活動は，一次及び三次予防を行う．

健康ブームと称される健康意識の高まりなどに伴い，近年は健康情報があふれ，疾病予防や回復のための食品に関心が高まっている．これらの食品には国が許可した特定保健用食品（⇨p.180参照）もあるが，なかにはその効果の科学的根拠が乏しいものもある．このような状況に対して正しい情報を提供することも公衆栄養活動の一つである．

2021年，厚生労働省の「自然に健康になれる持続可能な食環境づくりの推進に向けた検討会」報告書が公表された（⇨p.178, 198参照）．このような，人々の健康的な食生活の実現を支援する環境づくりも公衆栄養活動の一つである．

一方，感染症のことも忘れてはならない．2020年に発生し，数年にわたって世界的大流行が続いた新型コロナウイルス感染症（COVID-19）は，健康問題だけでなく，生活や行動，経済にも多大な影響を及ぼし，社会のありようを大きく変化させた．国民は感染症の対策を考えた行動が通常となり，保健医療の場においては健診・検診受診や定期予防接種を控える行動がみられ，他の疾病への影響が懸念された．感染しない・させないための新しい生活様式では，飲食の場での会話や対面での飲食を控えることが勧められ，学校給食

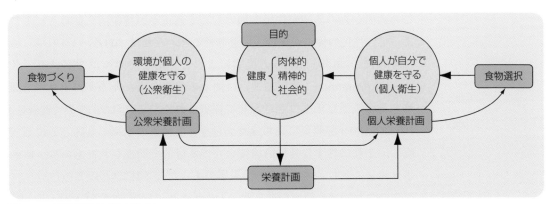

図 1-4　公衆栄養のパラダイム

（鈴木　健編：公衆栄養学第 4 版, p25, 医歯薬出版, 1995）

では「黙食」が行われるなど共食のあり方の見直しも必要となった．また，1970 年以降少なくとも 30 以上の新たな感染症（新興感染症）が出現し，近い将来克服されると考えられていた感染症の再興（再興感染症）もみられる．

感染症は個人の努力だけではその拡大を予防できない．新型コロナウイルス感染症の拡大は，人や物の移動が高速化，広範囲化している現状のなか，個人や企業，地域，国など，社会全体が一体となって予防活動・対策を早期に，また，的確に進める必要性を再認識させるものとなった．

4　ヘルスプロモーションのための公衆栄養活動

健康の保持・増進を目標にして公衆の QOL を高める 1 つの方法として，プライマリ・ヘルスケア（PHC）がある．これは WHO（World Health Organization；世界保健機関）が，1978 年に開発途上国への保健・医療サービスの進め方として提唱したもので，基本理念を「すべての人に健康を」とし，その核心は，保健医療の知識や技術，制度を社会化もしくは民衆化することである．基本的活動の原則は，①住民参加，②地域資源の有効活用，③適正技術の導入，④関連領域の協力・連携，であり，今日では一般に通用する方法とされている．これに準拠して公衆栄養のパラダイム（思考の枠組み）を示したのが，**図 1-4**である．

健康の保持・増進のための行動計画として，栄養・運動・休養の適正化が必要なことはよく知られているが，このなかで基本的なものは栄養計画である．この栄養計画を国または地域社会で具体化するにあたっては，個人が自分で健康を守るという個人衛生と，環境が個人の健康を守るという公衆衛生との両面から施策を進める必要があるというのが PHC の考え方である．前者のための栄養計画が個人栄養計画で，具体的には個人の意思による食物選択であり，後者のための栄養計画が公衆栄養計画で，具体的には国または地域社会による食物づくりであり，環境づくりであるといってもよい．そして，

プライマリ・ヘルスケア（primary health care；PHC；基本的保健運動）地域社会または国が負担可能な費用の範囲内で，地域社会の個人または家族の十分な参加によって，それぞれの手順と技能に基づいて行う，欠くことができない保健サービスである．

この両面からの施策が住民参加のもとで適正かつ持続的に進められることによって，住民の健康が保持・増進されるというわけである．

さらに1986年，WHOの提唱によって，第1回のヘルスプロモーション（health promotion；健康増進）に関する国際会議がカナダのオタワで開催され，その成果はオタワ憲章として採択された．これはWHOの「健康の定義」（⇨COLUMN参照）に立ち返り，もう一度健康の本来の意味とその価値を見直し，それに対する具体的施策を立てる目的で開催されたもので，健康のルネッサンスともよべる歴史的出来事であったとされている．

この会議では，健康増進を個人の生活改善に限定してとらえるのではなく，社会環境の改善が含まれることを確認し，ヘルスプロモーションを次のように定義し，目標を掲げた．

「ヘルスプロモーションとは，人々が自己の健康をコントロールし，改善することができるようにするプロセスである」

「ヘルスプロモーションの究極の目標は，すべての人々があらゆる生活舞台—労働・学習・余暇そして愛の場—で健康を享受することのできる公正な社会の創造にある」

目標実現のための活動方法としては，①健康的な公共政策づくり，②健康を支援する環境づくり，③地域活動の強化，④個人技能の開発，⑤ヘルスサービスの方向転換，の5項目をあげている．ヘルスプロモーション活動の具体化は，この5つの活動が有機的に連携することによって可能とされる．

さらに，ローレンス・グリーンは，1991年に「ヘルスプロモーションとは，健康的な行動や生活状態がとれるように教育的かつ環境的なサポートを組み合わせることである」と述べている．

ヘルスプロモーションは一般的に，人々の健康を指向する能力を高める健康教育的側面と，健康を支援する制度・環境を整備する政策的・環境的側面からなると考えられている．また，人々が健康になるには自分だけの努力で

COLUMN

WHOの「健康の定義」

国際連合の専門機関の1つである世界保健機関（WHO）は1948年に設立された．設立にあたって作成されたWHO憲章前文では，"健康"は次のように広い意味で定義づけられている．

　"Health is a state of complete physical, mental, and social well-being and not merely the absence of disease or infirmity."

　（訳：健康とは，身体的，精神的，および社会的に，完全に満たされた状態であって，単に病気でないとか，病弱でないというだけのものではない）

その後，1998年に定義の改正が提案されたが，審議に入らぬまま現在に至っており，国境を越え，また時代を超え，今も変わることなく，この定義は生きている．

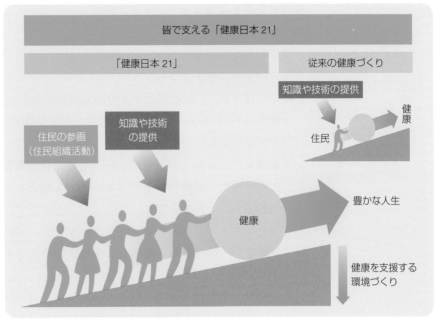

図 1-5　ヘルスプロモーション概念図
（財団法人 健康・体力づくり事業財団：21世紀における国民健康づくり運動「健康日本21」って何?，2000）

は不十分で，地域の人々と一緒に地域全体で取り組むことが必要である．このようなヘルスプロモーションの概念を従来の健康づくりと対比して示したのが，**図1-5**である．すなわち，住民が豊かな人生，QOLの向上を目指して，健康という名の球を押し上げて坂道を登ることを想定すると，個人技能の向上とあわせて住民の組織活動を強化することによって，押し上げる力を高めるとともに，健康を支援する環境づくりによって坂道の勾配を緩やかにすることが必要である．これがヘルスプロモーションの考え方である．

　2000年に厚生労働省が示した長期的な健康づくり対策である「健康日本21」はこのヘルスプロモーションの理念に基づくもので，医療保険者や医療機関，非営利団体などの広範囲な健康関連の組織・団体・機関などの参加により，それぞれの機能を生かして効果的に個人の健康づくりを支援する社会環境の整備を重視しているのが1つの特徴となっている．

　公衆栄養活動においても，人々の健康に関する力量を高めると同時に，健康を支援する食環境整備が期待される．

5　エンパワメントと公衆栄養活動

　ヘルスプロモーションを進めるうえで重要な戦略の1つにエンパワメントがある．エンパワメントは「権限を与えること」と訳されることが多いが，WHOでは次のように定義されている．

　「ヘルスプロモーションにおいて，エンパワメントとは，人々が自分たちの

健康に影響を及ぼす意思決定や行動をコントロールできるようにするプロセスである」

　すなわち，当事者自らが意思決定や行動をコントロールする力をもつことであり，主体は当事者である．

　エンパワメントには次に示す3つのレベルがある．

①個人レベル：個人が自分の生活に対して意思決定をし，人生をコントロールできる能力の向上を目指す．

②組織レベル：個人が組織の一員として情報と権限を共有し，意思決定を担う．また，組織のマネジメント能力を向上させ，コミュニティの中での影響力の増大を目指す．

③コミュニティレベル：コミュニティが社会・政治・経済的な技術と資源を獲得し，社会環境を整備し，当事者がそれらを利用することを容易にする．

　地域活動の強化はヘルスプロモーションの活動のひとつとして位置づけられるが，住民が個人として地区の組織活動に参加し，エンパワメントすることができれば，個人－組織－コミュニティとその力は高まり，住民主体で健康づくりが進むことが期待できる．すなわち，最初は自分や家族の健康・栄養問題だけを考えていた人が，自らが主体的に参加したことで地域での生活や環境，健康・栄養問題にまで関心を示すようになると，地域のなかで相互に協力・連携・協働し，作用し合う関係ができ，ソーシャル・キャピタルが醸成されていく．それはやがて，地域内のほかの人々への健康・栄養問題の支援や環境づくりへとつながる．長い年月の後に社会の仕組みや人々の生活のありようが変わっていくと，健康な地域づくりへと発展していく．

　ブラジルの教育学者パウロ・フレイレはエンパワメントを獲得する過程として次の3段階を示している．

　第1段階：傾聴（コミュニティが抱えている問題を当事者として理解する）

　第2段階：対話（共有した問題について対話を通じて理解を深める）

　第3段階：行動（自分たちの生活は自分たちで変えることができるという信念をもち，個人的・社会的行動へ発展させる）

　いずれの過程においても，他者との相互のかかわりの中で自己決定が行われることが重要とされている．この自己決定が次の段階に発展していく力となり，一つひとつの段階を踏まえて順を追って進展していく．

　公衆栄養活動では，ヘルスプロモーションを基盤とした住民の主体的参加を通し，個人の力量が高まり，集団や組織，地域としての力量形成が図られるよう，活動を進めていくことが重要である．専門家は住民の活動を支援するとともに，住民から出された意見や活動を汲み取り，地域の事業や施策へ反映させていくことが求められる．

6 　住民参加による公衆栄養活動

　地域における公衆栄養活動は，情報収集・アセスメント・計画・実施・評価・改善という公衆栄養マネジメント（⇨ p.131, 図 5-1 参照）に基づき展開する．その際，最も重要なことは住民が主役であることを十分理解し，情報収集の段階からその地域住民の参加を得て，関係者との連携・協働により活動を展開することである．住民からの発信を生活の場で受け止めるとともに，住民が自主的に健康課題を意識し，活動することを支援していくためには，専門職主導型ではなく住民参加型で健康づくりを進めていくことが必要である．ここでいう参加とは，単に保健事業や活動に加わるのではなく，それらの企画・実施・運営・評価に至る一連のサイクル，特に意思決定に関するプロセスに参加・参画することである．すなわち，地域が住民にとってこうあってほしいと望む場所であるために，地域の健康課題の設定や改善のための活動計画の作成，社会資源の活用等を，行政や専門職だけでなく地域住民自らが決定し実施していくことである．そこでの行政や専門家の役割は，住民や地域の組織・団体と目標を共有し，協働で物事を決定し，支援するパートナーとしての役割である．

7 　ソーシャル・キャピタルの醸成と活用

　ソーシャル・キャピタルは，もともとは社会学・政治学で注目された概念であるが，「地域保健対策の推進に関する基本的な指針」（2012 年）にその活用の必要性が記載され，近年，地域保健活動の鍵を握る概念としても注目されている．「信頼」，「社会規範」，「ネットワーク」といった人々の協調行動の活発化により，社会の効率性を高めることができる社会組織に必要な資本を意味し，従来の物的資本，人的資本などと並ぶ新しい概念である．これまでの住民組織活動とその「ネットワーク」の構築に「他者に対する信頼」，「互酬性（お互い様）の規範」を加えた 3 つの要素からなり，社会関係資本ともよばれる．日本に従来からある「人と人との絆」とも言い表すことができる．

　これらは相互に関連し，発展していく関係をもつ（図 1-6）．他者への信頼は住民組織活動やネットワークを深化させ，活動やネットワークの中での他者との関わりは互酬性を強化し，そのなかで信頼がさらに深まるというらせんを描く．このらせんはソーシャル・キャピタルを高め，また，そのらせんの中で，個人，組織がエンパワメントされていき，地域の健康課題を住民自らが解決することにつながっていく．

　また，ソーシャル・キャピタルの高い地域に居住する住民は，自らが活動に参加していなくてもその恩恵を享受する「拡散効果」により，地域全体の健康水準の向上が起こりうる．さらに，ソーシャル・キャピタルの高い地域

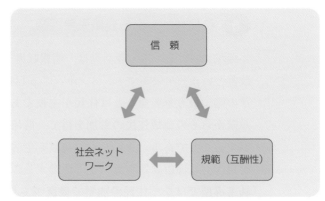

図 1-6　ソーシャル・キャピタルの3要素の関連
（地域保健対策におけるソーシャル・キャピタルの活用のあり方に関する研究班：
住民組織活動を通じたソーシャル・キャピタル醸成・活用に係る手引き，2015）

では，死亡率の低減や自覚的健康度の改善などの健康面の効用だけでなく，防災，教育，経済活動など多方面にわたる効用があることも明らかになっている．このことは，逆に，健康に特化した活動でなくともソーシャル・キャピタルを活用した活動を行うことで，健康な地域づくりを実現できることを期待させるものでもある．公衆栄養活動では，一定のまとまりを有する地域において，さまざまな人を対象として活動し，健康な地域づくりを目指すことが重視されるが，健康に関連する組織や団体と連携した活動にとどまらず，幅広く地域の社会資源に気づき，連携した活動を展開することが必要とされる．

8　持続可能性（サステナビリティ）を踏まえた公衆栄養活動

　人間の豊かで便利な生活は，大気や水の汚染，開発や乱獲等，地球環境の悪化をもたらしている．国連は2015年，「持続可能な開発のための2030アジェンダ（SDGs）（⇨ p.93，「3-7 諸外国の健康・栄養政策」参照)」を採択した．人間活動に伴い引き起こされる地球環境などの諸問題に国際社会全体で協働して取り組んでいくことを合意したものである．地球上の「誰一人取り残さない」世界の実現を目指し，17の大目標と169の小目標から構成されるが，それぞれの目標は単独ではなく相互に関連しており，分野横断的なアプローチが必要とされている（⇨「Chapter 3 栄養政策」参照)．

　現在の世界の食料問題に"飢餓と飽食"があり，地域や国によって食生活上の大きな格差がある．既述したように，自然環境の生物界では，食べ物をめぐって形成されたエネルギーの取り込みに関する食物連鎖とよばれる循環システム（⇨ p.3 参照）があるが，将来にわたって食料を確保するためには，この循環型システムを維持・構築していく努力が必要である．人口が急増し，多くの人々が豊かな食を求めるようになり，また，加工食品や動物性食品の摂取量が増加した現代では同じエネルギーを摂取するためにより多くの植物

資源を使うようになり，環境への負荷が高くなっている．肉食することはオリジナルエネルギーを高くして，それだけ多くの資源を消費していることであり，たとえば，米国人1人分の食事量はアフリカ人の200人分に相当するともいわれている．一方，世界全体では食料の3分の1が廃棄されており，資源の浪費であるとともにその廃棄が環境に与える負荷も大きい．このような環境の荒廃につながる食生活を送ることは，地球を維持していくこととは程遠いことであり，現在を生きる人々が将来の人々の生存を危うくしているともいえる．人間の生存を確保しながら生態系をどのように保持していくか，あるいは復元していくかが将来にわたる課題である．

わが国では，2019年「食品ロスの削減の推進に関する法律（食品ロス削減推進法）」が公布された．第四次食育推進基本計画，食生活指針にも，食料資源や環境問題に配慮した項目が掲げられ，環境との共生，食の循環性を意識した活動の推進が求められている．

9 多職種連携・多機関連携

人々の生活は，ライフステージを通じて間断なく継続して営まれており，人々の健康の保持・増進を図り，QOLを高めるという究極的な目的のためには，保健や医療・介護・福祉・教育の各分野に関わる機関や組織・団体，専門職が，地域全体の健康・栄養問題を包括的に共有し，連携・協働して取り組むことが重要となる．多機関・多職種連携では，各機関・各職種がそれぞれの専門とする立場・視点から協議を行い，個人や地域の課題解消にむけて，目的を共有し，取り組みを進める．そのため，それぞれの専門職には専門的知識に加え，互いの専門性を理解し，関係性を構築して課題解決のために協働する力が必要とされる．

"食"を視座とした対策における管理栄養士・栄養士の役割は，医師，歯科医師，保健師などの保健医療職，保育士や介護支援専門員などの福祉・介護職，栄養教諭などの教育職，食生活改善推進員などのボランティア，地域住民など，他職種や多くの関係者のコーディネーターとしての役割である．自らの専門的知識・技術を深めるとともに，広い視野，深い洞察力をもって的確な判断を行うことが求められる．

10 ウエルネスのための公衆栄養活動

公衆栄養活動は，どちらかといえば官公庁主導型で進められてきた．しかし，これを本当に成功させるには，住民の意識改革によって，住民参加型，さらには住民主導型の市民運動になることが望まれる．これがこれから取り上げるウエルネスを目指す健康なまちづくりである．

ウエルネス（wellness）の語源は"壮快"，"良い"，"元気"を意味する"well"

連携・協働
連携も協働も同じ目的をもち，協力し合って物事を達成することをいい，似たような意味合いで使われることが多い．違いは，連携では互いに違う計画と実践を遂行しているため密接な協議や調整が必要となるが，協働では計画もある程度共有していることが多く，お互いが違う役割を果たしていくという点である．

食生活改善推進員
食生活改善推進員は，愛称をヘルスメイトといい，食生活の改善を中心に健康づくりの地区組織活動を展開している．推進員となっているのは，市町村が実施する食生活改善推進員養成講座を修了した一般の地域住民である．

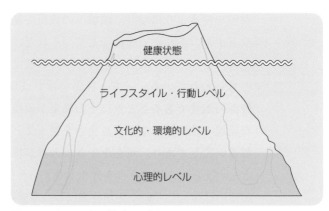

図 1-7　ウエルネス氷山モデル
(ジョン・W・トラビス, レジーナ・S・ライアン：ウエルネスワークブック. 健康科学学園訳, 日本ウエルネス協会, p.14, 1988)

である. これは病気＝イルネス（illness）の対義語としてのヘルス（health）よりも, 積極的かつ総合的な健康観を意味する. 1960 年代に米国で生まれて発展し, わが国には 1980 年代に紹介され, 今日に至っている.

　ウエルネス運動の創始者であり, 米国で公衆衛生医をしていたハルバート・ダンは, ウエルネスを次のように説明している.

　「WHO の健康の定義で“完全に良好な状態（well-being）”をさらに積極的に解釈し, まったくの健康で輝くように生き生きしている状態をウエルネスとよび, それには身体のウエルネス, 精神のウエルネス, 環境のウエルネスが必要である. そして, 個人がもつ潜在能力を最大限に生かす機能を総合したものがウエルネスである」

　1977 年に設立された全米ウエルネス協会は, 充実したウエルネスライフを送るための基本機能として“個人”,“家庭”,“コミュニティ”,“環境”,“社会”の 5 つの条件をあげている. また, 1981 年にはジョン・W・トラビスらが“ウエルネス氷山モデル”（**図 1-7**）を発表し, 多くの反響をよんだ. トラビスは,「東洋哲学の“病は気から”の概念に学ぶべきであり, 人間の生き方はこうした目に見えないレベルから目に見えるレベルに向かって, 自らをコントロールするなかで育まれる」と指摘している.

　以上のことから理解されるように, ウエルネスというのは, 従来の客観的な健康指標のうえに, QOL や AOL, さらには QOC という主観的指標を強く加味した健康, つまり well-being を表す言葉である. したがって, ここでは自由と幸福を願う人間の潜在能力を重視する.

　公衆栄養活動においては, 人々が病気や疾病の有無にかかわらず, また体力の強弱に関係なく, 自分自身がよりよく生きるためにウエルネスを目指した行動を側面から支援していくことになる.

AOL
amenity of life の 略. 生活または人生の快適さを意味する. アメニティは本来自然環境によるアメニティ・サービスのことで, ウエルネス運動で取り上げられている森林セラピーや森林療法はこれに対する期待と思われる.

QOC
quality of community の略. ウエルネス運動では“地域環境の質”として特に重視されている.

Chapter 2
健康・栄養問題の現状と課題

S U M M A R Y

▶ わが国は，出生数や合計特殊出生率の低下とあわせて，世界にも例をみない速さで高齢化が進み，少子高齢社会となった．平均寿命と健康寿命はともに世界のトップレベルではあるものの，生活習慣病の有病率の上昇，要介護者の増加，若い女性のやせの増加など，健康課題は複雑・多様化している．

▶ 日本人の疾病状況，エネルギーの栄養素別構成比や食品群別摂取量等の食生活の現状，若年層の朝食欠食，"コ"食の増加，外食・中食の増加といった食行動，食料自給率などの現状から，健康・栄養の課題を考える．

▶ 世界の人口は増え続け，高齢化が進んでいる．肥満者の増加は全世界における課題であり，一方，栄養不良状態にある者は開発途上国において多く存在している．これらの世界の現状と課題を学ぶ．

2-1. 人口構成の変遷

1 人口問題

　国勢調査によると，わが国の人口は1950年には第一次ベビーブームにより8,411万人となり，当時は高い増加率を示していた．しかし，その後は増加幅が縮小し，2020年は1億2,615万人で，2015年以降，人口は減少している．将来推計人口によると今後も人口は減少しつづけ，2070年には8,700万人になると予測されている（**図2-1**）.

2 少子化

合計特殊出生率
15〜49歳の女子の年齢別出生率を合計したもので，ひとりの女性が一生の間に産むと推定される子どもの数．人口を維持するのに必要な合計特殊出生率は，2.07とされている.

　合計特殊出生率は1949年までは4以上であったが，その後は減少し，2005年には過去最低の1.26となった．その後，2015年に1.45まで増加したが，以降再び減少が続き，2021年は1.30となった.

　14歳以下人口は，1950年2,979万人であり，総人口に占める割合は35.4%

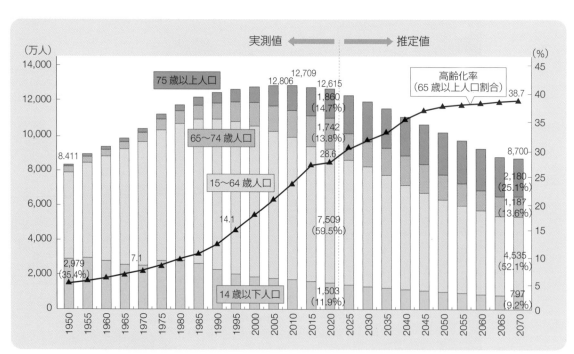

図2-1　人口構成の推移将来推計
資料：2020年までは総務省「国勢調査」，2025年以降は国立社会保障・人口問題研究所「日本の将来推計人口（令和5年推計）」の出生中位・死亡中位仮定による推計結果
（注）：2025年以降の年齢階級別人口は，総務省統計局「令和2年国勢調査　参考表：不詳補完結果」による年齢不詳をあん分した人口に基づいて算出していることから，年齢不詳は存在しない．なお，1950年〜2010年の高齢化率の算出には分母から年齢不詳を除いている.

（内閣府：令和5年版高齢社会白書より作成）

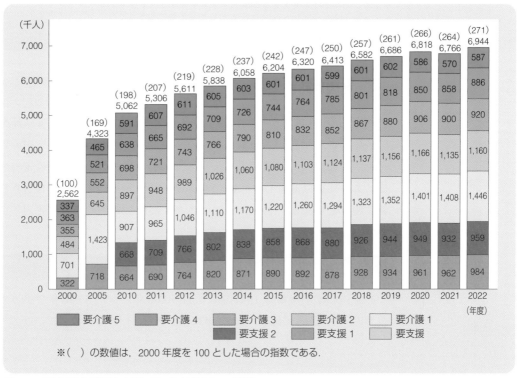

図2-2　要介護度別認定者数（年度末現在）の推移
〔厚生労働省：令和3年度介護保険事業状況報告（年報），令和5年4月分（暫定）〕

であったが，2020年1,503万人と減少し，総人口に占める割合は11.9%となった．さらに2070年には797万人となり，総人口に占める割合は9.2%と推定されている（**図2-1**）．少子化はこれからの社会の大きな課題である．

3　高齢化

　国連では65歳以上の人口の割合（高齢化率）が7%を超えると高齢化社会，14%を超えると高齢社会としている．わが国は1970年に高齢化社会，1994年に高齢社会となった．24年間で高齢化から高齢社会になっており，先進国がおおむね50〜100年程度かけて移行してきたことを考えると，世界でも例をみない速さで高齢社会を迎えたといえる．高齢化はさらに進み，2020年には高齢化率28.6%となった．将来推計人口によると，高齢化率は今後も上昇し続け，2070年には38.7%になると推計されている（**図2-1**）．

　このように高齢化が急速に進展して介護を要する者が増加し社会問題化するなか，2000年に社会全体で高齢者介護を支えるための介護保険制度が創設された．要介護認定者数の推移をみると，制度が始まった2000年度の256万人から年々増加し，2022年度には694万人と2.7倍に増えた（**図2-2**）．

　要介護状態になっても，本人の意思が尊重され，できるかぎり住み慣れた地域のよい環境で暮らし続けることができる社会の実現を目指すことが必要である．

要介護認定者
2005年度までの介護保険制度では，サービスを必要とする高齢者について，介護の必要度を"要支援"および"要介護1〜5"の計6段階に分けて認定していた．2006年の介護保険制度の一部改正により，現行では"要支援1，2"および"要介護1〜5"の計7段階に移行している．

2-2. 健康状態の変化

1 死因別死亡

わが国の 20 世紀の死亡に関する変遷をみると，1950 年までは結核を含む感染症による死亡が高い割合を占めていたが，伝染病予防法を中心に感染症対策が実施され，公衆衛生水準・医療水準の向上とその成果によって，感染症による死亡は減少した．1950 年以降は生活習慣病である脳血管疾患，悪性新生物，心疾患が，さらに近年はこの 3 疾患と老衰，肺炎が死因の上位を占めている（図 2-3）．

2 平均寿命，健康寿命

わが国の平均寿命は 1947 年に男性 50.06 年，女性 53.96 年であったが，戦後 70 年間に急速に延び，2022 年には，男性 81.05 年，女性 87.09 年と世界で

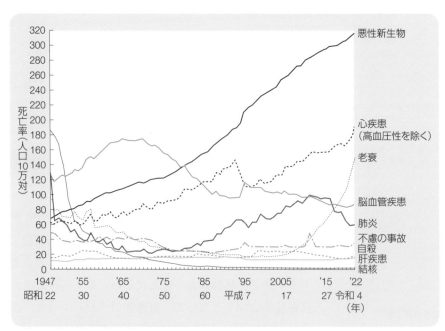

図 2-3　主な死因別にみた死亡率（人口 10 万対）の推移
注：1）平成 6 年までの「心疾患（高血圧性を除く）」は，「心疾患」である．
2）平成 6・7 年の「心疾患（高血圧性を除く）」の低下は，死亡診断書（死体検案書）（平成 7 年 1 月施行）において「死亡の原因欄には，疾患の終末期の状態としての心不全，呼吸不全等は書かないでください」という注意書きの施行前からの周知の影響によるものと考えられる．
3）平成 7 年の「脳血管疾患」の上昇の主な要因は，ICD-10（平成 7 年 1 月適用）による原死因選択ルールの明確化によるものと考えられる．
4）平成 29 年の「肺炎」の低下の主な要因は，ICD-10（2013 年版）（平 29 年 1 月適用）による原死因選択ルールの明確化によるものと考えられる．

（厚生労働省 令和 4 年人口動態統計月報年計（概数））

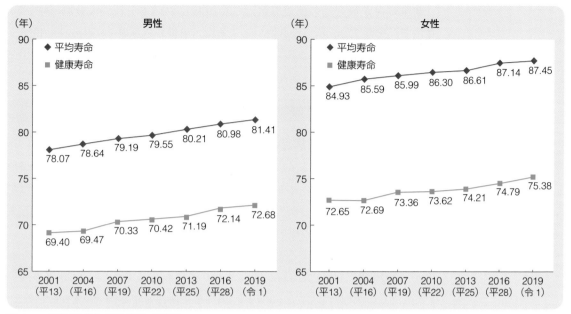

図 2-4　平均寿命と健康寿命の推移
（資料：令和 3 年厚生労働省健康日本 21（第二次）推進専門委員会「健康寿命の令和元年値について」，平均寿命は，平成 13・16・19・25・28・令和元年は厚生労働省「簡易生命表」，平成 22 年は「完全生命表」による）

健康寿命
さまざまな定義や算定方法がある．健康日本 21（第二次）では，客観性の強い「日常生活が制限されることなく生活できる期間の平均」を主指標に，主観性の強い「自分が健康であると自覚している期間の平均」を副指標としている．国民生活基礎調査と生命表を基礎情報とし，サリバン法を用いて算定する．

も有数の長寿国となった．2022 年の平均寿命は前年と比較して男性は 0.42 年，女性は 0.49 年下回った．平均寿命が短縮したのは，新型コロナウイルス感染症（COVID-19），心疾患，老衰等による死亡率の変化が影響している．

　日常生活に制限のない期間を示す健康寿命は平均寿命と同様に世界トップレベルで，公衆衛生・医療水準は国際的にも優れていると評価されている．健康寿命を 2010 年と 2019 年を比べると，男性は 70.42 から 72.68 年へと 2.26 年，女性は 73.62 年から 75.38 年へと 1.76 年延びている．一方，平均寿命をみると，同期間で男性は 79.55 年から 81.41 年へと 1.86 年，女性は 86.30 年から 87.45 年へと 1.15 年延びている．平均寿命の増加分を上回る健康寿命の増加がみられた（**図 2-4**，⇨ COLUMN 参照）．

COLUMN

平均寿命と健康寿命の差が与える影響

国立社会保障・人口問題研究所の日本の将来推計人口（2017 年 4 月推計）によると，2015 年から 2024 年にかけて，平均寿命は男性では 80.75 年から 81.78 年へと 1.03 年，女性では 86.98 年から 88.10 年へと 1.12 年，さらに延びることが予測されている．今後，平均寿命の延伸に伴い，健康寿命との差が拡大すれば，医療費や介護給付費の多くを消費する期間が延長されることになる．疾病予防と健康増進，介護予防などによって，平均寿命と健康寿命の差を短縮することができれば，個人の生活の質の低下を防ぐとともに，社会保障負担の軽減も期待できる．

健康寿命が最も長い都道府県は，2019年において男性で大分県73.72年，女性で三重県77.58年，最も短いところは，男性で岩手県71.39年，女性で京都府73.68年であり，これらの差は男性2.33年，女性3.90年である．2016年の同値は各々2.00年，2.70年であり，都道府県格差は拡大している．

3 生活習慣病の有病率

1 増加する生活習慣病患者数・国民医療費

患者調査
3年ごとに全国の医療機関を利用した患者の実態把握を目的に1日調査として行い，継続的に医療を受けている者の数を推計している．

2020年の患者調査によると，最も患者数の多い疾病は高血圧性疾患で1,511万人，次いで歯肉炎及び歯周疾患860万人，糖尿病579万人，悪性新生物（がん，腫瘍）366万人，心疾患306万人，う蝕289万人，脳血管疾患174万人である．食生活と関連の深い生活習慣病の患者数が多い．

国民医療費の概況によると，国民総医療費は1955年2,388億円であったものが，2020年には42兆9,665億円と180倍にも達している．2020年の国民1人当たりの医療費は34万600円で，国内総生産に対する割合は8.0%である．年齢区分別にその割合をみると，65歳以上の医療費は61.5%を占めている．

2 患者数の多い高血圧症

令和元年国民健康・栄養調査によると，収縮期（最高）血圧の平均値（20歳以上）は，男性132.0 mmHg，女性126.5 mmHgであり，この10年間で低下している．収縮期（最高）血圧が140 mmHg以上の者の割合は，男性29.9%，女性24.9%であり，この10年間で低下している．

3 欧米に多くみられたがん減少率の鈍化

年齢調整死亡率
年齢構成の異なる集団について死亡状況の比較ができるように年齢構成を調整した死亡率．算出に用いる基準人口は，2020年より平成27（2015）年モデルを使用することになった．

部位別にみたがんの年齢調整死亡率の推移をみると，胃がんによる死亡率は男女とも1970年代から大きく低下している．これは，食生活をはじめとする日本人の生活様式の変化，医療技術の進歩による早期胃がんの発見・治療などが要因として考えられる．

男性では肺がんの死亡率は1995年には第1位となったが低下傾向にある．女性では大腸がんの死亡率が1995年まで上昇傾向にあったが，それ以降は低下傾向にある．子宮がんの死亡率は低下していたが，近年は横ばいである（図2-5）．生活圏での衛生環境の改善による子宮頸がんの減少や早期発見・早期治療などが要因として考えられる．

がん年齢調整死亡率を欧米と比較すると，日本の大腸がんは1990年頃，肺がん（男性）は2000年頃，膵癌は1980年頃まで低値であったが，減少率が鈍く，現在は同レベルまたは高値である．諸外国では乳がん（女性）の死亡率が低下しているなか，日本では死亡率が低いながらも上昇傾向にある．

4 放置すると合併症を招く糖尿病

糖尿病が強く疑われる者の治療に関する状況
令和元年国民健康・栄養調査によると，糖尿病が強く疑われる者のうち現在治療を受けている者の割合は76.9%であり，平成9年の結果の45.0%から年々増加している．治療を受けている割合は年代が上がるにつれ増加している．

令和元年国民健康・栄養調査によると，糖尿病が強く疑われる者の割合は男性19.7%，女性10.8%であった．この10年間で微増している．年齢階級別に

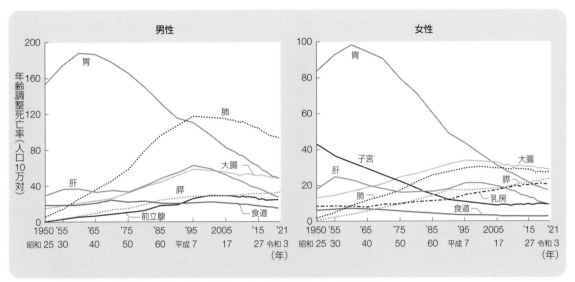

図 2-5　悪性新生物（腫瘍）の主な部位別にみた年齢調整死亡率の年次推移
注：1）「大腸」は，結腸と直腸S状結腸移行部および直腸を示す．
　　2）平成6年以前の子宮は胎盤を含む．
　　3）男女とも肝は，昭和25，30年は「胆のう及びその他の胆道」を含む．

（厚生労働省 令和3年人口動態統計（報告書）より作成）

みると年齢が高い層でその割合が高かった．

　日本の糖尿病の大部分は大人になってから徐々に進行する2型糖尿病（インスリン非依存性）である．糖尿病は初期には自覚症状がないことが多いが，そのまま生活習慣を改善することなく経過すると，深刻な合併症に進展する可能性が高い．日本透析医学会の調査では，2021年の1年間に新規に透析導入を行った患者のうち，40.2%が糖尿病性腎症によるもので，透析導入原因の第1位であった．このように糖尿病は直接の死亡原因の上位ではないもののQOLの低下を招く合併症を生じやすい．

5　男性の肥満，若い女性のやせ，高齢者の低栄養傾向

　令和元年国民健康・栄養調査によると，肥満者（BMI ≧ 25）の割合（20歳以上）は，男性33.0%，女性22.3%であった．年齢階級別にみると，最も高い年齢区分は男性では40歳代39.7%，次いで50歳代39.2%，女性では60歳代28.1%，次いで70歳代26.4%であり，男性は40〜50歳代をピークに高齢および若年になるほど低下，女性では若年になるほど低下している．

　また，同調査によるやせの者（BMI ＜ 18.5）の割合（20歳以上）は，男性3.9%，女性11.5%であり，特に20歳代女性は20.7%と最も高く，若い女性のやせが問題である．低栄養傾向（BMI ≦ 20）の高齢者の割合は男性12.4%，女性20.7%である．年齢階級でみると，80〜84歳では男性15.3%，女性19.9%，85歳以上では男性17.2%，女性27.9%と男女とも85歳以上で高くなっている（**図 2-6**）．高齢者の低栄養傾向にも注意をはらう必要がある．

糖尿病の合併症
糖尿病を放置すると網膜症・腎症・神経障害などの合併症を引き起こし，末期には失明したり透析治療が必要となったりすることがある．さらに，糖尿病は脳卒中，虚血性心疾患などの心血管疾患の発症・進展を促進することも知られている．

低栄養傾向（BMI ≦ 20）
「健康日本21（第二次）」では，「低栄養傾向にある高齢者」の割合を減少させることを重視している．要介護や総死亡リスクが統計学的に高くなるBMI 20以下を「低栄養傾向」の基準として，設定している．

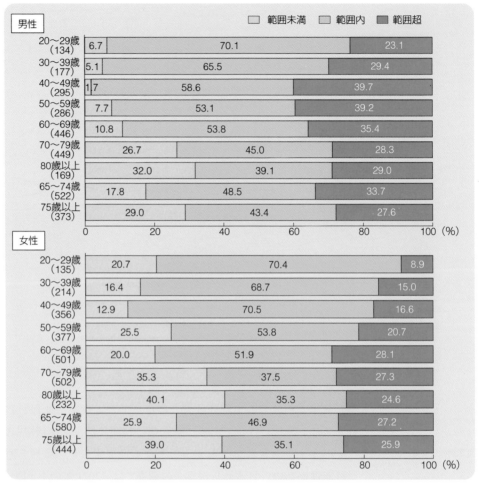

図 2-6 目標とする BMI の範囲の分布（20 歳以上，性・年齢階級別）
範囲内：20～49 歳 18.5～24.9，50～69 歳 20.0～24.9，70 歳以上 21.5～24.9

（厚生労働省：令和元年国民健康・栄養調査報告より作成）

2-3. 食事の変化

　終戦直後，わが国の国民は飢餓状態にあった．諸外国からの食糧援助をうける際，そのための基礎資料が必要となり，1945 年から国民栄養調査が始まった．この調査は現在，国民健康・栄養調査となり，国民の健康増進の総合的な推進を図るために幅広く活用されている（⇨「Chapter 3 栄養政策」参照）．同調査よりエネルギー・栄養素摂取量の変化について述べる．

1 エネルギー・栄養素摂取量

1 動物性食品からのたんぱく質・脂質摂取量が増加

　図 2-7 よりエネルギー摂取量の年次推移をみると，1950 年から 1970 年まで漸

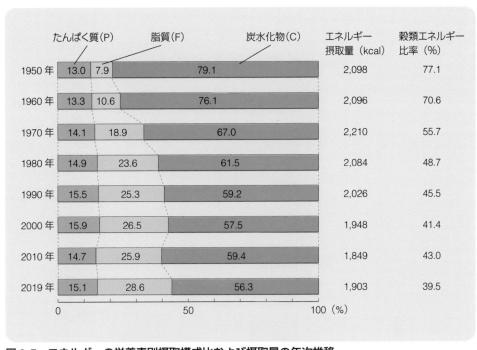

図 2-7　エネルギーの栄養素別摂取構成比および摂取量の年次推移
（厚生労働省：平成 20 年国民健康・栄養調査報告，各年国民健康・栄養調査結果より作成）

増しているが，その後は漸減し，2019 年には 1,903 kcal となっている．生活活動量も減少しており，相対的な評価が必要である．エネルギーの栄養素別摂取構成比をみると，1950 年以降，たんぱく質エネルギー比率と脂肪エネルギー比率はともに増加し，炭水化物エネルギー比率は減少している．また，穀類エネルギー比率も減少している．脂肪エネルギー比率を年齢階級別にみると若年層ほど高い傾向にあり，令和元年国民健康・栄養調査によると，特に女性の 15〜19 歳では，31.3％と最も高く，20〜40 歳代のいずれも 30％を超えている．総数で男女を比較すると，男性 27.8％に対して女性 29.3％と，女性の割合が少し高い．

　たんぱく質摂取量は 1950 年から 1970 年まで増加しているが，それ以降は減少傾向にある．そのうち，動物性食品から摂取するたんぱく質摂取量は 2000 年まで増加し，その後，微減しているが，その割合は 1950 年 25.7％から 2019 年 54.3％と増加している．たんぱく質の食品群別摂取構成比は，米類が 1950 年には 3 割強を占めていたが年々減少している．一方，肉類は 1950 年にはわずか 3.4％だったが，その後増加し，2019 年には 24.6％となっている（**図 2-8**）.

　脂質摂取量は 1960 年から 2000 年まで増加し，近年も微増している．動物性食品から摂取する脂質の量も同様の傾向を示している．脂質の食品群別摂取構成比は肉類の割合が年々高くなっている（**図 2-9**）.

　炭水化物摂取量は 1960 年 399 g から 2019 年 248 g へと減少しており，脂質の増加とは対照的である．炭水化物の食品群別摂取構成比は，米類が 1960

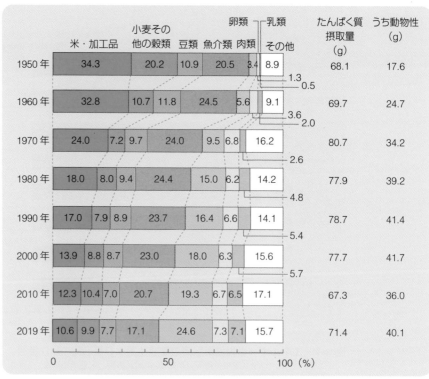

図2-8 たんぱく質の食品群別摂取構成比および摂取量の年次推移
(厚生省：昭和39年国民栄養調査成績, 昭和50年国民栄養調査成績；厚生労働省：各年国民健康・栄養調査報告より作成)

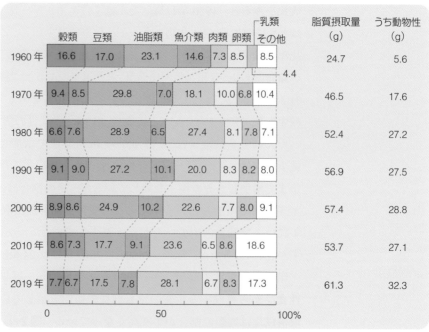

図2-9 脂質の食品群別摂取構成比および摂取量の年次推移
(厚生省：昭和39年国民栄養調査成績, 昭和50年国民栄養調査成績；厚生労働省：各年国民健康・栄養調査報告より作成)

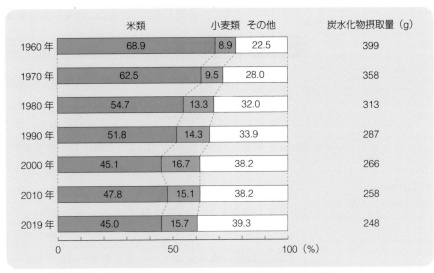

図2-10　炭水化物の食品群別摂取構成比および摂取量の年次推移
（厚生省：昭和39年国民栄養調査成績，昭和50年国民栄養調査成績；厚生労働省：各年国民健康・栄養調査報告より作成）

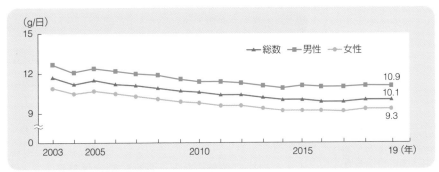

図2-11　食塩摂取量の年次推移（20歳以上）
（厚生労働省：令和元年国民健康・栄養調査報告より作成）

年68.9％を占めていたが年々減少し，近年は5割弱となっている（**図2-10**）．一方，小麦類は1960年8.9％から年々増加し2019年15.7％である．たんぱく質，脂質などとの栄養バランスを考えると，これ以上，炭水化物の摂取量が減少することは望ましいことではない．

2　食塩摂取量は減少しているが目標値へ努力が必要

食塩摂取量の年次推移は，**図2-11**のように男女ともに10年間で減少傾向にある．2019年は男性10.9g，女性9.3gと男性の摂取量が多い．年齢階級別にみると男女とも60歳代で最も多く，若年層になるほど少ない．「日本人の食事摂取基準」によると，成人の1人1日当たり食塩相当量の目標量は，男性7.5g未満，女性6.5g未満である（⇨p.30，COLUMN参照）．

今後，その目標値に近づけるためには，調味料の使い方，加工食品などの加工方法，活用の仕方や食べ方などに注意し，減塩の努力が必要であるが，個人

食塩相当量
ナトリウム（mg）×2.54/1,000で算出．通常の食事による主なナトリウムの摂取源は食塩（塩化ナトリウム）および食塩を含有する調味料である．食塩相当量を食塩と呼ぶこともある．

の努力のみでなく，減塩に取り組む食品企業や飲食店が増えることが望まれる．

2 食品群別摂取量

全国平均1人1日当たりの食品群別摂取量の年次推移を**表2-1**に示した．米類の摂取量は1965年に350g（ご飯にして中茶碗に5.8杯分）であったが，2000年には160g（ご飯にして中茶碗に2.6杯分）となり，2019年には「米・加工品（めし，かゆなど）」301g（ご飯にして中茶碗に2.2杯分）と減少している．一方，小麦類の摂取量は，1965年60gから2019年99gと増加している．

野菜類の摂取量は，自然現象や経済の影響を受けやすいため増減が著しい．2019年の緑黄色野菜の摂取量（20歳以上）は85g，その他の野菜173g，合わせて281gで，健康日本21（第二次）の目標350gに達していない．

動物性食品の摂取量は，どの食品群でも1965年から1975年に漸増の傾向がみられたが，1995年以降，魚介類と卵類は減少し，肉類は増加傾向がみられる．

油脂類の摂取量は1965年には10gであったが，2000年には16.4gと増加した．2001年の分類替えにより，近年は10g程度である．

3 料理・食事パターン

わが国の料理・食事パターンは，従来の米を中心に魚介類，野菜などを組み合わせた伝統的なものから，小麦，肉類，油脂類，調味嗜好品の増加などによる多様化のなかで欧米型へと移行した（⇨ p.31，COLUMN 参照）．

今後，このような食品摂取の傾向が続くと，脂質，特に動物性脂質の摂取量が増加することになり，たんぱく質，脂質，炭水化物による適正なエネルギー比率が維持できなくなる．さらに特定保健用食品やサプリメントの摂取による栄養素の過剰摂取などの問題が生じるおそれがある．

野菜類の摂取量
年齢階級別にみると最も低いのは男性20歳代（233g），女性20歳代（212g）である．

経済の影響
2018年の国民健康・栄養調査によると，エネルギー摂取量，肉類及び乳類摂取量は世帯の所得が低い者で少なかった．

サプリメント
明確な定義はない．「特定成分が濃縮された錠剤やカプセル形態の食品」が該当する．

COLUMN

日本人の食塩摂取量

日本人はナトリウムの摂取量が諸外国に比べて多い．2013年のWHO（世界保健機関）のガイドラインが成人に対して推奨しているのは食塩として5g/日未満であるが，これは近年の国民健康・栄養調査における成人のナトリウム摂取量の分布における下方5パーセンタイル値付近であり，日本人にとってはかなり厳しい目標といえる．
「日本人の食事摂取基準（2020年版）」では，実施可能性が考慮され，WHOの推奨値と平成28年国民健康・栄養調査における摂取量の中央値との中間値をとって，男性7.5g/日未満，女性6.5g/日未満が目標量と策定された．
また，日本高血圧学会の「高血圧治療ガイドライン2019（JSH2019）」では減塩目標は食塩6g/日未満である．なお，ナトリウムに関しては，摂取量を減少させることだけでなく，ナトリウムの尿中排泄を促すカリウムの摂取も重要と考えられている．

表 2-1　食品群別摂取量の年次推移（総数，1 人 1 日当たり） (g)

			1965	1975	1985	1995	2000	2005	2010	2015	2019
総　　　　量			—	1,411.6	1,345.6	1,449.2	1,379.6	2,080.7	1,994.5	2,205.8	1,979.9
穀　　　類	米 ・ 加 工 品		349.8	248.3	216.1	167.9	160.4	343.9	332.0	318.3	301.4
	小 麦 ・ 加 工 品		60.4	90.2	91.3	93.7	94.3	99.3	100.1	102.6	99.4
	その他の穀類・加工品		—	1.5	1.8	2.5	2.1	8.8	7.6	9.8	9.9
い　も　類			41.9	60.9	63.2	68.9	64.7	59.1	53.3	50.9	50.2
砂糖・甘味料類			17.9	14.6	11.2	9.9	9.3	7.0	6.7	6.6	6.3
豆　　　類			69.6	70.0	66.6	70.0	70.2	59.3	55.3	60.3	60.6
種　実　類			—	1.5	1.4	2.1	1.9	1.9	2.1	2.3	2.5
野　菜　類	緑 黄 色 野 菜		49.0	48.2	73.9	94.0	95.9	94.4	87.9	94.4	81.8
	そ の 他 の 野 菜		170.4	189.9	178.1	184.4	180.1	185.3	180.0	187.6	167.5
果　実　類			58.8	193.5	140.6	133.0	117.4	125.7	101.7	107.6	96.4
き　の　こ　類			—	8.6	9.7	11.8	14.1	16.2	16.8	15.7	16.9
藻　　　類			6.1	4.9	5.6	5.3	5.5	14.3	11.0	10.0	9.9
動 物 性 食 品	魚　介　類		76.3	94.0	90.0	96.9	92.0	84.0	72.5	69.0	64.1
	肉　　　類		29.5	64.2	71.7	82.3	78.2	80.2	82.5	91.0	103.0
	卵　　　類		35.2	41.5	40.3	42.1	39.7	34.2	34.8	35.5	40.4
	乳　　　類		57.4	103.6	116.7	144.5	127.6	125.1	117.3	132.2	131.2
油　脂　類			10.2	15.8	17.7	17.3	16.4	10.4	10.1	10.8	11.2
菓　子　類			31.6	29.0	22.8	26.8	22.2	25.3	25.1	26.7	25.7
調味嗜好飲料	嗜 好 飲 料 類		87.8	119.7	113.4	190.2	182.3	601.6	598.5	788.7	618.5
	調 味 料 ・ 香 辛 料 類							92.8	87.0	85.7	62.5
補 助 栄 養 素・ 特 定 保 健 用 食 品			—	—	—	—	—	11.8	12.3	—	—
そ　の　他			—	11.7	13.7	17.6	19.4	—	—	—	—

2001 年より分類が変更された．特に「ジャム」は「砂糖類」から「果実類」に，「味噌」は「豆類」から「調味料・香辛料類」に，「バター」は「乳類」から「油脂類」に，「マヨネーズ」は「油脂類」から「調味料」に分類された．「動物性食品」の「総量」には「バター」が含まれるため，内訳合計とは一致しない．また，「果実類」には上に記載した「ジャム」，「調味嗜好品」の「総量」と「調味料」には上に記載した「味噌」・「マヨネーズ」，「油脂類」の「動物性」と「動物性食品」の「総量」には「バター」の摂取量が含まれている．さらに，2001 年より調理を加味した数量となり，たとえば「米・加工品」の米は「めし」・「かゆ」など，「その他の穀類・加工品」の「干しそば」は「ゆでそば」など，「藻類」の「乾燥わかめ」は「水戻しわかめ」など，「嗜好飲料類」の「茶葉」は「茶浸出液」などで算出している．「その他の野菜」には「野菜ジュース」「漬けもの」が含まれる．

（厚生省：昭和 59 年国民栄養調査成績；厚生労働省：令和元年国民健康・栄養調査報告より作成）

COLUMN

料理・食事パターンの欧米化

わが国の料理・食事パターンは，米類，つまり主食中心に魚介類・野菜・大豆といった伝統型（和食料理中心）から，肉・卵・乳・油脂・果実類，調味嗜好飲料が加わり，おかず中心の欧米化（洋食料理の増加），さらには多国籍・無国籍料理も加わり，多様化している．このような料理・食事パターンの変化は，不足していた動物性食品，特に肉類や油脂類の摂取量を増やして食生活を豊かにし，日本人の栄養状態を改善した反面，近年では，脂質の過剰摂取が問題となり，たんぱく質，脂質，炭水化物による適正なエネルギー比率が維持できなくなるおそれがあり，生活習慣病発症の一因となっている．

2-4. 食生活の変化

1 食行動

1 若年層に目立つ朝食欠食

欠食
国民健康・栄養調査では次の3つの場合を欠食とする．①食事をしなかった，②錠剤などによる栄養素の補給，栄養ドリンクのみ，③菓子，果物，乳製品，嗜好飲料などの食品のみを食べた．

朝食欠食率は，2008年まで男女とも増加していたが，近年増減を繰り返している（**図2-12**）．令和元年国民健康・栄養調査における朝食欠食率を性・年代別にみると，最も欠食率が高いのは，男性では40歳代28.5%，女性では30歳代22.4%であり，その後，年齢とともに低くなる傾向にある（**図2-13**）．また，平成21年の同調査によると，朝食欠食が始まった時期は「20～29歳から」23.4%が最も多く，次いで「高校を卒業した頃から」16.0%，「高校生の頃から」14.6%である．習慣的に朝食を欠食している者が，朝食を食べるために必要な支援としたのは，「早く寝る，よく眠る」32.3%が最も多く，次いで「自分で朝食を用意する努力」22.4%である．

朝・昼・夕の欠食状況別栄養素等摂取量を平成14年国民栄養調査結果でみると，「欠食あり」の者は「欠食なし」の者と比べて，エネルギー，ミネラル，ビタミン，食物繊維が少なく，年齢構成・性別などを考慮するとこれらの栄養素等が不足していると推測される．

朝食欠食の有無と健康との関係について，欠食者に健康状態の悪い割合が高いという報告が多くある．また，小・中学校での学力との関係をみた調査では，各教科の平均正答率は，朝食を「食べている」，「どちらかといえば，食べている」，「あまり食べていない」，「全く食べていない」の順に高かった（**表2-2**）．

2 増える"コ"食

"コ"食
孤食，個食，子食，小（少）食，粉食（粉を使ったパン，スパゲッティなどを主食とする），固食（好きなもの，決まったものしか食べようとしない），濃食（濃い味つけ），戸食（戸外での食事，外食），などをいう．

図2-14は「あなたの家族の夕食風景を絵にしてください」という質問に対して，小・中学校の児童および生徒が描いた絵の一部である．Aの絵は，家族の表情や動作が描かれており，会話が弾んで楽しくにぎやかな食卓の様子が伝わってくる．Bの絵は，自分の部屋で1人でテレビを見ながら食べている様子が描かれている．このように子どもが描く夕食の風景からは，1人で食べる孤食，家族バラバラのものを食べる個食，子どもだけで食べる子食が広がり，家族団らんの場が失われつつあることが伝わってくる．このような子どもの食環境を改善し，支援しようと，地域で子ども食堂（⇨ p.34，COLUMN参照）の活動が始まり，広がっている．

食育に関する意識調査報告書（2023年）によると，家族と同居している人が家族と一緒に食べる頻度について，「ほとんど毎日」と回答した人の割合は，朝食が48.1%，夕食は68.7%であった（**図2-15**）．

朝食を家族と「ほとんど毎日」一緒に食べる割合は，男性が44.2%，女性

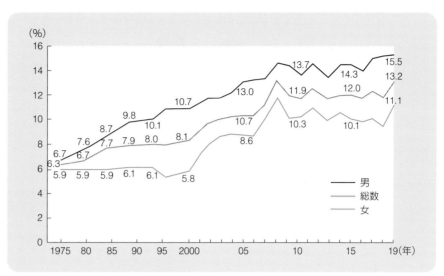

図 2-12　朝食の欠食率の年次推移

2013 年までは 15 歳以上，2014 年以降は 20 歳以上の値である.

（厚生労働省：平成 14 年国民栄養調査報告，令和元年 国民健康・栄養調査報告より作成）

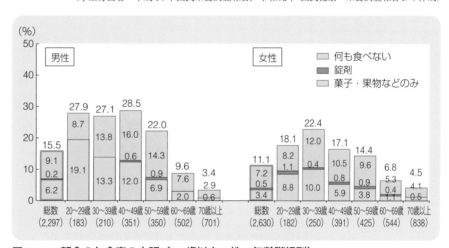

図 2-13　朝食の欠食率の内訳（20 歳以上，性・年齢階級別）

（厚生労働省：令和元年国民健康・栄養調査結果より作成）

表 2-2　朝食と学力の関係

				食べている	どちらかといえば 食べている	あまり 食べていない	全く 食べていない
小学6年	児童数の割合（％）			84.0	10.1	4.5	1.4
	正答率 平均（％）		国　語	68.8	62.3	57.1	54.6
			算　数	64.5	56.6	50.3	48.1
中学3年	生徒数の割合（％）			78.8	12.5	5.8	2.9
	平均正答率（％）		国　語	71.9	66.6	61.0	58.6
			数　学	53.9	45.8	39.5	37.6
			英　語	48.2	41.2	36.4	35.0

"朝食を毎日食べていますか" という問いへの回答.

（文部科学省：令和 5 年度全国学力・学習状況調査，2023）

Chapter
2

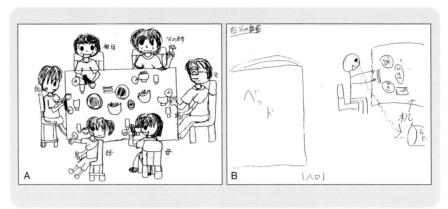

図2-14　子どもからみた食卓の風景
（ふくい・くらしの研究所：子供の食生活に関するアンケート報告書，2004）

が51.2％と女性が高かった．一方，朝食を家族と一緒に食べることが「ほとんどない」人の割合は男性が29.8％，女性が23.1％で，年代別では男女とも20歳代（男性56.5％，女性52.4％）が最も高かった．

　夕食を家族と「ほとんど毎日」一緒に食べる割合は，男性が61.0％，女性が74.8％であった．「ほとんど毎日」と回答した人の割合が最も低かった年代は，女性では20歳代52.4％，男性では40歳代39.4％であった．

　令和2年国勢調査結果では単身世帯が一般世帯の約4割を占めており，現代における共食の機会はますます減少している．特に高齢者の孤食は低栄養のリスクとなることから対策を進める必要がある．

3　進展する食の外部化

　1970年代初め，今日の外食産業を支えるファミリーレストランやファストフードなどが1号店を出し，以降，次々と出店し，外食産業は急激な成長を遂げた．家計調査等から食料支出の割合をみると，外食は1990年から2010

COLUMN

子ども食堂

子どもに無料または安価で食事や居場所を提供している活動．温かいごはんをつくって待っているのは，近所のおじちゃん，おばちゃん，お姉さん，お兄さんたち．定義があるわけでも届け出が必要でもない．公民館や集会所，お寺，教会，神社，児童館，高齢者の施設，休日の飲食店，企業の社員食堂，個人の家などで月に1回から週に2，3回程度行っている．運営資金は寄付，会員制，会費制，助成金など．経済的な理由から家で満足な食事をとれない子どもに温かい栄養バランスのとれた食事を提供し，大人数で食べる機会が少ない子どもの孤食を改善している．また，子どもや親子が気軽に立ち寄れて，悩みを話せる地域の居場所づくりになっている．さらに，高齢者や地域の人々の立ち寄りの場ともなり，地域のさまざまな課題をみつけ，共有し，支えあうことのできる場ともなっている．

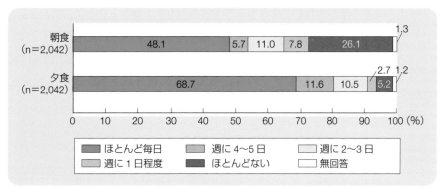

図 2-15　家族と一緒に食べる頻度（全世代）

（農林水産省：食育に関する意識調査報告書，2023）

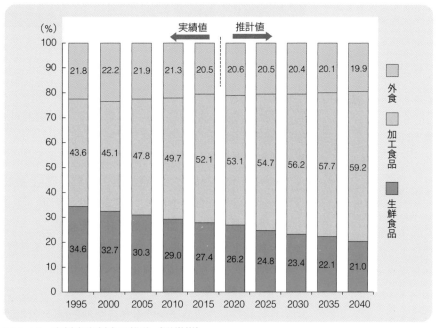

図 2-16　食料支出割合の推移（総世帯）

注：1）2015 年までは，家計調査，全国消費実態調査等より計算した実績値で，2020 年以降は推計値．
　　2）生鮮食品は，米，生鮮魚介，生鮮肉，牛乳，卵，生鮮野菜，生鮮果物の合計．加工食品は，生鮮食品と外食以外の品目．

〔農林水産政策研究所：我が国の食料消費の将来推計（2019 年版）より作成〕

中食（なかしょく）
飲食店など家庭外で食事をする“外食”と，家庭内で手づくり料理を食べる“内食”の中間にあり，市販の弁当や惣菜など，家庭外で調理・加工された食品を家庭や職場などへ持って帰り，調理することなくそのまま食事する形態．

年まで変化は少ない．中食を含む加工食品は 1990 年から 2015 年にかけてその割合が増加しており，今後も増加すると推計されている．一方，生鮮食品の比率は，大幅に縮小しており，食の外部化が進展している（図2-16）．特に単身世帯で加工食品の割合の増加が顕著である．令和元年国民健康・栄養調査によると，外食を週 1 回以上利用している者の割合は，男性41.5％，女性26.7％であり，若い世代ほどその割合は高い．持ち帰りの弁当・惣菜を週 1 回以上利用している者の割合は，男性47.2％，女性44.3％であり，20～50 歳代ではその割合が高い．また，平成 27 年同調査によると，外食および持ち

帰りの弁当・惣菜を定期的に利用している者はほとんど利用していない者より，主食・主菜・副菜を組み合わせた食事の頻度が低い傾向がみられる．

2020年の東京都生活文化局による食生活と食事に関する世論調査では，「同居家族での外食頻度が月に数日以上」が58.0％と，2014年調査に比べ増加している．調理済み食品を利用する理由は，「便利だ」67.6％，「作る時間がない」45.8％であった．

外食産業に対する希望は，「栄養のバランスのとれたメニュー」42.5％，「食品添加物の少ない食材の使用」36.0％,「食品ロス削減のための取組」32.7％,「栄養成分の表示」29.7％，「量・味つけを選べるメニュー」28.8％，「アレルギー物質の表示」19.5％であった．

2　食知識，食態度，食スキル

従来，食知識の習得および理解が食行動の変容，つまり望ましい食行動の実践に結びつくと考えられていた．しかし，必ずしもそうでない実態が明らかにされた．単に食知識を習得させるだけでなく，その知識を望ましい食習慣の形成に結びつけられるよう実践的な食態度の育成を図り，健康的な食行動に変容をもたらすような食スキルを身につけさせ，食事を通して自らの健康管理ができる能力を習得することが必要である．

2022年に公表された「健康日本21（第二次）」最終評価報告では，変わらないと評価された目標項目は，「健康な生活習慣（栄養・食生活，運動）を有する子どもの割合の増加」，「適正体重を維持している者の増加」，「適切な量と質の食事をとる者の増加」など，悪化している目標項目は，「適正体重の子どもの増加」であり，今後の強化すべき取り組みが示された．「健康日本21（第一次）」の最終評価と同様に，単に知識を身につけるだけでなく，食態度を養い，食行動の変容に結びつける食スキルを身につける難しさがうかがえる．

食知識，食態度および食スキルを身につけるため，地域や職場，学校などで，健康あるいは栄養・食に関する学習や地域住民が主体的に関わることができる活動の場を増やし，次の項で述べる食環境を整備することが重要であろう．

3　健康格差

健康日本21では，健康格差は「地域や社会経済状況の違いによる集団における健康状態の差」と定義されている．

平成30年国民健康・栄養調査報告によると，主食・主菜・副菜を組み合わせた食事を1日2回以上食べている頻度が「ほとんど毎日」と回答した者の割合は，世帯の所得が低い者ほど低かった（図2-17）．また，主食・主菜・副菜を組み合わせて食べることができない理由が「食費の余裕がない」と回答した者の割合は，世帯の所得が低い者ほど高かった．健診の未受診者の割合は，世

食スキル
食行動をとる段階で必要となるスキル（技能）．たとえば，健康的な食品や料理を選択する，選んだ食品を組み合わせて料理をつくる，栄養・食品情報を得るために社会資源を活用するなど．

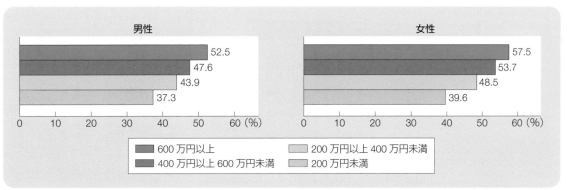

図 2-17　年間所得別にみる主食・主菜・副菜を組み合わせた食事をほとんど毎日摂取している者の割合
20 歳以上，男女別.

（厚生労働省：平成 30 年国民健康・栄養調査報告より作成）

帯の所得が 600 万円以上の者は男性 16.7%，女性 26.1%，200 万円未満の者は各々 40.7%，41.1% であり，所得の低い者ほど高く，疾病の早期発見・早期治療の機会を失っている現状がみられた．経済格差が健康格差につながると考えられる．

都道府県や市町村など居住地による地域格差，学歴など教育格差，所得・雇用形態などの社会経済格差が，食物摂取や栄養状態の格差，さらには健康格差につながらないよう栄養政策，公衆栄養活動の立案・実践と効果評価が求められる．

2-5. 食環境の変化

食環境は，消費の多様化，情報化の進展，少子高齢化の進展，健康意識の高まり，市場の国際化などにより大きく変動している．

1　フードシステム

フードシステムとは，食料の生産，加工，流通，消費，廃棄にわたるすべての流れをいう．フードシステムが脆弱であると，大規模自然災害やパンデミック，国際情勢などによりフードシステムの混乱が起こり，食料が消費者の手に入らなくなる可能性がある．そして，栄養不足や栄養バランスの偏りが生じ，人々が不健康な状態となることが懸念される．食料安全保障の面からも，安全かつ多様で健康的な食事ができるよう，食料を適正な価格で安定して入手できるフードシステムの構築が必要である．

将来にわたる持続可能なフードシステムにするために，農業生産では，化学農薬・肥料の使用低減，有機農業の推進，流通では，輸送距離の短縮，積載率の向上，加工では，化石燃料を使用しない施設への移行，持続可能性に配慮した物品調達，食料損失の減少，消費では食品ロスを出さない，食品容器や残飯の分別・リサイクルに努めるなど環境への負荷を最小限に抑えるこ

コロナ禍におけるフードシステムの混乱
食料生産には適した気候や農地が必要不可欠であるため，特定の地域に食料の生産が集中する傾向がある．2019 年末からのコロナ禍においては，食料の輸出規制を設ける国が一部みられ，供給の停滞や国際価格の上昇が生じた．また人の移動制限により，農作業に従事する出稼ぎ労働者の人手不足が深刻化し，生産が滞り，食料危機に直面した．これにより，特に開発途上国において飢餓に苦しむ人が急増した．

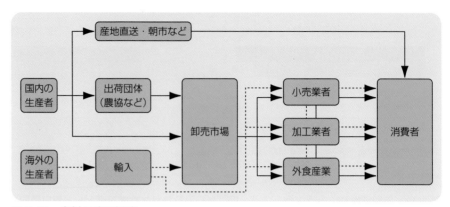

図 2-18 食料の流通経路

六次産業化とその例
一次産業（農業・漁業），二次産業（加工），および三次産業（販売）を融合させた以下に示すような新たな産業。①経営の多角化（直売所，ネット販売等による直接販売，ブランド化による有利販売，農産物輸出，農家レストラン，農家民宿），②新産業の創出（再生可能エネルギーの活用，未利用資源の活用による新素材の創出）。

物流の 2024 年問題
トラック運送事業者は，ドライバーの働き方改革を行い，労働環境の改善に取り組もうとしている。2024年 4 月から，トラックドライバーの時間外労働の上限規制が適用され，労働時間が短くなることで輸送能力不足が起こることが懸念されている。

食料品アクセス問題
「フードデザート（食料砂漠）」，「買い物難民」，「買い物弱者」ともいわれている。交通支援，空き店舗対策，コンパクト店舗や移動販売車数の増加などの取り組みが進められている。

となどが重要である。

　日本では，農林漁業の六次産業化が進められており，農山漁村のさまざまな資源（農産物・水産物，バイオマス，経験・知恵等）を産業（食品産業，観光産業，IT 産業等）と結びつけ，活用している。農林水産業の経営の多角化や新産業の創出により，雇用の確保と所得増大による農山漁村再生へと期待されている。六次産業化総合調査で農業生産関連事業の年間販売額の推移をみると，コロナ禍による影響はあったものの増加傾向にあり，2013 年度に1.8 兆円だった年間販売額は 2016 年度以降 2 兆円超を維持している。

　食料の流通システムや農水産物の保存方法が発達し，農水産物は国内，国外から集められ，広く日本中に届けられるようになった。その一方で，物流分野における労働力不足が近年顕在化しており，物流の 2024 年問題として大きな課題となっている。物流需給がひっ迫し，輸送能力不足により物が運べなくなることで，特に生鮮食料品など新鮮な食料が手に入りにくくなり，価格が上昇する可能性がある。食料の流通経路を図 2-18 に示した。

　消費者の食料購入先を家計の支出割合（表2-3）でみると，スーパーからの購入が最も多く，1944 年 47.2 ％から 2019 年 62.4 ％へと増加している。次いで一般小売店が多いが，1944 年 27.8 ％から 2019 年 11.3 ％へと減少し，通信販売の利用が増加している。このような購入先の変化に伴い，地域密着型の一般小売店が大幅に減少し，高齢者や自動車を保有していない人を中心に日常的な食料品の買い物に不便や苦労を感じる住民が増加するという食料品アクセス問題が顕在化している。

　安定的に健康的な栄養バランスに配慮した食の選択肢をすべての人に保障することができる持続可能で公正なフードシステムを整えることが急務である。そのようなフードシステムの構築は，持続可能な開発目標（SDGs）の目標 2「食糧安全保障と栄養」，目標 12「持続可能な消費と生産」などと深く関わっている。

表2-3　食料の購入先別支出割合の動向（%）

食料の購入先	1994	1999	2004	2009	2014	2019
スーパー	47.2	55.4	56.6	60.5	62.2	62.4
一般小売店	27.8	18.8	16.0	14.0	12.2	11.3
生協・購買	9.0	8.8	9.6	7.8	5.4	6.3
百貨店	4.3	4.9	4.8	4.4	3.9	3.2
ディスカウントストア・量販専門店	2.1	2.5	3.8	4.3	4.6	5.5
コンビニエンスストア	1.8	2.4	2.8	2.9	4.0	4.6
通信販売（インターネット）	0.4	0.6	0.2	0.4	0.7	0.9
通信販売（その他）			1.3	1.0	2.3	1.0
その他	7.5	6.7	4.8	4.6	4.8	4.8

注）外食は除く

〔総務省統計局：全国家計構造調査（旧全国消費実態調査）（2人以上の世帯）より作表〕

Chapter 2

2　食情報の提供

　2000年以降，日本ではBSE（牛海綿状脳症），銘柄や産地の偽装表示，無登録の農薬や添加物の使用など，食をめぐるさまざまな問題が続発した．このため，消費者の間では食品の安全性に対する関心が高まり，事態を改善するため，政府は2003年に「食品安全基本法」を制定し各種施策を進めている．さらに，2009年には消費者庁を発足させ，そのなかの食品表示課が食品表示制度を所管し，厚生労働省および農林水産省と連携して対策を推進している．さらに，消費者庁では消費者の食品選択の機会を確保するため，食品衛生法，JAS法および健康増進法の3法の食品表示に係る規定を一元化し，わかりやすい制度を目指した食品表示法が2015年4月から施行された．

　また，政府は2003年には「牛の個体識別のための情報の管理及び伝達に関する特別措置法（牛肉トレーサビリティ法）」を施行し，2011年には「米穀等の取引等に係る情報の記録及び産地情報の伝達に関する法律（米トレーサビリティ法）」を完全施行した．しかし，食の安全は牛肉・米に限られたものではなく，トレーサビリティを商品全体の問題としてとらえ，他の食品でも取り組まれている．

　令和元年国民健康・栄養調査によると，食生活に影響を与えている情報源として割合の高いものは，テレビ，家族，友人・知人のほか，インターネットの活用もみられる（**表2-4**）．これらのなかには，科学的根拠の信頼性が低いものから高いものまでさまざまな情報が氾濫している．多くの人が情報源としているテレビでは，健康を主たるテーマとする情報娯楽番組は"食"を話題とすることが非常に多く，これらが取りあげる食の情報にはフードファディズムとみなされるものが多数ある．

　健康被害情報は厚生労働省および医薬基盤・健康・栄養研究所ホームペー

食品安全基本法
「国民の健康の保護が最も重要であるという基本的認識」のもとに，「食品供給行程の各段階における適切な措置」，「国際的動向及び国民の意見に配慮しつつ，必要な措置が科学的知見に基づき講じられることによる国民の健康への悪影響の未然防止」を行うことを定めた．

消費者庁
消費者・生活者が主役となる社会の実現に向け，消費者・生活者の利益とは何かを第一に考えて行動する行政機関．従来の縦割り行政の弊害解消を目指した．

トレーサビリティ
生産から販売まで，それぞれの食品のたどってきたルートをさかのぼって情報を追跡できるしくみ．もし問題が起きたときには原因究明が可能になり，問題ある食品を追跡，回収することができる．

フードファディズム
食べ物や栄養が健康や病気に与える影響を過大に評価したり信じたりすること．

表2-4　**食生活に影響を与えている情報源（%）**

		総数 (n=5,695)	男性 (n=2,665)	女性 (n=3,030)
1位	テレビ	52.3	43.2	60.4
2位	家族	36.6	41.1	32.7
3位	友人・知人	23.8	16.1	30.5
4位	雑誌・本	23.1	14.7	30.6
5位	新聞	18.1	16.2	19.7
6位	食品の購入場所	17.6	13.5	21.2
7位	ウェブサイト	16.6	15.4	17.6
8位	医療機関	13.5	15.9	11.3
9位	ソーシャルメディア（SNS）	7.7	5.6	9.6
10位	保健所・保健センター	1.5	1.5	1.5

注）20歳以上．複数回答あり．

（厚生労働省：令和元年国民健康・栄養調査より作成）

ジで，また，健康食品の安全性・有効性の情報は同研究所ホームページで提供されており，消費者の適切な健康食品の選択を支援している．管理栄養士や栄養士は食の専門職として，科学的根拠のある食情報をわかりやすく正確に人々に提供していくことが重要である．

3　フードバランスシート（食料需給表）

　食料需給表は，農林水産省が国際連合食糧農業機関（FAO）の食料需給表作成の手引きに準拠して毎年度作成している．わが国で供給される食料の生産から最終消費に至るまでの総量を明らかにしたものであり，食料自給率の算出の基礎となっている．

　国民1人1日当たり供給熱量の構成の推移からは，米が減少し，畜産物，油脂類が増加しており，食生活の洋風化がうかがえる（**図2-19**）．なお，本表により算出された食料の供給数量および栄養量は，消費者等に到達した食料（純食料）のそれであって，国民によって実際に摂取された食料の数量および栄養量ではないことに留意しなければならない．

　FAOのフードバランスシートは世界各国のデータを網羅しており，国際比較に有用な統計資料である．FAOのフードバランスシートに記載されている日本の値は，日本のそれと少し異なっている．これは食品群の分類が異なることなどが原因である．

純食料
粗食料から食習慣において廃棄される部分（例：キャベツであれば芯）を除いた可食部．純食料＝粗食料×歩留まりの式で求められる．粗食料＝国内消費仕向量−（飼料用＋種子用＋加工用＋減耗量）の式で求められる．

4　食料自給率

　食料自給率とは，国内の食料消費が，国内の生産でどの程度まかなえているかを示す指標である．

　わが国の品目別自給率の推移（**表2-5**）をみると，1965年度には，いも類

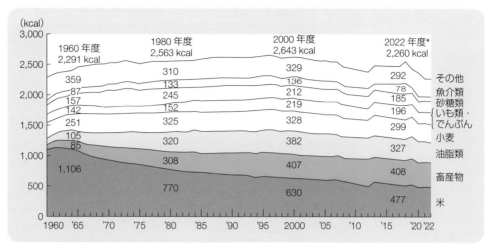

図 2-19　供給熱量の構成の推移
*概算値.

（農林水産省：食料需給表より作成）

100%，野菜 100%，果実 90%，肉類 90%，きのこ類 115% と高い水準にあったのが，その後，激減し，2022 年には，それぞれ 70%，79%，39%，53%，89% まで減少した．食生活の洋風化が急速に進み，自給率の高い米の消費が減り，自給率の低い肉類，牛乳・乳製品や油脂類の消費が増えてきたことにより，食料全体の自給率がさらに低下してきた．

　また，供給熱量（カロリー）ベースの総合食料自給率は，1965 年には 73% であったが，近年は 40% を下回っている．2020 年の先進国の食料自給率は，カナダ 221%，オーストラリア 173%，フランス 117%，アメリカ 115%，ドイツ 84%，イタリア 58%，イギリス 54%，日本 37% となっている（図 2-20）．わが国の食料自給率は先進国のなかで最低の水準であり，食を大きく海外に依存している（⇨ COLUMN 参照）．

　その一方で，本来食べられるにもかかわらず捨てられた食品ロスは 523 万トンと推計されている．国民 1 人当たり 1 日約 114 g（茶碗約 1 杯のご飯に近

食品ロス
事業系（食品関連事業者）と家庭系の割合はおおよそ半々である．

COLUMN

食料輸入がなくなった場合

現在の食料自給率の水準で食料輸入ができなくなった場合，現在の食生活を続けたまま，国産で需要を賄うことは困難である．2022 年，ロシアによるウクライナ侵攻により小麦など主要穀物生産国からの輸出が止まり，世界的な供給不足・価格高騰を引き起こした．
いも類を中心に作付けの転換などを行うことにより，一人当たりに必要とされる約 2,000 kcal を国内生産で賄うことが可能だが，その内容は，米やいもを中心とした昭和 20 年代の食生活になる．農林水産省の試算によると，1 日にご飯は茶碗 2 杯，焼きいも 4 本，じゃがいも 2 個，野菜 90 g，りんご 1/4 個，焼き魚 1 切れに加えて，肉類は 9 日に 1 食，卵は 7 日に 1 個，牛乳は 6 日にコップ 1 杯，納豆は 4 日に 3 パック，みそ汁は 2 日に 1 杯，うどんは 2 日に 1 杯程度となる．

表2-5 食料自給率の推移

(単位：%)

		1965	1975	1985	1995	2005	2015	2022 概算
品目別自給率	米	95	110	107	104	95	98	99
	小麦	28	4	14	7	14	15	15
	大麦・はだか麦	73	10	15	8	8	9	12
	いも類	100	99	96	87	81	76	70
	豆類	25	9	8	5	7	9	7
	野菜	100	99	95	85	79	80	79
	果実	90	84	77	49	41	41	39
	肉類（鯨肉を除く）	90	77	81	57	54	54	53
	鶏卵	100	97	98	96	94	96	97
	牛乳・乳製品	86	81	85	72	68	62	62
	魚介類	100	99	93	57	51	55	54
	海藻類	88	86	74	68	65	70	67
	砂糖類	31	15	33	31	34	33	34
	油脂類	31	23	32	15	13	12	14
	きのこ類	115	110	102	78	79	88	89
飼料用を含む穀物全体の自給率		62	40	31	30	28	29	29
主食用穀類自給率		80	69	69	65	61	61	61
供給熱量（カロリー）ベースの総合食料自給率		73	54	53	43	40	39	38
生産額ベースの総合食料自給率		86	83	82	74	70	66	58
飼料自給率		55	34	27	26	25	28	26

注：1）米については，国内生産と国産米在庫の取崩しで国内需要に対応している実態を踏まえ，1998年度から国内生産量に国産米在庫取崩し量を加えた数量を用いて，次式により品目別自給率，穀物自給率および主食用穀物自給率を算出している.
自給率＝国産供給量（国内生産量＋国産米在庫取崩し量）/国内消費仕向量×100（重量ベース）
なお，国産米在庫取崩し量は，2015年度が261千トン，2022年度が231千トンである．また，飼料用の政府売却がある場合は，国産供給量および国内消費仕向量から飼料用政府売却数量を除いて算出している.
2）品目別自給率，穀物自給率および主食用穀物自給率の算出は次式による.
自給率＝国内生産量／国内消費仕向量×100（重量ベース）
3）供給熱量ベースの総合食料自給率の算出は次式による．ただし，自給率では，飼料自給率を，加工品に原料自給率を乗じる.
自給率＝国産供給熱量／供給熱量×100（供給熱量ベース）
4）生産額ベースの総合食料自給率の算出は次式による．ただし，畜産物は輸入飼料額を，加工品は原料輸入額を控除する.
自給率＝食料の国内生産額／食料の国内消費仕向額×100（生産額ベース）
5）飼料自給率については，TDN（可消化養分総量）に換算した数量を用いて算出している.
（農林水産省大臣官房政策課食料安全保障室：食料需給表より作成）

食べ残し，過剰除去，直接廃棄
作りすぎて食べ残された料理（食べ残し），厚くむきすぎた皮，脂っこい部分など調理せずに取り除いた部分（過剰除去），冷蔵庫などに入れたまま期限切れとなった食品（直接廃棄）.

い量）で，年間約42kg（年間1人当たりの米の消費量約51kgに近い量）である．主な要因は，食品関連事業者では規格外品，返品，売れ残り，食べ残しであり，一般家庭では食べ残し，過剰除去，直接廃棄などである．食品ロスの削減は，SDGs（持続可能な開発目標）の小目標として掲げられており，ま

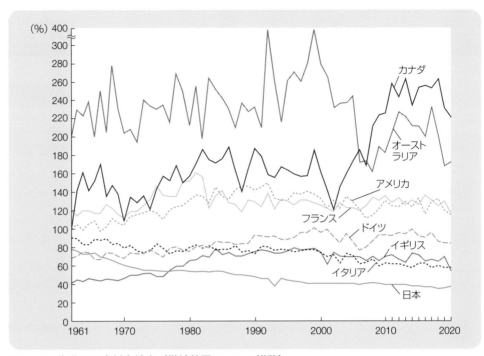

図 2-20　**先進国の食料自給率（供給熱量ベースの推移）**

（農林水産省：食料需給表より作成）

た日本では，2018 年「食品ロスの削減の推進に関する法律」が公布され，2020 年には同法に基づき「食品ロスの削減の推進に関する基本的な方針」が策定された．大切な資源の有効活用や環境負荷への配慮から，国や地方公共団体，食品事業者，消費者がそれぞれの立場で食品ロスの削減に向けてさまざまな取り組みを展開している（⇨ COLUMN 参照）．

　このため，わが国では，2020 年に閣議決定された食料・農業・農村基本計画で，2030 年度までに供給熱量（カロリー）ベースの食料自給率を 45％にすることが目標とされている．

COLUMN

フードバンク

まだ食べられるのにもかかわらず，規格外品であるなどの理由から流通上の商品価値がなくなった食品を引き取り，福祉施設などへ無料で提供する「フードバンク」とよばれる社会福祉活動がある．食べ物を受け取る側にメリットがあるだけでなく，企業側にとっては，廃棄にかかるコストおよび CO_2 削減，CSR（corporate social responsibility，企業の社会的責任）活動の一環とみなされるなどのメリットがあり，行政にとっても，食品ロスの削減，食糧支援に対する財政負担の軽減などのメリットがある．なお，フードバンクで取り扱われる食品は，品質に問題がないものにかぎられており，賞味期限が切れたものは対象とならない．

2-6. 諸外国の健康・栄養問題の現状と課題

1 先進諸国の健康・栄養問題

世界の死因をみると，非感染性疾患（noncommunicable diseases：NCDs）が上位を占めているのがわかる（図2-21）．NCDsとは主に，心血管疾患，悪性新生物，慢性閉塞性肺疾患（chronic obstructive pulmonary disease：COPD）のような慢性呼吸器疾患，糖尿病を指し，わが国における生活習慣病と同じ意味で使われる．

2000年と比較すると，2019年の死亡数はNCDsでは増加し，感染症では減少している．主要な疾患が感染症からNCDsに移行する過程は疫学転換（または疾病転換）とよばれ，現在，多くの開発途上国がこれを経験している．

一方，先進諸国が抱える健康・栄養問題もNCDsだけではない．米国では肥満などの過栄養が最大の問題である一方，食料不足や微量栄養素欠乏の問題も抱えている（⇨ p.93「3-7 諸外国の健康・栄養政策」参照）．

2 開発途上国の健康・栄養問題

1 栄養不良とは

開発途上国の栄養問題として，栄養不良（malnutrition）という言葉がよく使われるが，malnutritionというのは「mal（悪い）＋ nutrition（栄養）」で，栄養状態が悪いという意味である．栄養不足だけでなく，エネルギー，脂質，

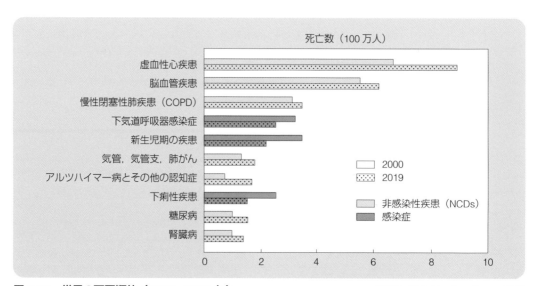

図2-21 世界の死因順位（2000〜2019年）

（WHO：Global health estimates 2020）
https://www.who.int/news-room/fact-sheets/detail/the-top-10-causes-of-death

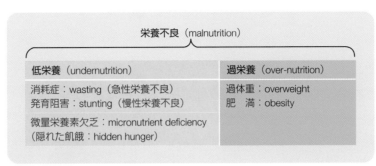

図 2-22　栄養不良とは何か　　　（UNICEF: The state of the world's children 2019）

ナトリウムの過剰摂取も生活習慣病の原因となり，問題である．低栄養（undernutrition）と過栄養（overnutrition）はどちらも悪い（mal）状態であり，栄養不良（malnutrition）は両方の意味を含む（**図 2-22**）．

　低栄養によって起こる主な問題には，消耗症（wasting）を特徴とするマラスムスやクワシオルコルといった急性栄養不良（acute malnutrition），発育阻害（stunting）と評価される低身長を特徴とした慢性栄養不良（chronic malnutrition），鉄欠乏性貧血や夜盲症といった微量栄養素欠乏（micronutrient deficiency）がある．栄養不良は低栄養よりも大きいくくりの言葉であるが，**図 2-22** のように，低栄養の中でも使われる．低栄養によって起こる消耗症や発育阻害も悪い栄養状態（malnutrition）には変わりはないからである．

2　栄養不良の二重負荷

　栄養不良の二重負荷（double burden of malnutrition）とは，低栄養と過栄養が混在する状態を指す．低栄養から過栄養に移行する過程を栄養転換（nutrition transition）といい，多くの開発途上国が現在これを経験している．従来型の低栄養の問題と，新たな過栄養の問題の両方に取り組まなくてはならないため，二重負荷といわれる．同一国内だけでなく，一個人においても栄養不良の二重負荷は存在しうる．年齢に見合った身長の伸びがみられないけれど太っている子どもは同一個人内に低栄養（発育阻害）と過栄養（過体重もしくは肥満）の問題が同時に存在する栄養不良の二重負荷である．

　近年では，低栄養，過栄養とともに，微量栄養素欠乏が同時に存在する栄養不良の三重負荷（triple burden of malnutrition）を抱える国や地域が増加している．世界の 5 歳未満の子どもの 3 人に 1 人が発育阻害，消耗症，過体重といった目に見える栄養不良であり，少なくとも 2 人に 1 人が必須の微量栄養素が欠乏している隠れた飢餓（hidden hunger）状態にある．

3　子どもの健康・栄養問題

　5 歳未満の子どもの低栄養の指標として，消耗症，発育阻害のほか，低体重がある．それぞれ身長別体重，年齢別身長，年齢別体重が，基準集団の中央値を標準偏差の 2 倍以上下回っている場合に判定される（z スコア＜−2）．

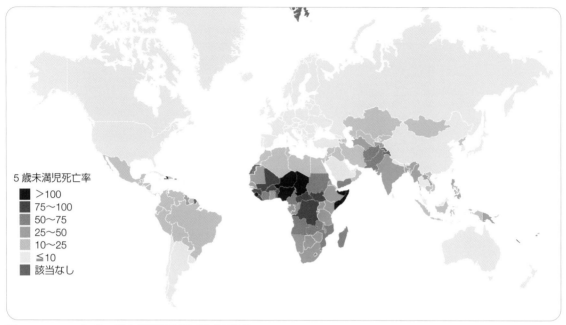

図 2-23　2021 年の 5 歳未満児死亡率（出生千対）
（UN Inter-agency Group for Child Mortality Estimation：Levels & Trends in Child Mortality Report 2023 より作成）

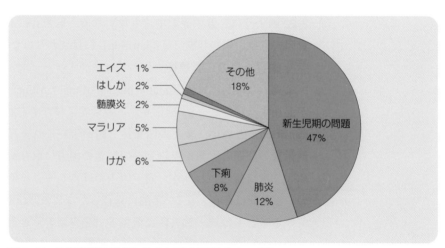

図 2-24　5 歳未満の子どもの主な死亡原因（2018 年）
（UN Inter-agency Group for Child Mortality Estimation : Levels & Trends in Child Mortality Report 2019）

後発開発途上国
国連開発計画委員会が認定
した基準に基づき，国連経
済社会理事会の審議を経て，
国連総会の決議により認定
された特に開発の遅れた
国々．3 年に 1 度見直され，
2022 年 8 月現在は中央ア
フリカ，カンボジア，キリ
バス，ハイチなどの 46 カ国．

　24 歳までの世界の死亡数のうち，5 歳未満の死亡数が 70％ を占める（2021年）．さらに生後 1 年未満の新生児期の死亡数は 33％ であることから，乳幼児期の死亡リスクは高い．地域間の比較では，貧しい国の子どもほど 5 歳の誕生日を迎える前に死亡するケースが多く，世界全体の 5 歳未満児死亡率は出生千対 38 であるのに対し，サハラ以南アフリカ（東部・南部アフリカ，西部・中部アフリカ，ジブチ，スーダン）は 73，後発開発途上国は 61 である．2021 年の日本の 5 歳未満児死亡率は出生千対 2 であることからも，日本の保

表2-6　妊産婦死亡と乳幼児死亡を減らすために必要なこと

妊娠前	・母体の健康を損なわない初産年齢，出産間隔，出産回数を女性自らが決められる（リプロダクティブヘルス／ライツ） ・妊娠可能年齢女性の避妊に対するニーズを満たす（世界中で既婚または事実婚の女性の12％が出産を遅らせたいか止めたいと思っているが，避妊具にアクセスできないか使用していない）（2017年） ・避妊法にアクセスできる（開発途上国を中心に毎年2,500万件の安全でない中絶が行われている）
妊娠中	・専門家による妊婦健診を受け，栄養状態や妊娠高血圧症候群などの管理を受ける（開発途上国では，推奨されている4回の健診を受ける妊婦は半数に過ぎない） ・正規の医師・助産師の養成を増やすとともに，伝統的産婆に研修を行い，知識と技術力を向上させる ・低出生体重児を減らすために，妊婦に栄養，休養，医療を与えることの大切さを家族に認識させる
乳児期	・母乳栄養の大切さを周知させる（地域によっては，免疫成分を含む初乳をあえて捨ててしまうところもある） ・授乳時間を確保できるように，母親の労働に配慮する（もらい乳や保育ママなどの地域の助け合いも必要） ・授乳中の母親には優先的に食物を与える（家庭内の食物配分） ・生後半年間は乳汁以外のものは与えない（消化できず，下痢の原因になる）
離乳期	・月齢にふさわしい食べ物を衛生的に調理する方法を教える（不適切な離乳は下痢の原因に） ・拡大予防接種計画（EPI）が推奨するスケジュールに従い，9カ月までに必要な予防接種をすべて受ける
幼児期	・急性下痢症に効果的な経口補水塩（ORS）がどこでも手に入るようにする ・薬剤をしみこませた蚊帳をすべての家庭に配布する（マラリアによる死亡は5歳未満児の死因の5％） ・感染症に対する抵抗力を高め，健全な身体発育，知的発達を得るために，栄養，特にたんぱく質，ビタミンA，ヨード，鉄を十分に摂取する

南アジア
インド半島を中心とする地域で，アフガニスタン，バングラデシュ，ブータン，インド，モルディブ，ネパール，パキスタン，スリランカが含まれる．

健水準の高さがよくわかる．5歳未満の子どもの死亡の80％以上は，サハラ以南アフリカと南アジアの2つの地域で起こっている（図2-23）．

　5歳未満の主な死因を図2-24に示す．開発途上国では妊娠中の健診や専門家の介助を受けた分娩が少ないため，新生児期の問題による死亡が47％を占める．それ以外は感染症による死亡が大部分を占める．死亡統計上の死因としては，これらの疾患名が上がってくるが，その背景には低栄養がある．低栄養によって抵抗力が低下し，感染症にかかりやすくなるため，5歳未満の死亡の約45％は低栄養が根底にある原因とされている．

　開発途上国の子どもは，生まれたときから栄養状態が悪いことが多い．出生時体重が2,500g未満の子どもを低出生体重児というが，母親の栄養状態が悪く，母体の中で十分に育たないまま生まれてくるため，その後の発育・発達，健康状態に悪影響を及ぼす．低出生体重児の割合は南アジアで高く，24.9％に及ぶ（2020年）．低出生体重児を減らすためには，母体の健康管理が重要である．まず，母体の消耗を避けるために，母体が十分に回復するまで次の妊娠は控えることが重要である（表2-6）．妊産婦死亡を減らすためには，専門家による妊娠中の健康管理や出産の介助が必要である．授乳期には栄養をしっかりとり，生後6カ月間は母乳以外は与えない完全母乳栄養（exclusive breastfeeding）を実践する．世界保健機関（WHO）が実施している拡大予防接種計画（Expanded Programme on Immunization：EPI）では，BCG（結核），DTP（ジフテリア，破傷風，百日咳の3種混合ワクチン），経口ポリオ生ワクチン，麻疹ワクチンを接種する．下痢症は5歳未満児の死亡原因の8％を占める（図2-24）．下痢になると，水と電解質が水様便とともに失われてしまい，脱水に

陥る．経口補水塩（oral rehydration salts：ORS）の溶液は，下痢の治療に有効であることが証明されており，多くの子どもの命を救ってきた．

4 たんぱく質エネルギー栄養不良（PEM）

マラスムスやクワシオルコルは，開発途上国の子どもにみられる重度のたんぱく質エネルギー栄養不良（Protein Energy Malnutrition：PEM）である．マラスムスは重度の消耗症であり，たんぱく質とエネルギーの両方が欠乏した状態である．1歳未満に多くみられるが，老人様顔貌が特徴であり，極度の低体重で手足はやせ細る．飢餓感も強く，いらいらした様子がみられる．

一方，クワシオルコルは，エネルギーは十分摂取しているものの，極度のたんぱく質不足のときに生じる．血中たんぱく質濃度の低下により，浸透圧が低下することで，手足や顔に浮腫がみられる．腹部は脂肪肝により膨らんで見える．これは，たんぱく質欠乏により，脂質輸送体であるアポリポたんぱくが不足し，肝臓から脂質が運ばれていかないために生じる．たんぱく質から作られる毛髪や皮膚にも影響がみられ，毛髪は色が薄く，毛根が弱くなり，抜け落ちやすく，まだらになる．皮膚も薄く，むけやすくなる．食欲は落ち，無気力になる．1歳以降に多くみられる．

5 鉄，ビタミンA，ヨウ素

❶鉄

鉄欠乏性貧血は先進国にもみられる微量栄養素欠乏であるが，吸収率の高いヘム鉄を多く含む肉や魚の摂取が少なく，鉄の吸収阻害因子であるフィチン酸を含む穀類中心の食生活である開発途上国で特に多くみられる．植物性食品に含まれる非ヘム鉄は吸収率が10％程度と低いため，植物性食品中心の食生活を営んでいると，鉄とともにヘモグロビンの材料となるたんぱく質も不足しがちになり，鉄欠乏性貧血になりやすい．鉄の不足症状には，貧血のほか，皮膚や軟部組織の脆弱化があり，重度になると，爪がスプーン状に反り返る，匙状爪もみられる．

また，鉄は脳の発達にも重要であり，脳の発達がスパートを迎える胎児期の終わりと新生児期の初めに不足すると，知的機能にも影響するため，妊婦・授乳婦は特に注意が必要である．

❷ビタミンA

ビタミンA欠乏症としては夜盲症や失明がよく知られている．毎年25万～50万人の子どもがビタミンA不足により失明し，そのうちの半数が失明から1年以内に亡くなっている．これはビタミンAが免疫にも重要な栄養素であることによる．ビタミンAは皮膚，目の表面，口腔内，消化管や気道など体表面の細胞の健康を維持し，有害な微生物が体内に侵入するのを防ぐ．また，造血幹細胞がB細胞，T細胞，単球などの免疫に関わる細胞に分化し，増殖するのに必要となる．さらに，これらの細胞によるサイトカインの産生や，

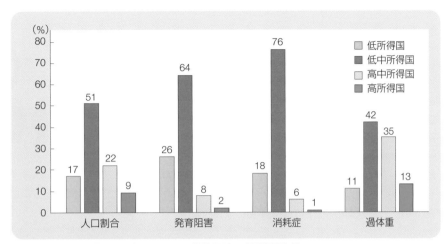

図 2-25　5 歳未満の子どもにおける栄養不良の地域間格差
（UNICEF/WHO/World Bank Group: Joint Child Malnutrition Estimates 2023 edition より作成）

Chapter
2

単球から分化したマクロファージの貪食活性の亢進，循環する NK 細胞の数の維持などにも必要になる．よって，ビタミン A が不足すると免疫力が低下し，感染症による死亡が 25 ％増加するといわれている．

❸ヨウ素

　体内のヨウ素は微量で，主に甲状腺に存在する．ヨウ素は甲状腺ホルモンの成分として重要であり，ヨウ素不足によって甲状腺ホルモンの合成が低下すると，甲状腺機能低下症やヨウ素欠乏障害（Iodine Deficiency Disorders：IDD）が起こる．甲状腺腫は IDD の最も顕著な症状であり，ヨウ素が不足した状態で，体内のヨウ素を最大限に利用しようと，甲状腺が過度に刺激されることによって生じる．世界人口の 35.2 ％がヨウ素の摂取不足状態にあり，15.8 ％に甲状腺腫がみられる．また，脳の発達に重要な胎児期から生後 3 カ月までのヨウ素不足は，先天性甲状腺機能低下症（クレチン症）につながる．クレチン症は早期に治療を開始しなければ不可逆的な精神遅滞を起こすため，最も深刻な IDD といえる．ヨウ素というたった 1 つの微量栄養素の不足が，その人の人生に大きな影響を及ぼすことになりかねない．これらの深刻な問題はヨウ素さえ摂取できれば解決できるため，誰もが必ず摂取する食品である食塩にヨウ素を添加する取り組みが世界中で行われている．日本のように海藻などの海産物を多く摂取する国には出回っていないが，米国のような先進国でもスーパーマーケットで売られている食塩にはヨウ素が添加されている．

3　地域間格差

　5 歳未満の子どもの 68 ％が低所得国と低中所得国に住んでいる（**図 2-25**）．これらの国々は人口割合そのものも大きいが，発育阻害（90 ％）と消耗症（94 ％）の子どもの割合はそれを上回る．貧しい子どもたちは十分に食べられず，栄

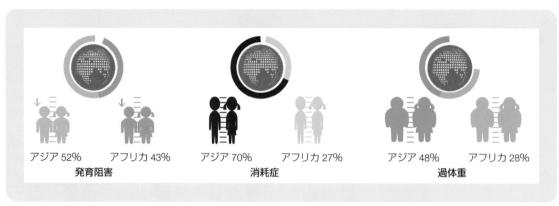

図 2-26　5 歳未満の子どもの栄養不良の地域的偏在
（UNICEF/WHO/World Bank Group：Joint Child Malnutrition Estimates 2023 edition より作成）

養不良となり，病気になりがちで，学業を終えることができず，これが貧困の連鎖につながる．このような低栄養の問題が多くみられる一方で，低所得国においても過体重の子どもが 11％存在することがわかる．高所得国だけでなく，高中所得国においても最も多くみられる栄養不良は過体重となっている．2000 年から 2022 年にかけて，世界の発育阻害の子どもの割合は 33.0％から 22.3％に大きく減少しているものの，消耗症の子どもの減少は 8.7％から 6.8％とわずかであり，過体重の子どもは 5.3％から 5.6％に微増している．

　栄養不良の子どものほとんどはアフリカとアジアに偏在している（図 2-26）．発育阻害や消耗症だけでなく，過体重の子どももその 76％はこの二つの地域で暮らしている．これは両地域の人口が多いためでもあるが，栄養不良の二重負荷を抱える地域が多いことを表している．

Chapter 3
栄　養　政　策

S U M M A R Y

▶ 公衆栄養活動は，行政，関係組織・団体，地域住民の連携・協働
により健康づくりを栄養面からサポートする活動である．その基
本となる行政における栄養政策について学ぶ．

▶ 管理栄養士・栄養士の資格は，栄養士法に定められている．その
制度と沿革を公衆関連栄養法規とあわせて学び，管理栄養士・栄
養士の社会的役割を考える．

▶ 国民の栄養摂取状況等の把握のため，毎年，国民健康・栄養調査
が実施されている．また，活動のための指針・ツールとして食生
活指針や食事バランスガイド等が発表されている．さらに国の健
康増進基本指針と地方計画が策定されている．これらの内容を学ぶ．

▶ 諸外国の健康・栄養政策として，世界保健機関（WHO）や国際連
合食糧農業機関（FAO）等の活動内容や，主な国の食事摂取基準，
食事ガイド，栄養士制度を学ぶ．

3-1. わが国の公衆栄養政策と活動

1 健康づくり施策と公衆栄養活動の役割

世界保健機関の提唱する健康づくり（ヘルスプロモーション⇨ p.11 参照）は，人々が健康を管理し，より健康にすごせる可能性を模索する方法である．わが国における健康づくり施策は，健康寿命の延伸と自立した生活を送ることができるよう QOL の向上を目的としており，これに応じた取り組みが進められている．

1 公衆栄養活動

公衆栄養活動は，人々の健康づくりを栄養面からサポートする活動であり，集団およびそれを構成する個人を対象とする．個々人の健康・食生活は，社会的背景に影響される面が大きく，活動の目的はその時代により変化する．

現在，人々の食物選択に影響を及ぼす食環境は，配食サービスや外食，中食の増加，飲食店や食料品店の 24 時間営業，買い物弱者問題など，多様化している．また，健康に関する課題は生活習慣病有病者および予備群，高齢者のフレイル，要介護者の増加，若い女性のやせ，低出生体重児の増加など，多様化・複雑化している．これらの課題を解決し，人々の健康の保持・増進，ひいては QOL の向上を図っていくためには，栄養・食生活の視点だけでなく，食料の生産・流通，経済，文化，保健・医療など地域や暮らしを含めた社会全体での包括的な展開を図っていく必要がある．

2 公衆栄養活動における管理栄養士・栄養士の役割

公衆栄養活動に従事する管理栄養士・栄養士は，公衆栄養マネジメントの中心的な役割を担うことが期待される．日ごろから保健・医療・福祉・介護・教育関係者などと連携を密にし，常に情報収集に努め，対象地域や集団の広域的な健康・栄養課題を把握しておくことが大切である．そのためには，栄養指導の知識や技術面の専門職としての能力と，プログラムをマネジメントする能力が必要になる．

2 公衆栄養活動と組織・人材育成

1 栄養行政組織とその役割

公衆栄養活動のうち，栄養行政は公衆衛生行政の一環として行われており，その中心となっているのは厚生行政である．栄養行政は，国においては健康増進法を所管している厚生労働省が，都道府県や市町村の地方自治体においては厚生・保健・衛生の各部局などが担当しており，国（厚生労働省）−都道府県（衛生主管部）−保健所−市町村（衛生主管課）の流れで整備されている．

買い物弱者
流通機能や交通網の弱体化とともに，食料品等の日常の買物が困難な状況に置かれている人々．供給側，需要側の双方のさまざまな要因に起因しているが，買い物弱者化しやすい高齢者の増加により，低栄養リスクの増大が懸念される（⇨ p.39，「食料品アクセス問題」参照）．

フレイル
加齢に伴う予備能力低下のため，ストレスに対する回復力が低下した状態．要介護状態に至る前段階として位置づけられ，加齢に伴ってその割合は増加する．

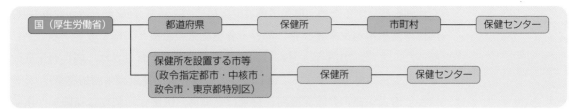

図 3-1　栄養行政の流れ

Chapter
3

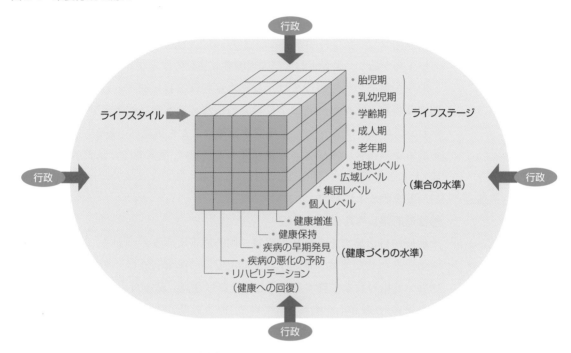

図 3-2　健康づくりを支援する行政の役割

政令指定都市
地方自治法第 252 条の 19
第 1 項に定める政令で指
定された市．人口 50 万人
以上の市で，ほぼ道府県な
みの行政権限をもち，行政
手続き上，道府県を経由し
ないで国と直接コンタクト
をもてる．

中核市
地方自治法第 252 条の 22
第 1 項に定める政令で指
定された市．人口 20 万人
以上で，政令指定都市に準
じた事務が都道府県から移
譲される．

　保健所の設置は一般的には都道府県が行うこととなっているが，地域保健法
により，地方自治法に指定された指定都市（政令指定都市）および中核市，地
域保健法施行令で定める市（政令市），東京都特別区は保健所を設置すること
となっており，これらの市および特別区においては，国（厚生労働省）－保健
所を設置する市・特別区（衛生主管部）－市・特別区保健所という流れになる．
その流れを**図 3-1** に示す．

　近年の栄養行政は健康づくり対策の一環として行われることが多く，その
主役は住民である．住民自らが健康に関心をもち，自主的にしかも積極的に
より良い生活習慣を目指して実践していくことが基本である．行政は住民の
健康づくり活動を側面から支援していく役割を担っている．その関係を図示
したものが**図 3-2** である．

❶国レベルの栄養行政

　国は，栄養関係法規の制定や栄養行政施策の基本的考え方と方向性を設定
する．2012 年 4 月，がん対策や生活習慣病予防などをより強力に推進してい

く体制を確立するため，厚生労働省健康局にがん対策・健康増進課が設置され，国民の健康増進や栄養改善に関わる各種施策の企画と実施を所管することになった．また，2013年4月には同課に栄養指導室が新設され，国民の栄養改善や食生活指導を所掌することになった（現在は，健康課栄養指導室）．そのほか，老人保健・介護保険関連施策は老健局，医療保険制度は保険局が所管している．また，厚生労働省には，行政機関に勤務する管理栄養士・栄養士などの教育・研修を行う機関として国立保健医療科学院が，厚生労働大臣の諮問機関として厚生科学審議会が設けられている．全国ブロックレベルでは地方厚生局があり，栄養士および調理師養成施設の指定などを所管している．

　厚生労働省以外の省庁では，農林水産省は食料に関する政策および食育に関する事務，文部科学省は学校給食の指導，日本食品標準成分表の策定などを行っている．また，母子保健関連施策はこども家庭庁（2023年4月に厚生労働省から移管）が，食品表示法に関わる事務は，消費者庁食品表示企画課（相談）・表示対策課（被疑情報）が行っている．国の主な栄養関係行政組織と業務内容を**表**3-1に示す．

❷都道府県レベルの栄養行政

　広域的自治体である都道府県は，国の施策よりきめ細かく，各都道府県の実情にあわせた施策を推進する．都道府県の栄養行政は，衛生主管部の中に栄養・健康行政を主管する課として健康増進課，健康対策課などが設置され，管理栄養士・栄養士が配置されている．厚生労働省の施策に基づく事業のほか，都道府県独自の栄養・健康増進施策や保健所業務などの調整を行っている．そのほか，管理栄養士・栄養士は福祉関係部局（福祉施設の給食指導）や教育委員会（学校給食管理業務や食育関係業務）などにも配置されている．

❸保健所の栄養行政

　保健所は，1937年に制定された保健所法により，疾病予防，健康増進，環境衛生などの公衆衛生の第一線機関として整備されてきたが，1994年からは，地域保健法により，地域保健の広域的，専門的，技術的拠点として整備されている．保健所業務については，地域保健法第6条〜第8条（⇨ p.209，巻末資料・関係法規）を参照されたい．

　また，健康増進法では，都道府県・保健所設置市・特別区は，住民の健康増進に必要な栄養指導その他の保健指導のうち，特に専門的知識・技術を要するもの，特定給食施設に対し栄養管理の実施について必要な指導・助言，それらに付随する業務を行うとされており，保健所にはこれらの業務を行うため栄養指導員が配置されている．

❹市町村レベルの栄養行政

　市町村では，各市町村固有の，適切で効果的な施策を具体化して実施する．地域保健法に基づき，市町村保健センターが整備され，地域住民に対して健康

栄養指導員
地域住民の専門的栄養指導および特定給食施設の指導を行うために，医師または管理栄養士のうちから任命されたもの．

市町村保健センター
健康相談や保健指導，健康診査などの事業を行う場として市町村に整備されている．

表 3-1　国の主な栄養行政組織と業務内容

省	担当部局	業務内容
厚生労働省	健康・生活衛生局 健康課	●国民の健康増進および栄養改善，生活習慣病に関すること ●栄養士，管理栄養士および調理師に関すること ●食生活指導，国民健康・栄養調査 ●地域における保健の向上
	老健局 老人保健課	●老人保健の向上に関する企画 ●介護保険法による要介護・要支援認定　など
	保険局 医療介護連携政策課	●特定健康診査等基本指針および実施計画　など
農林水産省	大臣官房政策課 食料安全保障室	●食料の安全保障対策 ●食料自給率の目標設定，食糧需給表の作成
	大臣官房新事業・食品産業部 外食・食文化課	●外食・中食産業の振興 ●食品ロス削減・リサイクル ●食文化の振興および和食文化の保護・継承
	消費・安全局 消費者行政・食育課	●食育推進会議 ●食育推進基本計画の作成・推進
文部科学省	初等中等教育局 健康教育・食育課	●学校における食育の推進・学校給食 ●栄養教諭
	科学技術・学術政策局 政策課	●日本食品標準成分表の策定
消費者庁	食品表示企画課	●食品表示法，健康増進法，食品衛生法等の企画立案等
	表示対策課	●食品表示法，健康増進法，食品衛生法等の執行
こども家庭庁	成育局　母子保健課	●妊産婦，乳児および幼児の保健指導および健康診査 ●妊産婦その他母性の保健の向上　など

Chapter
3

相談，保健指導および健康診査などを行う．また，市町村は，健康増進法により「医師，歯科医師，薬剤師，保健師，助産師，看護師，准看護師，管理栄養士，栄養士，歯科衛生士その他の職員に，栄養の改善その他の生活習慣の改善に関する住民からの相談に応じさせ，必要な栄養指導その他の保健指導を行わせる」こととされている．しかし，市町村への管理栄養士・栄養士の配置は義務づけられていないため，全市町村の健康関連課への配置には至っていないのが現状である．なお市町村には，都道府県と同じように福祉関係課や教育委員会等にも管理栄養士・栄養士が配置されていることがある．

❺行政栄養士の活動指針

　厚生労働省は 2013 年，都道府県・保健所・市町村の行政栄養士業務について，「地域における行政栄養士による健康づくり及び栄養・食生活の改善について」を通知している（**表 3-2**）．健康日本 21（第二次）の推進と連動させたものとなっており，限られた資源（行政栄養士数）で効果をあげるため，実態把握・分析を行い，施策の優先度を判断し，成果のみえる施策に取り組むことがねらいとされている．

2　公衆栄養活動における人材育成

　厚生労働省は「地域における行政栄養士による健康づくり及び栄養・食生活の改善の基本指針」の通知で，人材育成を都道府県・保健所・市町村栄養

表 3-2　地域における行政栄養士による健康づくり及び栄養・食生活の改善の基本指針（2013 年）

都道府県	保健所設置市及び特別区	市町村
(1) 組織体制の整備		
(2) 健康・栄養課題の明確化と PDCA サイクルに基づく施策の推進		
(3) 生活習慣病の発症予防と重症化予防のための施策の推進		
(4) 社会生活を自立的に営むために必要な機能の維持及び向上のための施策の推進		
• 市町村の状況の差に関する情報の還元の仕組みづくり	①次世代の健康 ②高齢者の健康	①次世代の健康 ②高齢者の健康
(5) 食を通じた社会環境の整備の促進		
①特定給食施設における栄養管理状況の把握及び評価に基づく指導・支援 • 施設の種類別の評価，指導計画の改善	①特定給食施設における栄養管理状況の把握及び評価に基づく指導・支援 • 施設の種類別の評価，指導計画の改善	
②飲食店によるヘルシーメニューの提供等の促進 • ヘルシーメニューに取り組む飲食店の数の増大 • 効果の期待できる店舗の検証及び実践促進 • 栄養表示をしようとする業者の支援	②飲食店によるヘルシーメニューの提供等の促進 • ヘルシーメニューに取り組む飲食店の数の増大 • 効果の期待できる店舗の検証及び実践促進 • 栄養表示をしようとする業者の支援	
③地域の栄養ケア等の拠点の整備 • 医師会，栄養士会等と連携した栄養ケアの整備		
④保健，医療，福祉及び介護領域における管理栄養士・栄養士の育成 • 行政栄養士の育成（都道府県・市町村） • 施設に勤務する管理栄養士・栄養士の資質の向上（職能団体と調整） • 管理栄養士養成施設等学生実習内容の計画的な提供体制の確保	③保健，医療，福祉及び介護領域における管理栄養士・栄養士の育成 • 行政栄養士の育成 • 施設に勤務する管理栄養士・栄養士の資質の向上（職能団体と調整） • 管理栄養士養成施設等学生実習内容の計画的な提供体制の確保	①保健，医療，福祉及び介護領域における管理栄養士・栄養士の育成 • 行政栄養士の育成 • 施設に勤務する管理栄養士・栄養士の資質の向上（職能団体と調整） • 管理栄養士養成施設等学生実習内容の計画的な提供体制の確保
	④食育推進のネットワークの構築 • 関係部局との調整 • ボランティア組織の育成，活動の活性化	②食育推進のネットワークの構築 • 関係部局との調整 • ボランティア組織の育成，活動の活性化
⑤健康増進に資する食に関する多領域の施策の推進 • 子育て支援，保育，教育，福祉，農政，産業振興，環境保全等との有機的かつ効果的な推進		
⑥健康危機管理への対応 • 市町村，関係機関等との調整，ネットワークの整備	⑤健康危機管理への対応 • 住民への適切な情報提供 • 近隣自治体との調整，ネットワークの構築，支援体制の整備	③健康危機管理への対応 • 住民への適切な情報提供 • 都道府県，関係部局との調整，ネットワークの構築，支援体制の整備

士の業務として位置づけている．地方自治体のそれぞれの立場で，管理栄養士・栄養士の指導的人材の育成や，食生活改善推進員・ボランティアリーダー等の育成，ネットワーク等の体制づくりがその業務となる．

　具体的には，人材の発掘，情報提供，研修会の実施，情報交換会の実施などである．効果的な公衆栄養活動とするには，行政と連携・協働して，活動を推進する人材の育成は重要な鍵となる．管理栄養士・栄養士の人材育成で必要なことは，専門的知識・技能習得の他に，自らが実践者であること（指

ビジネスマナー
挨拶，言葉づかい（敬語），電話対応，報告・連絡・相談などのマナー．

コミュニケーション
2 人以上の人がメッセージを伝達し合う双方向のプロセスをいう．コミュニケーションには，言語的表現と非言語的表現（身ぶり，手や頭などの動き，顔や目の表情，容姿，対人距離，服装，声の質・高さ・調子，周囲の空間，照明など）がある．

食料安全保障の 4 つの要素
Food Availability（供給面）：適切な品質の食料が十分な量供給されているか
Food Access（アクセス面）：栄養ある食料を入手するための合法的，政治的，経済的，社会的な権利を持ちうるか
Utilization（利用面）：安全で栄養価の高い食料を摂取できるか
Stability（安定面）：いつ何時でも適切な食料を入手できる安定性があるか

導する内容を自らが実践している）の自覚，ビジネスマナー，コミュニケーション力を身につけることなどがある．

3 食料安全保障

　食料の確保は，国民の生命と健康を維持するために欠かせない国の重要施策である．FAO は，「食料安全保障は，すべての人が，いかなる時にも，活動的で健康的な生活に必要な食生活上のニーズと嗜好を満たすために，十分で安全かつ栄養ある食料を，物理的にも社会的にも経済的にも入手可能であるときに達成される」とし，そのために必要な要素として供給面，アクセス面，利用面，安定面の 4 つの要素を掲げている．

　食料の確保を脅かす社会や環境的要因には，農業生産者の減少と高齢化，気候変動・異常気象，世界の人口増加による食料需給の増大，食生活の変化，新型コロナウイルスなどの感染症の大規模流行とその長期化，紛争，植物の病害虫や家畜疾病の蔓延などがある．グローバル社会においては，世界の中の一国の状況が全世界の食料供給に影響を及ぼし，特に日本は食料自給率（⇨ p.40 参照）が低く，多くの食材を外国に依存していることから影響を受けやすい．昨今の日本の状況をみると，これらが複合して生じたことにより，特定の食品や飼料の不足，燃料不足が生じ，食材価格が相次いで高騰している．食材価格の高騰は，特に所得の低い世帯で必要最低限の食料の確保に影響を及ぼす．また，超高齢社会である日本では，高齢による心身の衰えやフードデザートなどにより食料へのアクセスが困難となる者の存在も見逃せない（⇨ p.39,「食料品アクセス問題」参照）．

　世界に目を向けると，慢性的な栄養不足の人口は世界人口の 1 割弱である．国連が提唱する SDGs には目標 12 に「飢餓を終わらせ，食料安全保障及び栄養改善を実現し，持続可能な農業を促進する」とあるが，飢餓の人口は SDGs 開始当初の 2015 年から変わっていない．

　日本では食料・農業・農村基本法において「国内の農業生産の増大を図ることを基本として，これと輸入及び備蓄を適切に組み合わせ，食料の安定的な供給を確保する」としてさまざまな施策が行われている．2022 年に決定された「食料安全保障強化政策大綱」では，過度に輸入依存している農産物や肥料などを国産化することを打ち出している．また，同大綱では，生産者の減少に対応するため ICT などのデジタル技術を活用したスマート農林水産業の推進，縮小する国内市場を見据えて農林水産物の輸出の促進，持続可能な環境負荷の少ない食料供給システムとして農林水産業のグリーン化（みどりの食料システム戦略）の推進を図ることとしている．さらに，食品ロスの削減，フードバンク（⇨ p.43，COLUMN 参照）への支援などによる日常的に食料へのアクセスが困難な者への対策なども掲げている．

　食料を確保するためには農業生産量を増加させる方法も用いられるが，その栽培・生産過程において地球環境への負荷の大きい食品がある．熱帯では食品の生産のために森林を伐採し，その地で保たれていた生物多様性，環境が損なわれる事例も生じている．先進国の食生活を支えるため，農業生産国の環境が損なわれていることにも目を向ける必要がある（⇨ p.3，「1-1-2 生態系と食料・栄養」，p.16，「1-2-8 持続可能性（サステナビリティ）を踏まえた公衆栄養活動」参照）．

　管理栄養士は食に関わる専門家として，これらの状況を踏まえたうえで，すべての人が活動的で健康的な生活を送るために，嗜好を満たし，かつ，十分，安全，栄養ある食料を日常的に普遍的に持続的に入手できる社会の実現を目指して活動を行うことが求められる．

3-2. 公衆栄養関連法規

　行政を進めていくうえで，そのよりどころとなるのは数多くある法規である．憲法を上位に，以下，法律，政令，省令，告示，条例，規則などが定められており，これらを総称して法規という（⇨ p.59，COLUMN 参照）．

1　地域保健法（1994 年）

　戦後の日本における公衆衛生行政は，保健所法（1937 年制定，1947 年全面改正）に基づき，保健所を中心に展開されてきた．保健所が母子保健対策，結核対策等に果たした役割は大きい．しかし，同法は，1994 年に地域保健法と名称を改めて組み替えられた．保健所法は保健所という行政機関に関する法律であったが，地域保健法は，国，都道府県，市町村等の役割を示した地域保健対策の全体を包括する内容になっている．

❶基本理念（第 2 条）

①急速な高齢化の進展，保健医療を取り巻く環境の変化等に即応し，地域における公衆衛生の向上・増進を図る．

②多様化・高度化する保健・衛生・生活環境等の需要に適確に対応できるよう，地域の特性及び関連施策との有機的な連携に配慮し総合的に推進する．

❷市町村・都道府県・国の責務（第 3 条）

①市町村は市町村地域保健対策が円滑に実施できるよう，施設の整備，人材の確保及び資質の向上等に努める．

②都道府県は，都道府県地域保健対策が円滑に実施できるよう，施設の整備，人材の確保及び資質向上，調査研究等に努めるとともに，市町村に対し，求めに応じて必要な技術的援助を行う．

③国は，情報の収集・整理・活用，調査研究，人材の養成及び資質向上に努めるとともに，市町村・都道府県に必要な技術的・財政的援助に努める.

❸基本方針の策定（第4条）

厚生労働大臣は，地域保健対策の推進に関する基本的な指針を定める.

❹保健所の設置（第5条）

保健所は，都道府県，政令指定都市，中核市，その他の政令で定める市，特別区が設置する.

❺保健所の事業（第6条～第8条）

保健所は，次の事項の企画，調整，指導等を行う.

①地域保健に関する思想の普及・向上

②人口動態統計その他地域保健に係る統計

③栄養の改善及び食品の衛生

④住宅，水道，下水道，廃棄物処理，清掃，その他の環境衛生

⑤医事及び薬事

⑥保健師に関すること

⑦公共医療事業の向上・増進

⑧母性及び乳幼児並びに老人の保健

⑨歯科保健

⑩精神保健

⑪治療方法が確立していない疾病，その他特殊な疾病により長期に療養を

Chapter 3

COLUMN

法規の種類

憲法：国の基本法であり，他の法律・命令で変更することのできない国の最高法規.

法律：国会の議決を経て制定されるもので，社会生活を維持するための支配的な規範. 憲法より下位，命令より上位の効力をもつ.

政令：内閣が制定する命令で，憲法や法律の規定を実施するもの.

省令：各省の大臣が管掌する事務について発令する命令で，厚生労働省令（旧厚生省令）など各省の名前がついてよばれる.

告示：各省庁などが決定したことを広く知らせる行為. 法律や政令に基づく告示は，その法律や政令と同じ効力をもつ.

条例：地方公共団体の議会が，地方公共団体の管理する事務に関し，法令の範囲内で制定する命令で，それを制定した地方公共団体の範囲内で効力をもつ.

規則：地方公共団体の長が，その権限に属する事務に関し制定する命令. 効力は条例と同じ.

（例）栄養士法関係
・栄養士法（1947年〈昭22〉12月29日法律第245号）
・栄養士法施行令（1953年〈昭28〉8月31日政令第231号）
・栄養士法施行規則（1948年〈昭23〉1月16日厚生省令第2号）
・栄養士法施行細則（○年○月○日○○県細則第○号）

　　　必要とする者の保健

　　⑫感染症その他の疾病の予防

　　⑬衛生上の試験・検査

　　⑭その他，地域住民の健康の保持・増進

　都道府県設置の保健所においては，①～⑭のほか，所管区域内の市町村相互間の連絡調整，市町村の求めに応じ，技術的助言，市町村職員の研修，その他必要な援助を行うことができる．

❻市町村保健センター（第 18 条）

　市町村は，住民に対し，健康相談，保健指導，健康診査等の事業を行う施設として市町村保健センターを設置することができる．

2 健康増進法（2002 年）

　1952 年に制定された栄養改善法は，戦後の国民の健康と福祉の向上に，栄養面から重要な機能を果たしてきた．しかし，栄養を含めた国民の健康増進を総合的に推進する法律として健康増進法が制定され，翌年に栄養改善法は廃止された．規定する主な内容は以下のとおりである．

❶国民の責務（第 2 条）

　国民は，健康な生活習慣の重要性への関心を深め，生涯にわたって，自らの健康状態を自覚するとともに，健康の増進に努める．

❷国及び地方公共団体の責務（第 3 条～第 5 条）

　①国及び地方公共団体：健康の増進に関する正しい知識の普及，情報の収集・整理・分析・提供，研究の推進，人材の養成・資質向上，健康増進事業実施者等に対する技術的援助

　②健康増進事業実施者：健康教育，健康相談，その他必要な事業の積極的な推進

❸基本方針（第 7 条）

　厚生労働大臣は，国民の健康増進の総合的な推進を図るための基本方針を定める．

❹都道府県・市町村健康増進計画（第 8 条）

　都道府県は，都道府県民の健康増進の推進に関する施策の基本計画を定める．市町村は，市町村民の健康増進の推進に関する施策の計画を定めるように努める．

❺健康診査の実施に関する指針（第 9 条）

　厚生労働大臣は，健康診査の実施及びその結果の通知，健康手帳の交付等，健康推進事業者に対する健康診査の実施等に関する指針を定める．

❻国民健康・栄養調査（第 10 条～第 16 条）

　国民の健康の総合的な推進を図るための基礎資料として実施する（⇨ p.81,

（欄外）

健康増進事業実施者
全国健康保険協会（健康保険法），市町村，国民健康保険組合（国民健康保険法），国家公務員共済組合（国家公務員共済組合法）など，各法律に基づき健康増進事業を行う者．

「3-5 国民健康・栄養調査」参照）．

❼食事摂取基準（第16条の2）

　厚生労働大臣は，生涯にわたる国民の栄養摂取の改善に向けた自主的な努力を推進するため，食事摂取基準を定める．

❽保健指導（第17条～第18条）

①市町村：医師，歯科医師，薬剤師，保健師，助産師，看護師，准看護師，管理栄養士，栄養士，歯科衛生士，その他の職員により，栄養改善その他生活習慣の改善に関する相談，保健指導を行う．

②都道府県，保健所を設置する市及び特別区：栄養指導その他の保健指導のうち，特に専門的な知識・技術を必要とするものを行う．特定給食施設に対して，栄養管理について必要な指導・助言を行う．

③都道府県：市町村相互の連絡調整，市町村の求めに応じ，保健所による技術協力，必要な援助を行う．

❾栄養指導員（第19条）

　都道府県知事は，特に専門的な知識・技術を必要とする栄養指導，特定給食施設に対する指導・助言を行う者として，医師又は管理栄養士の資格を有する都道府県・保健所を設置する市・特別区の職員のうちから，栄養指導員を命ずる．

❿特定給食施設における栄養管理等（第20条～第24条）

①特定給食施設の設置者は適切な栄養管理を行わなければならない．

②都道府県知事は，管理栄養士設置義務・栄養管理に関し，必要な指導・助言をすることができ，実行できない施設には勧告・命令することができる．

③都道府県知事は，必要があれば施設の設置者・管理者に報告をさせる，または栄養指導員に立ち入り検査等をさせることができる．

⓫受動喫煙の防止（第25～第42条）

①多数の者が利用する施設及び旅客運送事業自動車等の管理権原者は，望まない受動喫煙を防止するための措置を講じなければならない．

②特定施設等の管理権原者は，喫煙できる場所を定めようとするときは，望まない受動喫煙を生じさせないよう配慮しなければならない

⓬特別用途表示（第43条，第61条）

①乳児用，幼児用，妊産婦用，病者用その他内閣府令で定める特別の用途に適する旨の表示は，内閣総理大臣の許可が必要である．

②内閣総理大臣または都道府県知事は，必要があると認めるときは食品衛生法第30条第1項に規定する食品衛生監視員に，特別用途食品の製造施設等への立入検査，または試験のための食品を収去させることができる．

（⓬の詳細⇨p.177，「6-2 食環境整備のためのプログラムの展開」参照）．

特定給食施設
特定かつ多数の者に対して継続的に1回100食以上または1日250食以上の食事を提供する施設．

管理権原者
権原とは，ある行為を正当化する法律上の原因をいう．健康増進法における管理権原者とは，施設の設備の改修等を適法に行うことができる権原を有する者をいう．

受動喫煙
自分は喫煙しないのに，他の人が吸ったたばこの煙を吸うこと．

特定施設
多数の者が利用する施設であり，第一種施設（学校，病院，児童福祉施設，行政機関の庁舎など），喫煙目的施設（施設を利用する者に喫煙場所を提供することを目的とする施設），第二種施設（第一種施設，喫煙目的施設以外に該当する施設）をいう．

内閣府令で定める特別用途食品
①授乳婦用，②えん下困難者用，③特定の保健の用途（特定保健用食品）（⇨p.180参照）．

⓭誇大表示の禁止（第65条）

販売食品の広告，その他の表示をするときは，健康の保持増進効果等について著しく事実に相違する表示や誤認させる表示をしてはならない．

3 食育基本法（2005年）

食育基本法は，食育を生きるうえの基本で，知育，徳育，体育の基礎となるべきものとして位置づけ，"食"に関する知識と"食"を選択する力を習得し，健全な食生活を実践することができる人間を育てる目的で制定された．

❶食育推進運動の展開（第4条）

食育推進活動は，地域の特性に配慮し，地域住民その他の社会を構成する多様な主体の参加と協力を得て全国に展開されなければならない．

❷国・地方公共団体等の責務（第9条〜第13条）

国は食育推進に関する施策を総合的・計画的に策定・実施する．地方公共団体は国との連携を図り，区域の特性を生かした自主的な施策を策定・実施する．その他教育関係者・農林漁業者，食品関連事業者，国民の責務についても記載している．

❸食育推進基本計画（第16条〜第18条）

①食育推進会議は，食育推進の施策の総合的計画的な推進を図るために食育推進基本計画を作成する．

②都道府県は，食育推進基本計画を基本として都道府県食育推進計画を作成するよう努める．

③市町村は，食育推進基本計画および都道府県食育推進計画を基本として市町村食育推進計画を作成するよう努める．

❹基本的施策（第19条〜第21条）

①家庭：国・地方公共団体は，父母その他の保護者および子どもの食への関心・理解を深め，望ましい食習慣を学びながら食を楽しむ機会や情報の提供等，家庭における食育を支援するための必要な施策を講ずる．

②学校・保育所：国・地方公共団体は，学校・保育所等で魅力ある食育の推進が行われるよう，推進のための指針の作成の支援，職員の意識啓発，指導体制の整備等の必要な施策を講ずる．

③地域：国・地方公共団体は，地域における食育の推進が図られるよう，指針の策定，専門的知識を有する者の養成・資質の向上，保健所，保健センター，医療機関等における食育指導の充実，食品関連事業者の食育活動への支援等必要な施策を講ずる．

❺食育推進会議等（第26条〜第28条）

①農林水産省に食育推進会議を置く．

②食育推進会議の会長は農林水産大臣をもって充てる．

4　その他の主な法律

1　母子保健法（1965年）

母性と乳幼児の健康の保持増進を図ることを目的とし，基本理念は，母性の尊重，乳幼児の健康の保持増進，母性と保護者の努力が規定されている．

2　成育基本法（2018年）

成育過程にある者及びその保護者並びに妊産婦に対し必要な成育医療等を切れ目なく提供するための施策の総合的な推進に関する法律．

次代の社会を担う成育過程にある者の尊厳が重んじられ，心身の健やかな成育を確保するため，必要な成育医療を切れ目なく提供するための関連施策の総合的な推進を目的としている．健やか親子21の推進が包含される．

3　学校給食法（1954年）

学校給食の普及充実及び学校における食育の推進を図ることを目的としている．学校給食栄養管理者（学校給食の栄養に関する専門的事項をつかさどる職員）として，栄養教諭の免許を有する者または栄養士の免許を有する者で，学校給食の実施に必要な知識技術を有する者が規定されている．また，栄養教諭は，学校給食を活用した食の指導を行うものとされている．

4　高齢者の医療の確保に関する法律（2007年）

高齢期における適切な医療の確保を図るために，医療費の適正化推進のための計画作成，保険者による健康診査等の実施，前期高齢者に係る費用負担の調整，後期高齢者に対する医療の給付等の制度を設け，国民保健の向上，高齢者福祉の増進を図ることを目的としている．基本理念として，国民自ら加齢に伴う変化を自覚し常に健康の保持増進に努めるとともに，高齢者の医療に要する費用を公平に負担するものとしている．

5　障害者の日常生活及び社会生活を総合的に支援するための法律（障害者総合支援法）（2005年）

障害者及び障害児が基本的人権を享有する個人としての尊厳にふさわしい日常生活又は社会生活を営むことができるよう，必要な給付や支援を総合的に行い，もって障害者及び障害児の福祉の増進を図るとともに，障害の有無にかかわらず国民が相互に人格と個性を尊重し安心して暮らすことのできる地域社会の実現に寄与することを目的としている．

6　介護保険法（1997年）

要介護状態の者の有する能力に応じ自立した日常生活を営むことができるよう，必要なサービスに係る給付を行うため，介護保険制度を定め，国民の保健医療の向上及び福祉の増進を図ることを目的としている．介護保険の運営の主体は市町村・特別区で，被保険者は第1号被保険者（65歳以上の者）と第2号被保険者（40歳以上65歳未満の医療保険加入者）に区分されている．

母性
現在，子どもを生み育てている者のほかに，将来子どもを生み育てる存在および過去においてその役割を果たした者（WHO定義）．

栄養教諭
学校教育法の一部改正により，2004年に栄養に関する専門性と教育に関する資質をあわせもつ教育職員として栄養教諭制度が創設され，翌2005年より制度がスタートした．栄養教諭は「食に関する指導」と「学校給食の管理」を一体のものとして行い，学校における食育の中心的役割を担う．

前期高齢者
高齢者のうち，65歳以上75歳未満の人のこと．

後期高齢者
高齢者のうち，75歳以上の人のこと．

3-3. 管理栄養士・栄養士制度と職業倫理

1 栄養士法（1947年）

栄養士法は，1945年に制定された栄養士規則が1947年5月に日本国憲法が施行されたことに伴い，一部改正されて新たに法律として制定されたもので，定義や免許など栄養士と管理栄養士の身分制度が定められている．

❶栄養士・管理栄養士の定義（第1条）

①栄養士とは，都道府県知事の免許を受けて，栄養士の名称を用いて栄養の指導に従事することを業とする者をいう．

②管理栄養士とは，厚生労働大臣の免許を受けて，管理栄養士の名称を用いて，次の業を行う者をいう．

- 傷病者に対する療養のため必要な栄養の指導
- 個人の身体の状況，栄養状態等に応じた高度の専門的知識及び技術を要する健康の保持増進のための栄養の指導
- 特定多数人に対して継続的に食事を供給する施設における利用者の身体の状況，栄養状態，利用の状況等に応じた特別の配慮を必要とする給食管理およびこれらの施設に対する栄養改善上必要な指導等

❷栄養士・管理栄養士の免許（第2条，第3条の2，第4条）

①栄養士の免許は，厚生労働大臣の指定した栄養士養成施設で2年以上栄養士として必要な知識・技能を修得した者に対して，都道府県知事が栄養士名簿に登録し，栄養士免許証を交付する．

②管理栄養士の免許は，管理栄養士国家試験に合格した者に対して，厚生労働大臣が管理栄養士名簿に登録し，管理栄養士免許証を交付する．

❸栄養士・管理栄養士免許の欠格条項と免許の取り消し（第3条，第5条）

①栄養士・管理栄養士の免許は，罰金以上の刑に処せられた者，栄養士・管理栄養士業務に関し犯罪または不正の行為があった者には与えないことがある．

②栄養士・管理栄養士が免許取得後に，前述①の欠格条項のいずれかに該当した場合は，都道府県知事は栄養士免許を，厚生労働大臣は管理栄養士免許を取り消し，または1年以内の期間を定めてそれぞれの名称の使用停止を命じることができる．

❹管理栄養士国家試験（第5条の2）

厚生労働大臣は毎年少なくとも1回，管理栄養士として必要な知識および技能について管理栄養士国家試験を行う．

業
継続する意思をもって栄養指導を行うことをいい，具体的には行政機関や各種の特定給食施設，研究機関などで栄養の学問を基礎として栄養指導を行うことをいう．

名簿の登録
栄養士および管理栄養士は，名簿に登録されている本籍地都道府県名（日本国籍でない者はその国籍），氏名，生年月日および性別に変更があった場合は，30日以内に名簿の訂正を申請する．その場合，栄養士は免許を与えた都道府県知事に，管理栄養士は住所地の都道府県知事を経由して厚生労働大臣に申請する．

管理栄養士国家試験
栄養士法施行規則に基づく管理栄養士国家試験の科目は，次の9科目である．①社会・環境と健康，②人体の構造と機能及び疾病の成り立ち，③食べ物と健康，④基礎栄養学，⑤応用栄養学，⑥栄養教育論，⑦臨床栄養学，⑧公衆栄養学，⑨給食経営管理論．

❺主治の医師の指導（第5条の5）

管理栄養士は，傷病者に対する療養のため必要な栄養の指導を行うに当たっては，主治の医師の指導を受けなければならない．

2　管理栄養士・栄養士の社会的役割

管理栄養士・栄養士業務は，従来，食事のとり方や献立作成，食品の活用法など"食べ物"の栄養管理が主であったが，2000年に改正された「栄養士法」により，"人間"の栄養管理を行う専門職としての管理栄養士業務が明確に位置づけられた．すなわち，管理栄養士業務は従来の食物栄養学から人間栄養学へと大きな転換が図られ，管理栄養士は"人"を対象とする栄養専門職種として見直された．その後，管理栄養士業務は，2005年の介護保険法改正による栄養ケア・マネジメントをはじめとして，保健・医療・介護分野で人間への直接的なケアやサービスを行う対人支援活動へと変革した．

一方，未来を担う子どもたちの食への危機感やさまざまな食をめぐる課題に対応するため，2004年には栄養教諭制度が創設され，翌2005年には食事や栄養に関する政策の基盤となる「食育基本法」が制定されるなど，栄養・食の指導強化を図る観点から法的整備が行われた．

このように，栄養・食生活に関わるさまざまな健康づくり施策・制度が次々整備され，それにあわせて管理栄養士・栄養士の社会的役割は増大しており，このことは反面，管理栄養士・栄養士業務の成果が多方面で求められ，問われていることにほかならない．活動の場は，保健，医療，福祉・介護，教育，企業など人々の生活に直結して，非常に幅広い分野にわたる．

管理栄養士・栄養士の社会的役割は，すべての人々の自己実現を目指し，専門職としての職業倫理（表3-3）と科学的根拠に基づき，"栄養・食"を視座とした対人支援活動を通して公衆衛生の向上に寄与することである．

3　管理栄養士・栄養士制度の沿革

わが国における栄養士の養成は，佐伯矩が1924年に私立栄養学校を創設し，翌1925年から人間の健康問題を"栄養"から扱う専門職として栄養指導者の養成を始めたことによる．1926年，栄養学校初の卒業生が，官公庁，学校，工場，病院などに就職し，栄養士が誕生した．1945年に栄養士規則と私立栄養士養成所指定規則が制定され，公的に栄養士の名称が使用されることになった．1947年には「栄養士法」が公布され，栄養士の資格が法制化された．

栄養士法は社会情勢の変化に対応して改正されてきたが，そのなかで主要なものは，1962年，1985年，2000年の改正である．

1962年の改正では，管理栄養士制度が新たに設けられた．その背景には，人口の高齢化や疾病構造の多様化などにより，栄養・運動・休養を柱とした

表 3-3　管理栄養士・栄養士倫理綱領

　本倫理綱領は，すべての人びとの「自己実現をめざし，健やかによりよく生きる」とのニーズに応え，管理栄養士・栄養士が，「栄養の指導」を実践する専門職としての使命 1) と責務 2) を自覚し，その職能 3) の発揮に努めることを社会に対して明示するものである.

1. 管理栄養士・栄養士は，保健，医療，福祉及び教育等の分野において，専門職として，この職業の尊厳と責任を自覚し，科学的根拠に裏づけられかつ高度な技術をもって行う「栄養の指導」を実践し，公衆衛生の向上に尽くす.
2. 管理栄養士・栄養士は，人びとの人権・人格を尊重し，良心と愛情をもって接するとともに，「栄養の指導」についてよく説明し，信頼を得るように努める. また，互いに尊敬し，同僚及び他の関係者とともに協働してすべての人びとのニーズに応える.
3. 管理栄養士・栄養士は，その免許によって「栄養の指導」を実践する権限を与えられた者であり，法規範の遵守及び法秩序の形成に努め，常に自らを律し，職能の発揮に努める. また，生涯にわたり高い知識と技術の水準を維持・向上するよう積極的に研鑽し，人格を高める.

（日本栄養士会. 制定：平成 14 年 4 月 27 日，改訂：平成 26 年 6 月 23 日）

健康づくりを積極的に推進する必要があり，栄養士の専門分野である栄養問題については単なる食事指導だけでなく，より良い健康を目指した高度な栄養指導が必要になったことがあげられる.

　1985 年の改正は，栄養士と管理栄養士の専門職としての資質の向上を図るために行われたもので，栄養士試験が廃止され，栄養士免許は養成施設を卒業した者だけに与えられ，管理栄養士の登録は管理栄養士国家試験に合格した者に限られることとなった（⇨ COLUMN 参照）.

　2000 年の改正は，管理栄養士制度の見直しが行われた. 国民の健康面の大きな課題である生活習慣病の発症や進行を防ぐためには食生活改善が重要であり，そのためには個人の身体状況や栄養状態などを総合的・継続的に評価・判定して，状況に応じた適切な栄養指導などの業務が行える管理栄養士の育成が求められたことが見直しの背景にある. その主な改正内容は次のとおりで，2002 年度から施行されている.

　①管理栄養士業務を明確にする.
　②管理栄養士の資格を登録制から免許制にする.

COLUMN

栄養士免許制度の廃止案

戦後の食料不足による国民の低栄養問題がほぼ解消されると，栄養に関する社会的関心が次第に低下していき，国の行政改革の一環として資格制度の改革が検討され，栄養士免許制度の廃止案が 1982 年に発表された. これを受け，日本栄養士会を中心に，栄養関係者や団体が栄養士免許制度改悪阻止の活動を全国で展開した. その結果，行政改革に関する答申として 1983 年，「名称独占資格は，国が自ら行うのにふさわしい特別な社会的意義を有するものに限定する」とされ，当時，社会問題化され始めた生活習慣病対策を担う重要な専門職として栄養士と管理栄養士の社会的意義が認められ，栄養士免許制度の廃止案は廃案となった. このような状況も踏まえて 1985 年，栄養士と管理栄養士の専門としての資質の向上を図る目的で栄養士法は大きく改正された.

③管理栄養士国家試験の受験資格を見直し,専門知識や技能の高度化を図る.

なお,この管理栄養士制度見直しの大きな出発は,厚生省が1998年に「21世紀の管理栄養士等のあり方検討会」報告書を発表したときからである.

4 管理栄養士・栄養士養成制度

2000年の「栄養士法」の一部改正に伴い,2001年に「栄養士法施行規則」が改正され,管理栄養士・栄養士養成施設の教科課程(カリキュラム)が提示された.カリキュラムの改正では,管理栄養士が保健医療等のサービスの担い手として,その役割を十分発揮するには,高度な専門的知識と技術をもった資質の高い管理栄養士の養成を図る必要があるとされ,次に示す5つの能力の涵養を目指すことが示された.

①管理栄養士が果たすべき多様な専門領域に関する基本となる能力を養うこと.

②管理栄養士に必要とされる知識,技能,態度および考え方の総合的能力を養うこと.

③チーム医療の重要性を理解し,他職種や患者とのコミュニケーションを円滑に進める能力を養うこと.

④公衆衛生を理解し,保健・医療・福祉・介護システムの中で,栄養・給食関連サービスのマネジメントを行うことができる能力を養うこと.

⑤健康の保持増進,疾病の一次,二次,三次予防のための栄養指導を行う能力を養うこと.

一方,栄養士養成カリキュラム改正の基本的な考え方は,次のとおりである.

ⓐ栄養士が果たすべき専門領域に関する基本となる能力を養うこと.

ⓑ栄養士に必要とされる知識,技能,態度および考え方の総合的能力を養うこと.

ⓒ栄養の指導や給食の運営を行うために必要な能力を養うこと.

現行の管理栄養士・栄養士の養成は,管理栄養士養成施設(修業年限4年)と栄養士養成施設(修業年限2~4年)に大別され,2002年度からそれぞれの専門性が明確にされた教育の方向性に沿って行われている.

なお,管理栄養士国家試験を受験できるのは,管理栄養士養成施設を卒業した栄養士,および栄養士養成施設を卒業後,一定期間の実務経験を積んだ栄養士である.栄養士養成施設卒業者の受験資格として必要な実務経験年数は,養成施設における修業年限に応じて1年以上から3年以上とそれぞれ異なる.管理栄養士・栄養士制度の概要を**図**3-3に示す.

5 職業倫理

職業倫理とは,職業人として守り行うべき道である.管理栄養士・栄養士は,

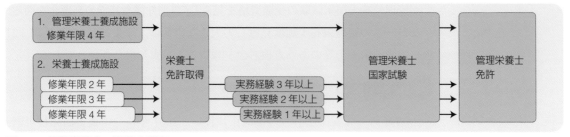

図 3-3　管理栄養士・栄養士制度

免許を有する専門職として，その職務の遂行に際し，高度な専門的知識と技術に加え社会的責任を課せられる．また，人への介入を行い，人の栄養管理を行う専門職としてより厳しい倫理が求められる．

日本栄養士会は，2002 年 4 月に管理栄養士・栄養士が活動するための根拠，守り行うべき道を示すものとして「管理栄養士・栄養士倫理綱領」を制定した（2014 年 6 月改訂）（**表 3-3**）．法規範の遵守，専門職としての高度な知識と技術を有することは当然であるが，自らを律し，人格を高め，社会の期待と信頼に応える管理栄養士・栄養士の道が示されている．

3-4. 国の健康増進基本方針と地方計画

1　国の基本方針策定の目的・内容

1　健康増進対策の変遷と基本方針策定の背景・意義・目的

わが国における総合的な健康増進対策は，1978 年度から第一次国民健康づくり対策として開始された（**表 3-4**）．この対策は，感染症から成人病（生活習慣病）へと疾病構造が変化したことに対応した保健施策を目指したもので，健康づくりの 3 要素のうち "栄養" に重点が置かれて実施された．

その後，人生 80 年時代を迎え，単に寿命を延ばすだけでなく 80 歳になっても自分の身の回りのことができ，社会参加もできるような活動的な高齢者を目指そうという趣旨で，1988 年度から第二次国民健康づくり対策（アクティブ 80 ヘルスプラン）が実施された．この対策では，より積極的な健康増進を目指して，栄養・運動・休養のうち取り組みが遅れていた "運動" に重点を置いた事業が推進された．

しかし，出生率の低下や急速な高齢化に伴う生活習慣病の割合の増加，要介護者の増加が大きな社会問題となってきた状況から，2000 年に第三次国民健康づくり対策として「21 世紀における国民健康づくり運動（健康日本 21）」が策定された．この計画では，21 世紀のわが国をすべての国民が健やかで心

表 3-4　健康づくり対策の変遷

第一次国民健康づくり対策 （1978～）	**（基本的考え方）** 1. 生涯を通じる健康づくりの推進 　　[成人病予防のための 　　一次予防の推進] 2. 健康づくりの3要素（栄養，運動，休養）の健康増進事業の推進（栄養に重点） **（施策の概要）** ①生涯を通じる健康づくりの推進 　• 乳幼児から老人に至るまでの健康診査・保健指導体制の確立 ②健康づくりの基盤整備等 　• 健康増進センター，市町村保健センター等の整備 　• 保健師，栄養士等のマンパワーの確保 ③健康づくりの啓発・普及 　• 市町村健康づくり推進協議会の設置 　• 栄養所要量の普及 　• 加工食品の栄養成分表示 　• 健康づくりに関する研究の実施　　　　　　　　　　　　　　　　　　　　　　　等
第二次国民健康づくり対策 （1988～） （アクティブ80ヘルスプラン）	**（基本的考え方）** 1. 生涯を通じる健康づくりの推進 2. 栄養，運動，休養のうち遅れていた運動習慣の普及に重点を置いた健康増進事業の推進 **（施策の概要）** ①生涯を通じる健康づくりの推進 　• 乳幼児から老人に至るまでの健康診査・保健指導体制の充実 ②健康づくりの基盤整備等 　• 健康科学センター，市町村保健センター，健康増進施設等の整備 　• 健康運動指導者，管理栄養士，保健婦等のマンパワーの確保 ③健康づくりの啓発・普及 　• 栄養所要量の普及・改定 　• 運動所要量の普及 　• 健康増進施設認定制度の普及 　• たばこ行動計画の普及 　• 外食栄養成分表示の普及 　• 健康文化都市および健康保養地の推進 　• 健康づくりに関する研究の実施　　　　　　　　　　　　　　　　　　　　　　　等
第三次国民健康づくり対策 （2000～） （21世紀における国民健康づくり運動） 健康日本21	**（基本的考え方）** 1. 生涯を通じる健康づくりの推進 　　[一次予防の重視と 　　生活の質の向上] 2. 国民の保健医療水準の指標となる具体的目標の設定および評価に基づく健康増進事業の推進 3. 個人の健康づくりを支援する社会環境づくり **（施策の概要）** ①健康づくりの国民運動化 　• 効果的なプログラムやツールの普及啓発，定期的な見直し 　• メタボリックシンドロームに着目した，運動習慣の定着，食生活の改善等に向けた普及啓発の徹底 ②効果的な健診・保健指導の実施 　• 医療保険者による40歳以上の被保険者・被扶養者に対するメタボリックシンドロームに着目した健診・保健指導の着実な実施（2008年度より） ③産業界との連携 　• 産業界の自主的取り組みとの一層の連携 ④人材育成（医療関係者の資質向上） 　• 国，都道府県，医療関係者団体，医療保険者団体等が連携した人材養成のための研修等の充実 ⑤エビデンスに基づいた施策の展開 　• アウトカム評価を可能とするデータの把握手法の見直し　　　　　　　　　　　　等
第四次国民健康づくり対策 （2013～） 健康日本21（第二次）	**（基本的考え方）** 1. 健康寿命の延伸と健康格差の縮小 　• 生活習慣病の予防，社会生活を営むために必要な機能の維持・向上等により健康寿命の延伸の実現 　• 良好な社会環境の構築により健康格差の縮小を実現 2. 生活習慣病の発症予防と重症化予防の徹底〔NCD（非感染性疾患）の予防〕 　• がん，循環器疾患，糖尿病およびCOPD（慢性閉塞性肺疾患）に対処するため，一次予防・重症化予防に重点を置いた対策を推進 3. 社会生活を営むために必要な機能の維持および向上 　• 自立した日常生活を営むことを目指し，ライフステージに応じ，「こころの健康」，「次世代の健康」，「高齢者の健康」を推進 4. 健康を支え，守るための社会環境の整備 　• 社会全体が相互に支え合いながら，健康を守る環境を整備 5. 栄養・食生活，身体活動・運動，休養，飲酒および喫煙，歯・口腔の健康に関する生活習慣の改善および社会環境の改善 　• 生活習慣病の予防，社会生活機能の維持・向上，生活の質の向上の観点から，各生活習慣改善に向けた働きかけ 　• 社会環境の改善

Chapter
3

健康寿命
健康上の問題で日常生活が制限されることなく生活できる期間.

豊かに生活できる活力ある社会とするため,壮年期死亡の減少,健康寿命の延伸および QOL の向上を実現することが目的とされた.栄養・食生活分野の具体的な目標設定にはヘルスプロモーションの視点が取り込まれ,最終目標である健康と生活の質（QOL）の向上を図るため,栄養状態をよくするための適正な栄養素（食物）摂取レベル,適正な栄養素（食物）摂取のための知識・態度・行動レベル,個人の行動変容を支援するための環境レベル,の3段階に分けられている（⇨ p.178,**図**6-7 参照）.

この「健康日本21」を受けて健康づくり施策をより一層推進していくために,2002 年に「健康増進法」が制定された.同法の制定により,1978 年から始まったわが国の健康増進対策は初めて法的根拠をもつことになった.

厚生労働省は 2011 年,「健康日本21」の最終評価を公表し,2012 年には,日本における健康対策の現状や「健康日本21（第一次）」最終評価で問題提起された課題等を踏まえ,2013 年度からの第四次国民健康づくり対策として「21世紀における第二次国民健康づくり運動〔健康日本21（第二次）〕」が策定された.この対策では,これまでの一次予防に加えて,合併症の発症や症状の進展などの重症化予防に重点をおいた対策を推進することが盛り込まれ,最上位の目標である健康寿命の延伸と健康格差の縮小を目指した国民運動が展開された.

健康格差
地域や社会経済状態の違いによる集団間の健康状態の差.

NCDs（Non Communicable Diseases：非感染性疾患）
がん,循環器疾患,糖尿病および COPD（慢性閉塞性肺疾患）の4つの疾患は,国際的には重要な NCDs としてとらえられ,予防と管理のための包括的対策を講じることが重視されている.一方,わが国では,それぞれ生活習慣病の1つとして位置づけられている.

社会生活を営むために必要な機能の維持及び向上
こころの健康,次世代の健康,高齢者の健康の3分野に分けられている.

2 「健康日本21（第二次）」の評価と課題

2013〜2023 年の 11 年間を実施期間とした「健康日本21（第二次）」は,基本的方向を,①健康寿命の延伸と健康格差の縮小,②生活習慣病の発症予防と重症化予防の徹底［NCDs（非感染性疾患）の予防］,③社会生活を営むために必要な機能の維持及び向上,④健康を支え,守るための社会環境の整備,⑤栄養・食生活,身体活動・運動,休養,飲酒,喫煙及び歯・口腔の健康に関する生活習慣及び社会環境の改善,の5つとし,これに対応した53 項目の目標が設定され,健康づくり対策が推進された.2022 年に発表された最終評価結果では,これらの項目のうち最上位の目標である「健康寿命の延伸」は,男女ともに目標値に達したが,「健康格差の縮小」は,男性が目標値に達した一方で,女性が悪化しているという評価となり,総合的には「変わらない」という判定になった.そのほか,75 歳未満のがん年齢調整死亡率の減少,脳血管疾患・虚血性心疾患の年齢調整死亡率の減少などのアウトカム項目が目標に達した一方でメタボリックシンドローム該当者及び予備群の減少,適正体重の子どもの増加,休養,飲酒に関する項目などで悪化していると評価され,アウトカム項目のベースにある危険因子や生活習慣の項目は大きな改善がみられなかった（**表**3-5）.また,健康増進に関連するデータの見える化・活用や,国及び地方公共団体における PDCA サイクルの推進が不十分であることなども指摘された.

一方今後は,少子化・高齢化による総人口・生産年齢人口の減少,独居世帯

表3-5　健康日本21（第二次）の最終評価における目標達成状況の概要（全体）

①健康寿命の延伸と健康格差の縮小の実現	
●健康寿命の延伸	A
●健康格差の縮小	C

②主要な生活習慣病の発症予防と重症化予防の徹底	
●75歳未満のがんの年齢調整死亡率の減少	A
●がん検診の受診率の向上	B
●脳血管疾患・虚血性心疾患の年齢調整死亡率の減少	A
●高血圧の改善（収縮期血圧の平均値の低下）	B*
●脂質異常症の減少	C
●メタボリックシンドロームの該当者及び予備群の減少	D
●特定健康診査・特定保健指導の実施率の向上	B*
●糖尿病合併症（糖尿病腎症による年間新規透析導入患者数）の減少	C
●糖尿病の治療継続者の割合の増加	C
●血糖コントロール指標におけるコントロール不良者の割合の減少（HbA1cがJDS値8.0%（NGSP値8.4%）以上の者の割合の減少）	A
●糖尿病有病者の増加の抑制	E※
●COPDの認知度の向上	C

③社会生活を営むために必要な機能の維持・向上	
●自殺者の減少	B
●気分障害・不安障害に相当する心理的苦痛を感じている者の割合の減少	C
●メンタルヘルスに関する措置を受けられる職場の割合の増加	B*
●小児人口10万人当たりの小児科医・児童精神科医師の割合の増加	A
●健康な生活習慣（栄養・食生活，運動）を有する子どもの割合の増加	C
●適正体重の子どもの増加	D
●介護保険サービス利用者の増加の抑制	B*
●認知症サポーター数の増加	A
●ロコモティブシンドローム（運動器症候群）を認知している国民の割合の増加	C
●低栄養傾向（BMI 20以下）の高齢者の割合の増加の抑制	A
●足腰に痛みのある高齢者の割合の減少	B*
●高齢者の社会参加の促進	E※

④健康を支え，守るための社会環境の整備	
●地域のつながりの強化	C
●健康づくりを目的とした活動に主体的に関わっている国民の割合の増加	E※
●健康づくりに関する活動に取り組み，自発的に情報発信を行う企業等登録数の増加	B
●健康づくりに関して身近で専門的な支援・相談が受けられる民間団体の活動拠点数の増加	E
●健康格差対策に取り組む自治体の増加	B

⑤栄養・食生活，身体活動・運動，休養，飲酒，喫煙及び歯・口腔の健康に関する生活習慣及び社会環境の改善	
栄養・食生活	
●適正体重を維持している者の増加	C
●適切な量と質の食事をとる者の増加	C
●共食の増加	A
●食品中の食塩や脂肪の低減に取り組む食品企業及び飲食店の登録数の増加	B*
●利用者に応じた食事の計画，調理及び栄養の評価，改善を実施している特定給食施設の割合の増加	B*
身体活動・運動	
●日常生活における歩数の増加	C
●運動習慣者の割合の増加	C
●住民が運動しやすいまちづくり・環境整備に取り組む自治体数の増加	B*
休養	
●睡眠による休養を十分とれていない者の割合の減少	D
●週労働時間60時間以上の雇用者の割合の減少	B*
飲酒	
●生活習慣病のリスクを高める量を飲酒している者の割合の減少	D
●未成年者の飲酒をなくす	B
●妊娠中の飲酒をなくす	B
喫煙	
●成人の喫煙率の減少	B*
●未成年者の喫煙をなくす	B
●妊娠中の喫煙をなくす	B*
●受動喫煙の機会を有する者の割合の減少	B*
歯・口腔の健康	
●口腔機能の維持・向上	C
●歯の喪失防止	E※
●歯周病を有する者の割合の減少	E※
●乳幼児・学齢期のう蝕のない者の増加	B
●過去1年間に歯科検診を受診した者の割合の増加	E※

A：目標値に達した，B：現時点で目標値に達していないが改善傾向にある（*目標設定年度までに達成が危ぶまれるもの），C：変わらない，D：悪化している，E：評価困難．

※：新型コロナウイルス感染症の影響でデータソースとなる調査が中止となった項目．

〔厚生科学審議会地域保健健康増進栄養部会健康日本21（第二次）推進専門委員会：健康日本21（第二次）最終評価報告書，2022より作成〕

Chapter 3

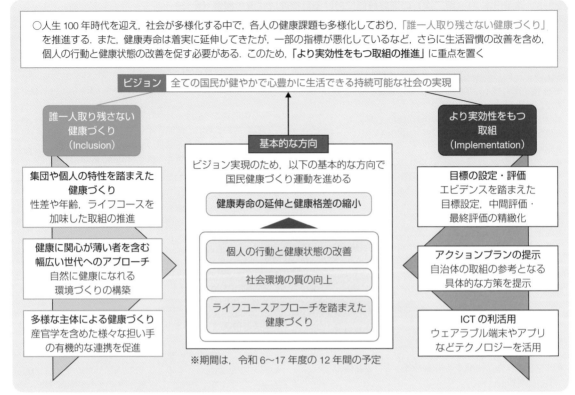

○人生 100 年時代を迎え，社会が多様化する中で，各人の健康課題も多様化しており，「誰一人取り残さない健康づくり」を推進する．また，健康寿命は着実に延伸してきたが，一部の指標が悪化しているなど，さらに生活習慣の改善を含め，個人の行動と健康状態の改善を促す必要がある．このため，「**より実効性をもつ取組の推進**」に重点を置く

ビジョン 全ての国民が健やかで心豊かに生活できる持続可能な社会の実現

誰一人取り残さない健康づくり（Inclusion）

集団や個人の特性を踏まえた健康づくり
性差や年齢，ライフコースを加味した取組の推進

健康に関心が薄い者を含む幅広い世代へのアプローチ
自然に健康になれる環境づくりの構築

多様な主体による健康づくり
産官学を含めた様々な担い手の有機的な連携を促進

基本的な方向
ビジョン実現のため，以下の基本的な方向で国民健康づくり運動を進める

健康寿命の延伸と健康格差の縮小

個人の行動と健康状態の改善

社会環境の質の向上

ライフコースアプローチを踏まえた健康づくり

※期間は，令和 6〜17 年度の 12 年間の予定

より実効性をもつ取組（Implementation）

目標の設定・評価
エビデンスを踏まえた目標設定，中間評価・最終評価の精緻化

アクションプランの提示
自治体の取組の参考となる具体的な方策を提示

ICT の利活用
ウェアラブル端末やアプリなどテクノロジーを活用

図 3-4 健康日本 21（第三次）の全体像
（厚生労働省：国民の健康の増進の総合的な推進を図るための基本的な方針の全部を改正する件，参考資料，2023）

労働移動の円滑化
労働移動とは，働き手が異なる企業や業種，職種，地域の間を移動することを指す．労働移動の円滑化により，人材力が最大限に発揮され，経済を新たな成長軌道に乗せることが期待されている．

の増加，女性の社会進出，労働移動の円滑化，仕事と育児・介護との両立，多様な働き方の広まり，高齢者の就労拡大などによる社会の多様化，あらゆる分野におけるデジタルトランスフォーメーション（DX）の加速，次なる新興感染症も見据えた新しい生活様式への対応の進展などの社会変化が想定される．これらを踏まえ検討された次期国民健康づくり運動プラン「健康日本 21（第三次）」が，2023 年に告示された．健康日本 21（第三次）の全体像を**図 3-4** に示す．

3 健康日本 21（第三次）の内容

❶期間

実施期間は，2024〜2035 年度の 12 年間である．

❷ビジョンと基本的な方向

ビジョンは「全ての国民が健やかで心豊かに生活できる持続可能な社会の実現」とし，そのために，①誰一人取り残さない健康づくりの展開（Inclusion）と②より実効性をもつ取組の推進（Implementation）を行うとされた．具体的な内容として，多様化する社会において，集団や個人の特性を踏まえた支援・アプローチの実施，産学官を含めた様々な担い手の有機的な連携や社会環境の整備，ウェアラブル端末やアプリなどテクノロジーも活用した PDCA サイ

表 3-6 健康日本 21（第三次）の主な目標（一部抜粋）

目標	指標	目標値
健康寿命の延伸と健康格差の縮小		
健康寿命の延伸	日常生活に制限のない期間の平均	平均寿命の増加分を上回る健康寿命の増加
個人の行動と健康状態の改善		
適正体重を維持している者の増加（肥満，若年女性のやせ，低栄養傾向の高齢者の減少）	BMI 18.5 以上 25 未満（65 歳以上は BMI 20 を超え 25 未満）の者の割合	66%
野菜摂取量の増加	野菜摂取量の平均値	350 g
運動習慣者の増加	運動習慣者の割合	40%
【新】睡眠時間が十分に確保できている者の増加	睡眠時間が 6〜9 時間（60 歳以上については，6〜8 時間）の者の割合	60%
生活習慣病（NCDs）のリスクを高める量を飲酒している者の減少	1 日当たりの純アルコール摂取量が男性 40 g 以上，女性 20 g 以上の者の割合	10%
喫煙率の減少（喫煙をやめたい者がやめる）	20 歳以上の者の喫煙率	12%
糖尿病有病者の増加の抑制	糖尿病有病者数（糖尿病が強く疑われる者）の推計値	1,350 万人
【新】COPD（慢性閉塞性肺疾患）の死亡率の減少	COPD の死亡率（人口 10 万人当たり）	10.0
社会環境の質の向上		
【新】「健康的で持続可能な食環境づくりのための戦略的イニシアチブ」の推進	「健康的で持続可能な食環境づくりのための戦略的イニシアチブ」に登録されている都道府県数	47 都道府県
【新】健康経営の推進	保険者とともに健康経営に取り組む企業数	10 万社
ライフコースアプローチを踏まえた健康づくり		
若年女性のやせの減少	BMI 18.5 未満の 20 歳〜30 歳第女性の割合	15%
生活習慣病（NCDs）のリスクを高める量を飲酒している女性の減少	1 日当たりの純アルコール摂取量が 20 g 以上の女性の割合	6.4%
【新】骨粗鬆症健診受診率の向上	骨粗鬆症健診受診率	15%

【新】：健康日本 21（第三次）から新たに設定された項目

（厚生労働省：国民の健康の増進の総合的な推進を図るための基本的な方針の全部を改正する件，参考資料より，2023）

クル推進の強化などに取り組むとされている．

　ビジョン実現のための基本的な方向は①健康寿命の延伸・健康格差の縮小，②個人の行動と健康状態の改善，③社会環境の質の向上，④ライフコースアプローチを踏まえた健康づくり，の 4 つである．

❸目標

　4 つの基本的な方向に対応した目標が 51 項目ある．原則として，健康日本 21（第二次）で未達のものは同じ目標値，目標を達成したものはさらに高い目標値を設定した．主な目標について**表 3-6** に示す．

　最上位の目標である健康寿命の延伸は，健康日本 21（第二次）に引き続き「日常生活に制限のない期間の平均」を指標とし，「平均寿命の増加分を上回る健康寿命の増加」の達成を目指す．同じく最上位の目標の健康格差の縮小は，指標を「日常生活に制限のない期間の平均の下位 4 分の 1 の都道府県の平均」とし，目標値は「日常生活に制限のない期間の平均の上位 4 分の 1 の都道府県の平均の増加分を上回る下位 4 分の 1 の都道府県の平均の増加」とした．

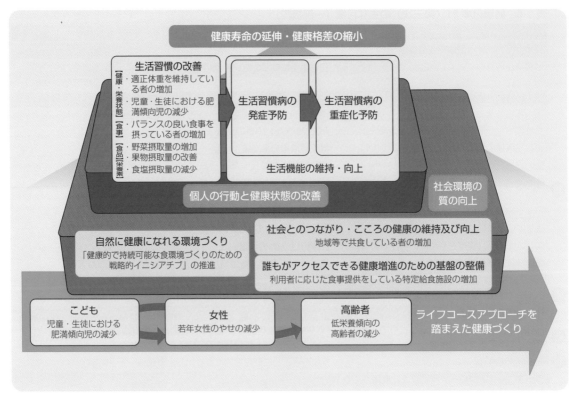

図 3-5　健康日本 21（第三次）の概念図と栄養・食生活に関連する目標
（厚生労働省：健康日本 21（第三次）推進のための説明資料，2023 より作成）

つまり上位と下位それぞれ 4 分の 1 の都道府県の健康寿命の差が縮まるように全国の健康寿命を底上げし，健康格差を縮小させることを目指すとした．

また，栄養・食生活は，生命の維持に加え，こども達が健やかに成長し，また人々が健康で幸福な生活を送るために欠くことのできない営みであり，多くの生活習慣病（NCDs）の予防・重症化予防のほか，やせや低栄養等の予防を通じた生活機能の維持・向上の観点からも重要であるとし，個人の行動と健康状態の改善を促すための適切な栄養・食生活やそのための食事を支える食環境の改善を進めていくことも重要であるという視点で目標が示された（**図 3-5**）．栄養・食生活の目標を**表 3-7** に示す．「食塩摂取量の減少」については，WHO（世界保健機関）の目標量が 5 g であることや，わが国をはじめ各国のガイドラインを考慮すると高血圧の予防には 1 日 6 g 未満が望ましいと考えられる点や，「日本人の食事摂取基準」において成人男性 7.5 g 未満，女性 6.5 g 未満を目標量としていることも踏まえ，目標値が健康日本 21（第二次）の 8 g から 7 g に変更された．

一方，次期プランの新たな視点として，①女性の健康，②自然に健康になれる環境づくり，③他計画や施策との連携も含む目標設定，④アクションプランの提示，⑤個人の健康情報の見える化・利活用の記載の具体化，の 5 つの事項が加わった．これらを取り入れることで，「誰一人取り残さない健康づく

アクションプラン
「健康日本 21（第三次）推進専門委員会」で策定される自治体の取組みの参考となる具体的な方策．介入を行う際の留意すべき事項や好事例集を各分野で議論し，策定後，自治体などに周知される．

表 3-7　栄養・食生活に関連する目標

目標	指標	現状値	目標値
生活習慣の改善（栄養・食生活）			
適正体重を維持している者の増加（肥満，若年女性のやせ，低栄養傾向の高齢者の減少）	BMI 18.5 以上 25 未満（65 歳以上は BMI 20 を超え 25 未満）の者の割合（年齢調整値）	60.3%（令和元年度）	66%（令和 14 年度）
バランスの良い食事を摂っている者の増加	主食・主菜・副菜を組み合わせた食事が 1 日 2 回以上の日がほぼ毎日の者の割合	なし	50%（令和 14 年度）
野菜摂取量の増加	野菜摂取量の平均値	281 g（令和元年度）	350 g（令和 14 年度）
果物摂取量の改善	果物摂取量の平均値	99 g（令和元年度）	200 g（令和 14 年度）
食塩摂取量の改善	食塩摂取量の平均値	10.1 g（令和元年度）	7 g（令和 14 年度）
社会とのつながり・こころの健康の維持及び向上			
地域等で共食している者の増加	地域等で共食している者の割合	なし	30%（令和 14 年度）
自然に健康になれる環境づくり			
「健康的で持続可能な食環境づくりのための戦略的イニシアチブ」の推進	「健康的で持続可能な食環境づくりのための戦略的イニシアチブ」に登録されている都道府県数	0 都道府県（令和 4 年度）	47 都道府県（令和 14 年度）
誰もがアクセスできる健康増進のための基盤の整備			
利用者に応じた食事を提供している特定給食施設の増加	管理栄養士・栄養士を配置している施設（病院，介護老人保健施設，介護医療院を除く.）の割合	70.8%	75%（令和 14 年度）
ライフコースアプローチを踏まえた健康づくり			
児童・生徒における肥満傾向児の減少	児童・生徒における肥満傾向児の割合	10歳（小学5年生）10.96%（令和3年度）	第 2 次成育医療等基本方針に合わせて設定
低栄養傾向の高齢者の減少	BMI 20 以下の高齢者（65 歳以上）の割合	16.8%（令和元年度）	13%（令和 14 年度）
若年女性のやせの減少	BMI 18.5 未満の 20 歳～30 歳第女性の割合	18.1%（令和元年度）	15%（令和 14 年度）

（厚生労働省：国民の健康の増進の総合的な推進を図るための基本的な方針の全部を改正する件，2023／厚生労働省：健康日本 21（第三次）推進のための説明資料，2023 をもとに作成）

りの展開」や「より実効性をもつ取組の推進」を行うとされている.

❹評価

　評価は，計画開始後 6 年（2029 年）を目途に中間評価を行うとともに，計画開始後 10 年（2033 年）を目途に最終評価を行うことにより，目標を達成するための諸活動の成果を適切に評価し，その後の健康増進の取組に反映される.

2　基本方針の推進と地方健康増進計画

　健康増進法では，厚生労働大臣は「国民の健康の増進の総合的な推進を図るための基本方針」を策定することとされ，都道府県はこの基本方針を勘案して都道府県健康増進計画を定めるものとし，市町村は基本方針と都道府県健康増進計画を勘案して市町村健康増進計画を定めるよう努めるものとされている.国の健康増進対策の基本方針を具体的な計画として示したのが「健康日本 21」

Chapter
3

であり，2000 年に策定された後，2012 年に「健康日本 21（第二次）」，2023 年に「健康日本 21（第三次）」に基本方針とともに改正された．「健康日本 21（第三次）」が 2024 年度から開始されることから，都道府県，市町村でも，地域の実情・特性を活かした地方健康増進計画の改正，開始が計画されている．

　これらの計画に基づく対策が現在，国・都道府県・市町村のそれぞれの役割に応じて全国的規模で推進されている．特に 2008 年度からは，重点プロジェクトとして，適度な運動，適切な食生活，禁煙に焦点を当てた「健やか生活習慣国民運動」が展開され，2011 年度より Smart Life Project（スマート・ライフ・プロジェクト⇨COLUMN 参照）に発展している．

3　食育推進基本計画策定の目的・内容

1　食育推進基本計画策定の目的および経緯

　食育推進基本計画（以下，計画）は，食育基本法に基づいた食育推進を行ううえでの国の基本方針や目標を示したものである．この計画に沿って，現在および将来にわたる健康で文化的な国民の生活と豊かで活力ある社会の実現を目指し，食育に関する施策が推進されている．2006 年に第一次計画，2011 年に第二次計画，続いて 2016 年に第三次計画が食育推進会議により作成され，これらの計画に基づき，国・都道府県・市町村，関係機関・組織・団体，地域住民などが連携・協働して食育を推進してきた．その結果，これまでの食育への取り組みに対しては一定の成果が得ることができている．

　しかし，国民の健康や食を取り巻く環境は大きく変化してきており，少子高齢化，世帯構造の変化（高齢者の単独世帯や一人親世帯などの増加），子どもの貧困問題，大量の食品廃棄物の発生，食文化の継承など，取り組むべき課題は依然として多い．また，食料自給率や地球規模の環境問題，食育の推進がその達成に寄与するとされる SDGs，新型コロナウイルス感染症の世界的な流行が人々の行動・意識・価値観に与えた影響なども見過ごせない要素である．このような情勢を踏まえ，2021 年に第四次計画が策定された．

食育推進会議
会長を農林水産大臣とし，委員 25 人以内をもって組織され，食育推進基本計画の作成およびその実施の推進に関わる事務をつかさどる．なお，この会議は当初，内閣府が所管していたが，2016 年度から農林水産省に移管されている．

COLUMN

Smart Life Project

2011 年より厚生労働省は健康寿命の延伸に向け，幅広い企業連携（メディア，外食産業，フィットネスクラブ，食品会社など）を主体とした取り組みをスタートさせた．これが Smart Life Project（スマート・ライフ・プロジェクト）である．①適度な運動（毎日プラス 10 分の運動），②適切な食生活（毎日プラス一皿の野菜），③禁煙（たばこの煙をなくす）という 3 つのアクションを設定し，2012 年からはその取り組みに貢献した優れた企業・団体・自治体等を表彰する「健康寿命をのばそう！アワード」を創設している．

表3-8　第三次食育推進基本計画の目標の達成状況

達成された目標
●地域等で共食したいと思う人が共食する割合
●中学校における学校給食実施率
●食品中の食塩や脂肪の低減に取り組む食品企業の登録数
●地域や家庭で受け継がれてきた伝統的な料理や作法等を継承している若い世代の割合
●食品の安全性について基礎的な知識を持ち，自ら判断する若い世代の割合

悪化した目標
●朝食を欠食する子供の割合
●朝食を欠食する若い世代の割合
●学校給食における地場産物を使用する割合
●学校給食における国産食材を使用する割合
●主食・主菜・副菜を組み合わせた食事を1日2回以上ほぼ毎日食べている国民の割合
●主食・主菜・副菜を組み合わせた食事を1日2回以上ほぼ毎日食べている若い世代の割合
●生活習慣病の予防や改善のために，ふだんから適正体重の維持や減塩等に気をつけた食生活を実践する国民の割合

（農林水産省：令和元年度食育推進施策，2020より作成）

Chapter 3

2　第三次食育推進基本計画の評価

　第四次計画の策定にあたり，第三次計画の目標の達成状況の評価が行われた．数値目標として定められた21目標値のうち，達成された目標は，地域等での共食や食品中の食塩や脂肪の低減に取り組む食品企業の登録数など5項目，作成時と比較して悪化した目標は，朝食の欠食や栄養バランスに配慮した食生活の実践，学校給食での地場産物の使用など7項目であった（**表3-8**）．未達成の目標は継続，達成された目標は継続しないとされ，近年の食をめぐる状況も踏まえて目標値の見直し，追加が行われた．

3　第四次食育推進基本計画の内容

　第四次計画は，過去15年間の食育の取り組みの成果と，国民の健康を取り巻く環境の変化，社会のデジタル化など食をめぐる現状を踏まえて策定された．2021年度からの5年間で取り組むべき基本的な方針として3つの重点事項が示され（**図3-6**），目標については，第三次計画の15目標21目標値から変更または新規項目の追加が行われ，16目標24目標値が設定されている．なお，①基本的な取り組み方針，②食育の総合的な促進に関する事項，③食育の推進に関する施策を総合的・計画的に推進するために必要な事項，については，第三次計画までの方針と事項が踏襲されている．

❶実施期間

　2021年度から2025年度までの5カ年である．

❷基本的方針

　食育推進施策の基本的方針として，3つの重点事項と7つの基本的な取り組み方針が示されている．

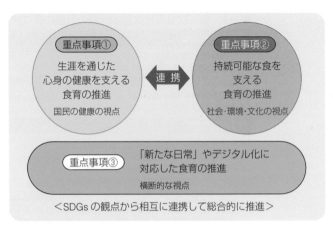

図 3-6　第四次食育推進基本計画の重点事項
（農林水産省：第四次食育推進基本計画―私たちが育む食と未来, 2021）

【重点事項】

①生涯を通じた心身の健康を支える食育の推進

②持続可能な食を支える食育の推進

・食と環境の調和：環境の環

・農林水産業や農山漁村を支える多様な主体とのつながりの深化：人の輪

・日本の伝統的な和食文化の保護・継承：和食文化の和

③「新たな日常」やデジタル化に対応した食育の推進

【基本的な取り組み方針】

①国民の心身の健康の増進と豊かな人間形成

②食に関する感謝の念と理解

③食育推進運動の展開

④子どもの食育における保護者，教育関係者等の役割

⑤食に関する体験活動と食育推進活動の実践

⑥わが国の伝統的な食文化，環境と調和した生産等への配慮および農山漁村の活性化と食料自給率の向上への貢献

⑦食品の安全性の確保等における食育の役割

❸目標と評価

　食育を国民運動として推進するためには，多くの関係者の理解のもと，共通の目標を掲げ，その達成を目指し取り組むことが有効であるとともに，取り組みの成果や達成度を客観的で具体的な目標値により把握できることが必要である．そこで，第四次計画では 2025 年度までの目標項目とともに目標値が示されている（表 3-9）．これらの数値目標の達成状況は，毎年食育推進評価専門委員会により評価が行われ，農林水産省より報告される．

　なお，食育は，食育基本法の目的や基本理念を踏まえ，個人，家庭，地域

デジタル化に対応した食育
ICT などのデジタル技術を有効活用した効果的な情報発信による食育のこと．農林水産省では，デジタル技術を活用した食育（オンラインイベントや食育動画，SNS やアプリの活用など）を行う際のヒントをまとめた「デジタル食育ガイドブック」を作成している．

食育推進評価専門委員会
食育基本法に基づき，「食育推進基本計画」の実施を推進するとともに，食育の推進状況について評価等を行う．農林水産省に置かれた食育推進会議に設置されている委員会である．

表 3-9 第四次食育推進基本計画における食育の推進に当たっての目標

目標	現状値（令和2年度）	目標値（令和7年度）
具体的な目標値		
1. 食育に関心を持っている国民を増やす		
①食育に関心を持っている国民の割合	83.2%	90%以上
2. 朝食又は夕食を家族と一緒に食べる「共食」の回数を増やす		
②朝食又は夕食を家族と一緒に食べる「共食」の回数	週9.6回	週11回以上
3. 地域等で共食したいと思う人が共食する割合を増やす		
③地域等で共食したいと思う人が共食する割合	70.7%	75%以上
4. 朝食を欠食する国民を減らす		
④朝食を欠食する子供の割合	4.6%※	0%
⑤朝食を欠食する若い世代の割合	21.5%	15%以下
5. 学校給食における地場産物を活用した取組等を増やす		
⑥栄養教諭による地場産物に係る食に関する指導の平均取組回数	月9.1回※	月12回以上
⑦学校給食における地場産物を使用する割合（金額ベース）を現状値（令和元年度）から維持・向上した都道府県の割合	－	90%以上
⑧学校給食における国産食材を使用する割合（金額ベース）を現状値（令和元年度）から維持・向上した都道府県の割合	－	90%以上
6. 栄養バランスに配慮した食生活を実践する国民を増やす		
⑨主食・主菜・副菜を組み合わせた食事を1日2回以上ほぼ毎日食べている国民の割合	36.4%	50%以上
⑩主食・主菜・副菜を組み合わせた食事を1日2回以上ほぼ毎日食べている若い世代の割合	27.4%	40%以上
⑪1日当たりの食塩摂取量の平均値	10.1g※	8g以下
⑫1日当たりの野菜摂取量の平均値	280.5g※	350g以上
⑬1日当たりの果物摂取量100g未満の者の割合	61.6%※	30%以下
7. 生活習慣病の予防や改善のために，ふだんから適正体重の維持や減塩等に気をつけた食生活を実践する国民を増やす		
⑭生活習慣病の予防や改善のために，ふだんから適正体重の維持や減塩等に気をつけた食生活を実践する国民の割合	64.3%	75%以上
8. ゆっくりよく噛んで食べる国民を増やす		
⑮ゆっくりよく噛んで食べる国民の割合	47.3%	55%以上
9. 食育の推進に関わるボランティアの数を増やす		
⑯食育の推進に関わるボランティア団体等において活動している国民の数	36.2万人※	37万人以上
10. 農林漁業体験を経験した国民を増やす		
⑰農林漁業体験を経験した国民（世帯）の割合	65.7%	70%以上
11. 産地や生産者を意識して農林水産物・食品を選ぶ国民を増やす		
⑱産地や生産者を意識して農林水産物・食品を選ぶ国民の割合	73.5%	80%以上
12. 環境に配慮した農林水産物・食品を選ぶ国民を増やす		
⑲環境に配慮した農林水産物・食品を選ぶ国民の割合	67.1%	75%以上
13. 食品ロス削減のために何らかの行動をしている国民を増やす		
⑳食品ロス削減のために何らかの行動をしている国民の割合	76.5%※	80%以上
14. 地域や家庭で受け継がれてきた伝統的な料理や作法等を継承し，伝えている国民を増やす		
㉑地域や家庭で受け継がれてきた伝統的な料理や作法等を継承し，伝えている国民の割合	50.4%	55%以上
㉒郷土料理や伝統料理を月1回以上食べている国民の割合	44.6%	50%以上
15. 食品の安全性について基礎的な知識を持ち，自ら判断する国民を増やす		
㉓食品の安全性について基礎的な知識を持ち，自ら判断する国民の割合	75.2%	80%以上
16. 推進計画を作成・実施している市町村を増やす		
㉔推進計画を作成・実施している市町村の割合	87.5%※	100%

ピンク色で塗られている目標は追加・見直しがあった項目．
注）学校給食における使用食材の割合（金額ベース，令和元年度）の全国平均は，地場産物52.7%，国産食材87%となっている．
※は令和元年度の数値．

（農林水産省：第四次食育推進基本計画の概要，2021）

等の実態等に配慮して推進されるべきものであり，安易に目標値の達成のみを追い求めることのないように留意する必要があることも忘れてはならない．

❹食育の総合的な促進に関する事項

食育の総合的な促進に向けて，次に示す活動の場に分けて国と地方公共団体が今後取り組むべき施策の方向性が提示されている．

①家庭における食育の推進

②学校，保育所等における食育の推進

③地域における食育の推進

④食育推進運動の展開

⑤生産者と消費者との交流の促進，環境と調和のとれた農林漁業の活性化等

⑥食文化の継承のための活動への支援等

⑦食品の安全性，栄養その他の食生活に関する調査，研究，情報の提供および国際交流の推進

❺食育の推進に関する施策を総合的・計画的に推進するために必要な事項

計画に基づく施策を総合的・計画的に推進するために必要な事項として，①多様な関係者の連携・協働の強化，②地方公共団体による推進計画に基づく施策の促進とフォローアップ，③積極的な情報提供と国民の意見，④推進状況の把握と効果等の評価及び財政措置の効果的・重点的運用，⑤基本計画の見直し，の5項目が示されている．計画は，計画期間終了前であっても必要に応じて見直しの必要性や時期等が適時適切に検討される．

4 食育の推進と地方食育推進計画

食育基本法では，都道府県・市町村は国の基本計画を踏まえ，より実践的な推進計画の策定に努めなければならないと規定されている（第17，18条）．国の計画においては，第一次計画より市町村の計画策定率100％を目標としているが達成に至らず，第四次計画でも継続して目標とされている．国内のそれぞれの地域には，その土地の気候や風土で育まれてきた食材や食べ方，それぞれの知恵や活動があることから，食育を効果的に推進するためには，地域の特性を生かした計画作りが不可欠であるという考え方が背景にある．

食育の推進に当たっては，国，地方公共団体，教育関係者，農林漁業者，食品関連事業者，ボランティア等，食育に関わる多様な関係者が連携・協働して地域レベルや国レベルのネットワークを築き，国民的な広がりを持つ多様な食育運動を全国的に展開していく必要がある（**図**3-7）．関係者が連携・協働して取り組みを進めるためのプラットフォームとして全国食育推進ネットワークが構築されたほか，食育の推進を誰にでもわかりやすく発信できるように食育ピクトグラムが作成されており，それらの活用が期待されている．なお，国は毎年6月を「食育月間」，毎月19日を「食育の日」と定めて重点

全国食育推進ネットワーク（みんなの食育）
「新たな日常」やデジタル化に対応した食育等，最新の食育活動の方法や知見を食育関係者間で情報共有し，新たな食育活動の創出や，食育の推進に向けた研修を実施できる人材の育成等に取り組むため，農林水産省により2020年度に立ち上げられた．

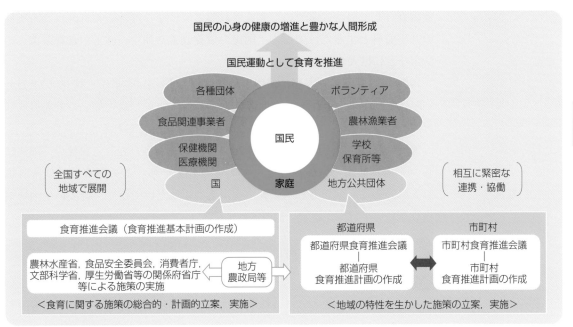

図 3-7　食育推進体制

（農林水産省：令和 2 年度食育推進施策，2021）

的に食育の浸透と定着，実践を図るとともに，国，地方公共団体，関係者等は連携・協力し，年間を通じた食育活動を展開している．

3-5. 国民健康・栄養調査

1　調査の目的・沿革

1　調査の目的

　国民健康・栄養調査は，国民の身体の状況，栄養摂取量および生活習慣の状況を明らかにし，国民の健康増進の総合的な推進を図るための基礎資料を得るため，健康増進法第 10 条に基づいて国が企画し，都道府県，保健所を設置する市または特別区が調査を実施する．

2　調査の沿革

　国民健康・栄養調査は，第二次世界大戦後の食料危機に対して諸外国から緊急に食料援助を受けるため，連合国軍最高司令部の指令に基づき，1945 年12 月，東京都内で栄養摂取状況調査と身体状況調査が実施されたことに始まる．この調査は翌 1946 年には 29 都道府県に，さらに 1948 年からは 46 都道府県に拡大されて全国的規模で行われるようになった．

　1952 年に栄養改善法が制定されたことにより，それ以後の調査は，国民栄

養調査として同法に基づいて実施されることになった．その目的は食料援助の基礎資料とするだけでなく，国民の栄養改善や体位の向上，食料政策への活用などに拡大された．

1964年以降，調査方法は何度か見直されたが，1995年から調査は11月の1日だけとなり，それまでの世帯員全体調査に加えて個人単位の栄養摂取状況調査が導入され，よりきめ細かな栄養行政に役立てられることになった．

国民栄養調査は，健康増進法が2003年から施行されたことに伴い，同法に基づく国民健康・栄養調査として実施されている．この調査は「健康日本21」の評価にも活用され，栄養・食生活の領域だけでなく，幅広い生活習慣病対策や健康づくり対策に活用されている．

2 調査の内容・方法

1 調査の内容

国民健康・栄養調査は，身体状況調査，栄養摂取状況調査，生活習慣調査の3種類の調査で構成されている．具体的な調査項目を**表**3-10に示す．

2 調査の方法

❶調査の実施体制と流れ

調査の実施体制は，厚生労働省，都道府県・政令市（保健所を設置する市）・特別区，保健所で役割が分かれている．厚生労働省は調査を企画し，都道府県・保健所設置市・特別区は調査世帯の指定や調査員の任命などの事務を行い，実際の調査は調査地区を管轄する保健所が行う．保健所では調査員に任命された医師，管理栄養士・栄養士，保健師その他の者が調査を実施する．

❷調査の時期と日数

身体状況調査は11月中に，栄養摂取状況調査と生活習慣調査は11月中の日曜日と祝日を除いた1日を任意に定めて行われる．

❸調査対象

調査対象の選定は，厚生労働省令で定めるところにより毎年，厚生労働大臣が調査地区を定め，その地区内において都道府県知事が調査世帯を指定する．調査世帯に指定された調査世帯の世帯員は，調査の実施に協力しなければならないことになっている．具体的には，通常年は国民生活基礎調査により設定された単位区から層化無作為抽出した300単位区の世帯（約6,000世帯）とその世帯の満1歳以上の世帯員（約15,000人）が調査対象となっている．しかし，2012年および2016年は，大規模年として調査地区を拡大した調査（拡大調査）を行うため，2010年国勢調査の一般調査区から層化無作為抽出した各道府県当たり10地区，東京都のみ15地区の計475地区の世帯（約23,750世帯）で満1歳以上の世帯員（約61,000人）が調査対象とされた．

調査の時期
新型コロナウイルス感染症流行により2020年，2021年の調査は中止された．

都道府県知事
健康増進法で都道府県知事とあるのは，保健所を設置する市または特別区にあっては，市長または区長のことをいう．

国民生活基礎調査
厚生労働省によって行われている調査．保健，医療，福祉，年金，所得等国民生活の基礎的事項を調査し，厚生労働行政の企画および運営に必要な基礎資料を得ることを目的としている．3年ごとに大規模な調査を，中間の各年には小規模で簡易な調査を実施している．

拡大調査の目的
「健康日本21（第二次）」の開始や中間評価にあわせた生活習慣等の地域格差を把握，比較分析し，健康づくり施策を展開する資料とする．

表 3-10　国民健康・栄養調査項目

	調査項目	調査対象
身体状況	●身長・体重	満 1 歳以上の全員
	●腹囲	満 20 歳以上の全員
	●血圧	
	●血液検査	
	●問診	
栄養摂取状況	●世帯状況（氏名，生年月日，性別，妊婦・授乳婦別，仕事の種類）	満 1 歳以上の全員
	●1 日の食事状況（朝・昼・夕食別にみた家庭食・外食・欠食の区別）	
	●1 日の食物摂取状況（料理名，食品名，使用量，廃棄量，朝・昼・夕・間食別にみた世帯員ごとの案分比率）	
	●1 日の身体活動量（1 日の身体活動量［歩数］，歩数計の装着状況）	満 20 歳以上の全員
生活習慣	●食生活，身体活動・運動，休養（睡眠），飲酒，喫煙，歯の健康などの生活習慣全般	実施年ごとに対象年齢を区分
	●生活習慣と関連する知識・態度・行動，健康に対する意識，健康日本 21 の評価に必要な事項，など	

調査項目は実施年によって追加・変更されることがある

食物摂取状況調査
食品使用量は，世帯員全体と世帯員一人ひとりが食べた食品の重量が記入され，それができない場合は使用した食品の全体量と，世帯員それぞれがおおよそ食べた割合（案分比率）が記入される．重量計測ができない場合は目安量で記入してもよいことになっている．

❹調査方法

身体状況調査は，調査対象者を会場に集めて実施する．栄養摂取状況調査と生活習慣調査は，調査員である管理栄養士などが世帯を訪問し，記入方法を指導して行われる．栄養摂取状況調査のうちの食物摂取状況調査は秤量法により実施される．

❺結果の公表

厚生労働省は調査結果を最終的に解析し，報告書を作成して公表する．

3-6. 実施に関する指針，ツール

1　食生活指針

1　食生活指針

厚生省は 1985 年，国民一人ひとりに食生活改善の自覚を促す目的で「健康づくりのための食生活指針」を策定し，2000 年には，厚生省，農林水産省および文部省が合同で，国民の健康増進，QOL の向上および食料の安定供給の確保を図るため，10 項目からなる「食生活指針」を策定した（表 3-11）．

この策定から 16 年が経過し，その間の「食育基本法」の制定，「健康日本 21（第二次）」の開始，「和食」のユネスコ無形文化財登録，「第三次食育推進基本計画」の策定等の幅広い分野の動きを踏まえて，2016 年 6 月に改正が行われた．

「食生活指針」は，食料生産・流通から食卓，健康へと幅広く食生活全体を視

表 3-11　食生活指針

1.　食事を楽しみましょう	7.　食塩は控えめに，脂肪は質と量を考えて
（食生活指針の実践のために） ● 毎日の食事で，健康寿命をのばしましょう ● おいしい食事を，味わいながらゆっくりよく噛んで食べましょう ● 家族の団らんや人との交流を大切に，また，食事づくりに参加しましょう	（食生活指針の実践のために） ● 食塩の多い食品や料理を控えめにしましょう　食塩摂取量の目標値は，男性で1日8g未満，女性で7g未満とされています ● 動物，植物，魚由来の脂肪をバランスよくとりましょう ● 栄養成分表示を見て，食品や外食を選ぶ習慣を身につけましょう
2.　1日の食事のリズムから，健やかな生活リズムを	8.　日本の食文化や地域の産物を活かし，郷土の味の継承を
（食生活指針の実践のために） ● 朝食で，いきいきした1日を始めましょう ● 夜食や間食はとりすぎないようにしましょう ● 飲酒はほどほどにしましょう	（食生活指針の実践のために） ●「和食」をはじめとした日本の食文化を大切にして，日々の食生活に活かしましょう ● 地域の産物や旬の素材を使うとともに，行事食を取り入れながら，自然の恵みや四季の変化を楽しみましょう ● 食材に関する知識や調理技術を身につけましょう ● 地域や家庭で受け継がれてきた料理や作法を伝えていきましょう
3.　適度な運動とバランスのよい食事で，適正体重の維持を	
（食生活指針の実践のために） ● 普段から体重を量り，食事量に気をつけましょう ● 普段から意識して身体を動かすようにしましょう ● 無理な減量はやめましょう ● 特に若年女性のやせ，高齢者の低栄養にも気をつけましょう	9.　食料資源を大切に，無駄や廃棄の少ない食生活を
	（食生活指針の実践のために） ● まだ食べられるのに廃棄されている食品ロスを減らしましょう ● 調理や保存を上手にして，食べ残しのない適量を心がけましょう ● 賞味期限や消費期限を考えて利用しましょう
4.　主食，主菜，副菜を基本に，食事のバランスを	
（食生活指針の実践のために） ● 多様な食品を組み合わせましょう ● 調理方法が偏らないようにしましょう ● 手作りと外食や加工食品・調理食品を上手に組み合わせましょう	10.「食」に関する理解を深め，食生活を見直してみましょう
5.　ごはんなどの穀類をしっかりと	（食生活指針の実践のために） ● 子供のころから，食生活を大切にしましょう ● 家庭や学校，地域で，食品の安全性を含めた「食」に関する知識や理解を深め，望ましい習慣を身につけましょう ● 家族や仲間と，食生活を考えたり，話し合ったりしてみましょう ● 自分たちの健康目標をつくり，よりよい食生活を目指しましょう
（食生活指針の実践のために） ● 穀類を毎食とって，糖質からのエネルギー摂取を適正に保ちましょう ● 日本の気候・風土に適している米などの穀類を利用しましょう	
6.　野菜・果物，牛乳・乳製品，豆類，魚なども組み合わせて	
（食生活指針の実践のために） ● たっぷり野菜と毎日の果物で，ビタミン，ミネラル，食物繊維をとりましょう ● 牛乳・乳製品，緑黄色野菜，豆類，小魚などで，カルシウムを十分にとりましょう	

（文部省・厚生省・農林水産省，2000；2016年一部改正）

野に入れ，作成されていることが大きな特徴である．内容については，生活の質（QOL）の向上を重視し，バランスのとれた食事内容を中心に，食料の安定供給や食文化，環境にまで配慮したものになっている（**図3-8**）．

　項目の1番目で，まずは健全な食生活をどう楽しむかを考え，2～9番目の内容を実践し，10番目で食生活を振り返り，改善するというPDCAサイクルの活用により，実践を積み重ねていくことを狙いとしている．

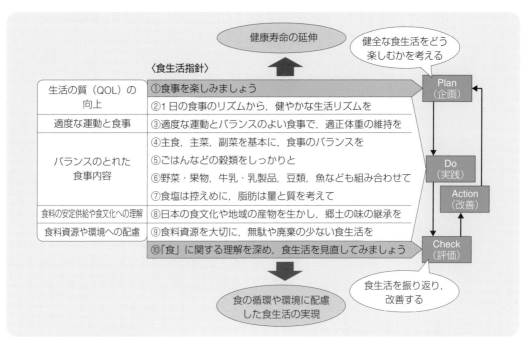

図 3-8　食生活指針全体の構成

（文部科学省・厚生労働省・農林水産省：食生活指針の解説要領，2016）

Chapter
3

2　健康づくりのための食生活指針（対象特性別）

「健康づくりのための食生活指針」（1985年）の各論として，1990年には，「女性（母性を含む）のため」，「成長期のため」，「成人病（生活習慣病）予防のため」，「高齢者のため」の食生活指針が策定され，対象特性別の望ましい食生活のあり方が示された．

3　妊娠前からはじめる妊産婦のための食生活指針

2006年，「妊産婦のための食生活指針」が策定された．その背景には，若い女性において，食事の偏りや低体重（やせ）の者の割合が増加するなど健康上の問題が指摘されたのに加え，妊娠期の体重増加量と低出生体重児の増加傾向との関連が示唆されたことがあった．

2020年には，その後の妊産婦を取り巻く状況の変化などを踏まえ，「妊娠前からはじめる妊産婦のための食生活指針」（表3-12）への改定が行われた．妊娠・出産・授乳には妊娠前からの食生活が重要であることが明確化され，妊娠前から適切な食習慣を形成することを目指している．また，本指針にあわせて「日本人の食事摂取基準」，「妊産婦のための食事バランスガイド」を活用するよう示されている．

体重増加量の目安は，日本産科婦人科学会が策定した「妊娠中の体重増加指導の目安」が提示された．前指針では体格別に3区分で示されたが，改定された指針では肥満（BMI ≧ 25.0）が2区分に細分化されて4区分となり，

表3-12　妊娠前からはじめる妊産婦のための食生活指針〜妊娠前から健康なからだづくりを〜

- 妊娠前から，バランスのよい食事をしっかりとりましょう
- 「主食」を中心に，エネルギーをしっかりと
- 不足しがちなビタミン・ミネラルを，「副菜」でたっぷりと
- 「主菜」を組み合わせてたんぱく質を十分に
- 乳製品，緑黄色野菜，豆類，小魚などでカルシウムを十分に
- 妊娠中の体重増加は，お母さんと赤ちゃんにとって望ましい量に
- 母乳育児も，バランスのよい食生活のなかで
- 無理なくからだを動かしましょう
- たばことお酒の害から赤ちゃんを守りましょう
- お母さんと赤ちゃんのからだと心のゆとりは，周囲のあたたかいサポートから

(厚生労働省，2021)

体格別の体重増加量は前指針から引き上げられた．

　新指針では，家族や地域など周囲のサポートや身体活動に関する項目が新たに設けられた．さらに，今般の社会のデジタル化を踏まえ，インターネットやSNS上にあふれる情報に振り回されないようしっかりした情報収集の必要性も述べられている．

2　食事バランスガイド

　2005年に，厚生労働省と農林水産省から「食事バランスガイド」が示された．食事バランスガイドは「食生活指針」（2000年）を具体的な行動に結びつけるものとして，"何を"，"どれだけ"食べればよいかという「食事」の基本を身につける手引きとして，望ましい食事のとり方やおおよその量をわかりやすくイラストで示したものである（図3-9）．その概要は次のとおりである．

　①食品（フード）の組み合わせでなく，主食・副菜・主菜という料理の組み合わせを基本にし，食べる行為も意味する"食事"という言葉が採用され，キーワードのバランスという言葉も入れて"食事バランスガイド"とされている．

　②イラストはコマの形で示され，"食事のバランスが悪くなると倒れてしまう"，"回転（＝運動）しないと安定しない"ということを表している．また，食事に欠かせない"水分・お茶"をコマの軸に，さらに，楽しみながら適度にとるものとして"菓子・嗜好飲料"がコマを回すヒモとして示されている．

　③用いられた料理区分は5つで，コマの上部から，多くとりたい順に主食・副菜・主菜が並べられ，牛乳・乳製品と果物は摂取が同程度として並列に表されている．

　④料理区分ごとに，1日にとる料理の組み合わせとおおよその量が示されており，実際の食事の内容とコマのなかの料理を比較することで，おおよその過不足がわかるようになっている．量は1回当たりの標準的な量

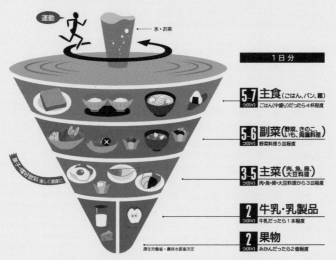

※SV：サービング（食事の摂取量の単位）

対象者特性別，料理区分における摂取の目安　　　　　　　　　　単位：つ（SV）

対象者	エネルギー kcal	主食	副菜	主菜	牛乳·乳製品	果物
・6～9 歳男女 ・10～11 歳女子 ・身体活動量の低い 12～69 歳女性 ・70 歳以上女性 ・身体活動量の低い 70 歳以上男性	1,400 1,600 1,800	4～5	5～6	3～4	2 (子どもは 2～3)	2
・10～11 歳男子 ・身体活動量の低い 12～69 歳男性 ・身体活動量ふつう以上の 12～69 歳女性 ・身体活動量ふつう以上の 70 歳以上男性	2,000 2,200	5～7		3～5		
・身体活動ふつう以上の 12～69 歳男性	2,400 2,600 2,800 3,000	6～8	6～7	4～6	2～3 (子どもは 2～4)	2～3

・1日分の食事量は，活動（エネルギー）量に応じて，各料理区分における摂取の目安（SV）を参考にする．
・2,200±200kcal の場合，副菜（5～6 つ（SV）），主菜（3～5 つ（SV）），牛乳·乳製品（2 つ（SV）），果物（2 つ（SV））は同じだが，主食の量と，主菜の内容（食材や調理法）や量を加減して，バランスの良い食事にする．
・成長期で，身体活動レベルが特に高い場合は，主食，副菜，主菜について，必要に応じて SV 数を増加させることで適宜対応する．

図 3-9　食事バランスガイド
（フードガイド〈仮称〉検討会：フードガイド〈仮称〉検討会報告書，2005；厚生労働省·農林水産省，2010）

という意味で"1つ（1SV，1 サービング）"という単位で表現されている．料理例と料理の量の目安を**表 3-13** に示した．
⑤基本形の想定エネルギーは 2,200±200kcal で，10～11 歳男子，身体活動量の低い 12～69 歳男性，身体活動ふつう以上の 12～69 歳女性，身体活動量ふつう以上の 70 歳以上男性が含まれる．

表 3-13　料理例に示した料理と量の目安

	料理区分	料理と量の目安	1つ（SV）分にあたる重量
主　食	炭水化物の供給源であるごはん，パン，麺・パスタなどを主材料とする料理	●1つ（SV）分 ・ごはん小盛り1杯（100 g）　・おにぎり1個（100 g） ・食パン1枚（4〜6枚切り，60〜90 g） ・ロールパン2〜3個（30 g × 2〜3） ●1.5つ（SV）分 ・ごはん中盛り1杯（150 g） ●2つ（SV）分 ・うどん・もりそば1杯（300 g） ・スパゲッティ（乾100 g）※具が少なめのもの	主材料に由来する炭水化物おおよそ40 g
副　菜	ビタミン，ミネラル，食物繊維の供給源である野菜，いも，豆類（大豆を除く），きのこ，海藻などを主材料とする料理	●1つ（SV）分 ・野菜サラダ（大皿） ・酢の物（小鉢）　・お浸し（小鉢） ・具だくさん味噌汁（お椀） ・ひじきの煮物（小鉢）　・煮豆（うずら豆，小鉢） ・きのこソテー（中皿） ●2つ（SV）分 ・野菜や芋の煮物（中皿）　・野菜炒め（中皿）	主材料となる野菜などおおよそ70 g
主　菜	たんぱく質の供給源である肉，魚，卵，大豆および大豆製品などを主材料とする料理	●1つ（SV）分 ・冷奴（100 g）　・納豆（40 g） ・目玉焼き（卵50 g） ●2つ（SV）分 ・焼き魚（塩焼き1匹分） ・魚の天ぷら（キス2匹，えび1匹分） ・まぐろとイカの刺身（まぐろ40 g，イカ20 g） ●3つ（SV）分 ・ハンバーグステーキ（肉重量100 g程度） ・豚肉のしょうが焼き（肉重量90〜100 g程度） ・鶏肉のから揚げ（肉重量90〜100 g程度）	主材料に由来するたんぱく質おおよそ6 g
牛乳・乳製品	カルシウムの供給源である牛乳，ヨーグルト，チーズなどが含まれる	●1つ（SV）分 ・牛乳コップ半分（90 mL） ・チーズ1かけ（20 g） ・ヨーグルト1パック（100 g）	主材料に由来するカルシウムおおよそ100 mg
果　物	ビタミンC，カリウムの供給源であるりんご，みかんなどの果実およびすいか，いちごなどの果実的な野菜	●1つ（SV）分 ・みかん1個　　　　・りんご半分 ・かき1個　　　　　・梨半分 ・ぶどう半房　　　　・桃1個	主材料の重量おおよそ100 g

（フードガイド（仮称）検討会：フードガイド（仮称）検討会報告書，2005 より作成）

⑥活用の際には，性・年齢・体位と活動量から，1日に必要なエネルギー量と"摂取の目安"により，何をどれだけ食べたらよいのかを考える.

3　食育ガイド

　内閣府が2012年に作成した「食育ガイド」（2019年農林水産省改訂）は，ライフステージのつながりを大切にし，生涯にわたりそれぞれの世代に応じた食育の実践を促すために作成，公表されたものである（**図3-10**）．最初に，現在をいきいきと生き，生涯にわたり心もからだも健康で質の高い生活を送るために「食べること」を少し考えてみようと呼びかけ，また，その食事は次の世代を育むものでもあるとして，各ライフステージで大切にしたい食育

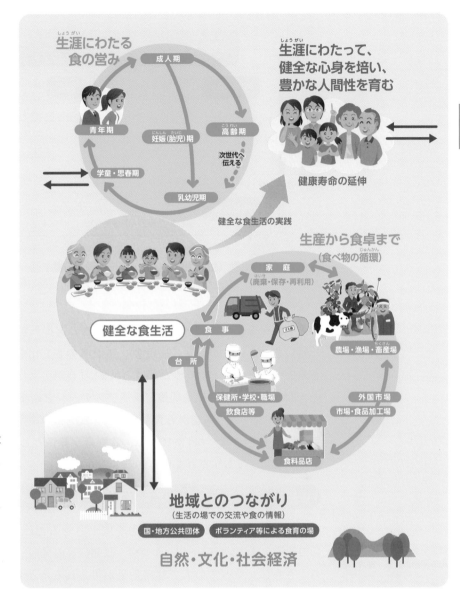

図 3-10　食育の環

(農林水産省：食育ガイド，2019)

食育ガイド
食育ガイドの目次構成は次
のとおりである.
・「食べること」は「生き
　ること」
①生涯にわたる食の営み
・生涯にわたって大切にし
　たい食育
・私たちのからだ
②食べる
・きのうは何を食べたかな
・朝ごはん食べたかな
・こんなことも気をつけて
・よく噛んで，味わって！
・みんなで食べたらおいし
　いね
③生産から食卓まで
・私たちの食べ物はどこか
　ら？
・季節や地域の「食」をみ
　つけよう
・見てみよう，食品表示
・家庭でできる食中毒予防
④災害への備え
・いざという時のために
⑤まとめ
・セルフチェック
・食育ダイアリー
・情報アクセスリスト
・「食育ガイド」について

の取り組みが示されている．小学校高学年以上の多くの人が使えるように表現はわかりやすくしてあるほか，自分の世代だけでなく周囲の人の世代のことも知ることができるよう配慮されており，食育の取り組みを異世代間で共有できる内容になっている．乳幼児期は「食べる意欲の基礎をつくり，食の体験を広げる」，学童・思春期は「食の体験を深め，自分らしい食生活を実現する」，青年期・成人期は「健全な食生活を実践し，次世代へ伝える」，高齢期は「食を通じた豊かな生活の実現，次世代へ食文化や食に関する知識を伝える」である．

　食育で育てたい食べる力として，①心と身体の健康を維持できる，②食事

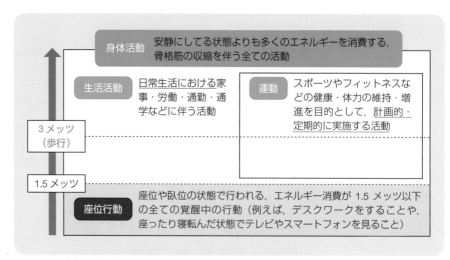

図 3-11　身体活動（生活活動・運動・座位行動）の概念図
(厚生労働省：健康づくりのための身体活動・運動ガイド 2023, 2024 より作成)

の重要性や楽しさを理解できる，③食べ物の選択や食事づくりができる，④一緒に食べたい人がいる（社会性），⑤日本の食文化を理解し伝えることができる，⑥感謝の心，の６つが掲げられる．「自然・文化・社会経済」，「地域とのつながり」などの社会環境，ライフステージを踏まえた「生涯にわたる食の営み」，食べ物の生産から食卓までの「食べ物の循環」などのかかわりが表された「食育の環」（**図 3-10**）は，食育の全体像として第４次食育推進基本計画資料の中でも示されている．

4　健康づくりのための身体活動・運動ガイド

　身体活動・運動は，健康・体力を向上させるだけでなく，生活習慣病やロコモティブシンドローム，うつ病，認知症等の発症・罹患リスクを低減させる．さらに，すべての人で健康効果が得られるとともに，思考力や学習力，総合的な幸福感を高めるとされている．身体活動・運動による消費エネルギーの増加は，栄養・食生活にもかかわり，栄養士・管理栄養士としても取り組むべき分野である．

　身体活動・運動分野のガイドラインは，「健康づくりのための運動所要量」（1989 年）が始まりである．その後，幾度かの見直しを経て，「健康日本 21（第三次）」の取り組みの指針として「健康づくりのための身体活動・運動ガイド 2023」が示された．

　新しいガイドラインが推奨する身体活動・運動の概念は**図 3-11**，推奨事項は**図 3-12** のとおりである．特徴としては，①推奨事項に定性的な事項が含まれた，②ライフステージ（成人，こども，高齢者）ごとに推奨事項がまとめられた，③筋力トレーニングの事項が追加された，⑤新たに座位行動という

ロコモティブシンドローム
骨や関節の病気，筋力の低下，バランス能力の低下によって，転倒・骨折しやすくなることで，自立した生活ができなくなり，介護が必要となる危険性が高い状態をいい，「運動器症候群」と訳される．「健康日本 21（第二次）」の高齢者の健康の目標として「ロコモティブシンドロームを認知している国民の割合の増加」が掲げられている．

全体の方向性	個人差等を踏まえ，強度や量を調整し，可能なものから取り組む 今よりも少しでも多く身体を動かす		

対象者[*1]	身体活動		座位行動
高齢者	歩行又はそれと同等以上の （3メッツ以上の強度の） 身体活動を1日40分以上 （1日約6,000歩以上） （＝週15メッツ・時以上）	**運動** 有酸素運動・筋力トレーニング・バランス運動・ 柔軟運動など多要素な運動を週3日以上 【筋力トレーニング[*2]を週2〜3日】	座りっぱなしの時間が長くなりすぎないように注意する （立位困難な人も，じっとしている時間が長くなりすぎないように，少しでも身体を動かす）
成人	歩行又はそれと同等以上の （3メッツ以上の強度の） 身体活動を1日60分以上 （1日約8,000歩以上） （＝週23メッツ・時以上）	**運動** 息が弾み汗をかく程度以上の （3メッツ以上の強度の） 運動を週60分以上 （＝週4メッツ・時以上） 【筋力トレーニングを週2〜3日】	
こども （※身体を動かす時間が少ないこどもが対象）	（参考） ・中強度以上（3メッツ以上）の身体活動（主に有酸素性身体活動）を1日60分以上行う ・高強度の有酸素性身体活動や筋肉・骨を強化する身体活動を週3日以上行う ・身体を動かす時間の長短にかかわらず，座りっぱなしの時間を減らす．特に余暇のスクリーンタイム[*3]を減らす		

図3-12 身体活動・運動の推奨事項一覧

[*1] 生活習慣，生活様式，環境要因等の影響により，身体の状況等の個人差が大きいことから，「高齢者」「成人」「こども」について特定の年齢で区切ることは適当でなく，個人の状況に応じて取組を行うことが重要であると考えられる．

[*2] 負荷をかけて筋力を向上させるための運動．筋トレマシンやダンベルなどを使用するウエイトトレーニングだけでなく，自重で行う腕立て伏せやスクワットなどの運動も含まれる．

[*3] テレビやDVDを観ることや，テレビゲーム，スマートフォンの利用など，スクリーンの前で過ごす時間のこと．

（厚生労働省：健康づくりのための身体活動・運動ガイド2023，2024より）

概念が取り入れられた，ことがある．実際の取り組みでは個人差（健康状態，体力レベルや身体機能等）をふまえて，強度や量を調整し，可能なものから取り組むことが必要であると示されている．

5 健康づくりのための休養指針

食生活指針，運動指針とあわせて健康づくりをすすめることを目的として，1994年に厚生省から「健康づくりのための休養指針」が示された（**表3-14**）．これは，健康づくりの観点から，誰もが取り入れられる基本的な休養のあり方をまとめたものである．健康づくりのための休養には"休む"こと（受動的で静的な休養）と"養う"こと（能動的で活動的な休養）の2つの機能が含まれており，各個人の健康や環境に応じて，これら両者の機能を上手に組み合わせることにより健康づくりは効果的になるとしている．

6 健康づくりのための睡眠ガイド

睡眠不足は，日中の眠気や疲労，心身の愁訴，注意力や判断力の低下とそ

Chapter 3

表3-14 健康づくりのための休養指針

1. 生活にリズムを	●早めに気づこう，自分のストレスに ●睡眠は気持ちよい目覚めがバロメーター ●入浴で，からだもこころもリフレッシュ ●旅に出かけて，こころの切り換えを ●休養と仕事のバランスで能率アップと過労防止
2. ゆとりの時間でみのりある休養を	●1日30分，自分の時間をみつけよう ●活かそう休暇を，真の休養に ●ゆとりのなかに，楽しみや生きがいを
3. 生活のなかにオアシスを	●身近ななかにもいこいの大切さ ●食事空間にもバラエティを ●自然とのふれあいで感じよう，健康の息ぶきを
4. 出会いときずなで豊かな人生を	●みいだそう，楽しく無理のない社会参加 ●きずなのなかではぐくむ，クリエイティブ・ライフ

(厚生省，1994)

全体の方向性	個人差等を踏まえつつ，日常的に質・量ともに 十分な睡眠を確保し，心身の健康を保持する

対象者[*1]	推奨事項
高齢者	・長い床上時間が健康リスクとなるため，床上時間が8時間以上にならないことを目安に，必要な睡眠時間を確保する. ・食生活や運動等の生活習慣や寝室の睡眠環境等を見直して，睡眠休養感を高める. ・長い昼寝は夜間の良眠を妨げるため，日中は長時間の昼寝は避け，活動的に過ごす.
成人	・適正な睡眠時間には個人差があるが，6時間以上を目安として必要な睡眠時間を確保する. ・食生活や運動等の生活習慣，寝室の睡眠環境等を見直して，睡眠休養感を高める. ・睡眠の不調・睡眠休養感の低下がある場合は，生活習慣等の改善を図ることが重要であるが，病気が潜んでいる可能性にも留意する.
こども	・小学生は9〜12時間，中学・高校生は8〜10時間を参考に睡眠時間を確保する. ・朝は太陽の光を浴びて，朝食をしっかり摂り，日中は運動をして，夜ふかしの習慣化を避ける.

図3-13 睡眠の推奨事項一覧

[*1]生活習慣や環境要因等の影響により，身体の状況等の個人差が大きいことから，「高齢者」「成人」「こども」について特定の年齢で区切ることは適当でなく，個人の状況に応じて取組を行うことが重要であると考えられる.

(厚生労働省：健康づくりのための睡眠ガイド2023，2024より)

れに関連する作業効率や学業成績の低下など多岐にわたって影響を及ぼす. また，睡眠問題の慢性化は，肥満や生活習慣病，精神疾患の発症リスクの上昇，死亡率の上昇にも関わることから，日常的に量・質ともに十分な睡眠を確保することは，心身の健康を保持し，生活の質を高めることにつながる.

　睡眠指針は，「健康日本21」に睡眠に関する目標が設定されたことから策定され，「健康日本21（第二次）」での改定を経て「健康づくりのための睡眠ガイド2023」が示された. 新しいガイドでは，推奨事項に睡眠の量（睡眠時間）だけでなく，質（睡眠休養感）の視点が加わり，ライフステージ（成人，こども，高齢者）ごとにまとめられている（図3-13）. また，光・温度・音等の環境因子，食生活・運動等の生活習慣，嗜好品とのつきあい方や睡眠障害，

交代制勤務における睡眠の不調等，良い睡眠に関わるとされる事項についての参考情報が示されている．

取り組みにあたっては，睡眠時間には個人差があること，年代によっても変化することをふまえ，健康状態，身体機能，生活環境等の個人差も考慮し，可能なものから取り組むことが必要とされている．このガイドにより「健康日本21（第三次）」の取り組みが進められる．

3-7. 諸外国の健康・栄養政策

1 公衆栄養活動に関係する国際的な行政組織と活動

1 国連機関

国連とは，国際連合（United Nations：UN）の略で，1945年に発足した国際機関である．2023年現在，193カ国が加盟しており，活動のための財源は加盟国からの分担金である．分担率はその国の支払能力によって異なり，日本は長年にわたり，米国（22.0%）に次ぐ，世界第2位の拠出国であったが，2019年から中国が第2位（15.3%），日本は第3位（8.0%）となった（2023年）．

国連には6つの主要機関（総会，安全保障理事会，経済社会理事会，信託統治理事会，国際司法裁判所，事務局）と，経済社会理事会と連携関係協定を結んでいる15の専門機関，総会と経済社会理事会に属する23の基金・計画・事務所がある．

❶総会

国連の6つの主要機関の1つである．国連総会は毎年9月に始まり，年末まで続く．全加盟国の代表が出席し，世界的に関心がもたれる議題であれば何でも討議できる．2000年の第55回国連総会の冒頭に開催されたミレニアム・サミットでは，ミレニアム宣言を採択し，2015年までに達成すべき8つの大目標を定めたミレニアム開発目標（Millennium Development Goals：MDGs）を定めた．

国連児童基金（UNICEF），世界食糧計画（WFP），国連難民高等弁務官事務所（UNHCR）のような基金・計画・事務所は，幅広い問題を扱う総会と経済社会理事会に属しており，個別の予算を持っている．その資金の大部分は政府による任意の拠出金であるが，一部は個人や組織からの寄付金である．

❷国連児童基金（UNICEF）

支援の対象は，子どもである．予防接種，HIV/AIDS，水と衛生，栄養，教育，虐待・搾取・暴力からの子どもの保護，緊急支援など，子どもを取り巻くあらゆる事柄に取り組む．栄養の分野では，開発途上国の子どもの低栄養の問題，微量栄養素欠乏対策，WHOとともに母乳育児の推進に取り組んでいる．

表 3-15　WHO の母子栄養に関する世界栄養目標

目標	2018 年の現状値	2025 年までの目標値
5 歳未満の発育阻害の子どもの人数を 40%削減する	1 億 4,900 万人	1 億人前後
妊娠可能年齢の女性の貧血の割合を 50%削減する	32.8%（2016）	15%
低出生体重児の割合を 30%削減する	14.6%（2015）	10.5%
過体重の子どもの割合を増加させない	5.9%	5.5% 以下
生後 6 カ月間は母乳栄養のみで育てる割合を少なくとも 50%まで増加させる	42.2%	50% 以上
消耗症の子どもを 5%未満にする	7.3%	5% 未満

❸世界食糧計画（WFP）

　飢餓をなくすことを目的に活動している世界最大の食料援助機関であり，自然災害の被災地や難民キャンプへの緊急食料支援のほか，2022 年には 2,000 万人の子どもたちに栄養価の高い学校給食，おやつ，持ち帰り食料を提供した．

❹世界保健機関（WHO）

　1948 年に設立された公衆衛生を扱う専門機関である．WHO がグローバルな対策を主導している主な疾病としては，重症急性呼吸器症候群（SARS），髄膜炎，黄熱病，コレラ，インフルエンザ A（H1N1）などがある．毎年 5 月にスイス・ジュネーブの WHO 本部で開催される世界保健総会は WHO の最高意思決定機関である．2012 年の世界保健総会では，2025 年までに達成すべき，母子栄養に関する 6 つの世界栄養目標（Global Nutrition Targets）が設定された（**表**3-15）．

❺食糧農業機関（FAO）

　人々が健全で活発な生活をおくるために十分な量・質の食料への定期的アクセスを確保し，すべての人々の食料安全保障を達成することを目的とした専門機関である．農業支援だけでなく，世界の漁業生産と野生漁業資源の状況を監視するとともに，各国と協力し，漁業管理の改善，違法漁業の根絶，責任ある国際水産物貿易の促進および脆弱な魚種と環境の保護に努めている．また，世界的な食品貿易が進むなか，市場で取引される食品の安全性を確保するため，FAO と WHO は加盟国と協力し，約 300 品目の食品に関する基準，3,000 種類以上の食品汚染物質に関する安全性限界および食品の加工・輸送・貯蔵に関する規制を確立している．

2　公衆栄養関連計画

1　持続可能な開発目標

　MDGs の期限到来により，2015 年 9 月，国連はポスト MDGs として新たな目標を発表した．2030 年を目標達成期限とした持続可能な開発目標（Sustainable Development Goals：SDGs）である．大目標と小目標から構成されている点は MDGs と同じであるが，目標数は大幅に増え，17 の大目標と 169 の

表 3-16　**持続可能な開発目標**（Sustainable Development Goals：SDGs）**の大目標**

目標1	貧困	あらゆる場所で，あらゆる形態の貧困に終止符を打つ
目標2	飢餓と栄養	飢餓に終止符を打ち，食料の安定確保と栄養状態の改善を達成するとともに，持続可能な農業を推進する
目標3	健康的な生活	あらゆる年齢のすべての人々の健康的な生活を確保し，福祉を推進する
目標4	教育	すべての人々に包摂的かつ公平で質の高い教育を提供し，生涯学習の機会を促進する
目標5	ジェンダー間の平等	ジェンダー間の平等を達成し，すべての女性と女児のエンパワメントを図る
目標6	水と衛生	すべての人々に水と衛生へのアクセスと持続可能な管理を確保する
目標7	エネルギーへのアクセス	すべての人々に手ごろで信頼でき，持続可能かつ近代的なエネルギーへのアクセスを確保する
目標8	成長と雇用	すべての人々のための持続的，包摂的かつ持続可能な経済成長，生産的な完全雇用およびディーセント・ワークを推進する
目標9	インフラ	レジリエントなインフラを整備し，包摂的で持続可能な産業化を推進するとともに，イノベーションの拡大を図る
目標10	不平等の是正	国内および国家間の不平等を是正する
目標11	まちづくり	都市と人間の居住地を包摂的，安全，レジリエントかつ持続可能にする
目標12	持続可能な消費と生産	持続可能な消費と生産のパターンを確保する
目標13	気候変動	気候変動とその影響に立ち向かうため，緊急対策を取る
目標14	海洋	海洋と海洋資源を持続可能な開発に向けて保全し，持続可能な形で利用する
目標15	陸上生態系	陸上生態系の保護，回復および持続可能な利用の推進，森林の持続可能な管理，砂漠化への対処，土地劣化の阻止および逆転，ならびに生物多様性損失の阻止を図る
目標16	平和と正義	持続可能な開発に向けて平和で包摂的な社会を推進し，すべての人々に司法へのアクセスを提供するとともに，あらゆるレベルにおいて効果的で責任ある包摂的な制度を構築する
目標17	グローバル・パートナーシップ	持続可能な開発に向けて実施手段を強化し，グローバル・パートナーシップを活性化する

（国際連合広報センターホームページ，The 2016 Global Nutrition Report より）

小目標からなる．貧困の撲滅（目標1），食料安全保障と栄養（目標2），健康（目標3），教育（目標4），ジェンダー（目標5）など，MDGs と同じ分野の目標に加え，経済，社会，環境分野の幅広い目標が加わった（**表**3-16）．目標数の増加だけではなく，策定の視点も変化した．MDGs の目標は乳幼児死亡率の削減や妊産婦の健康の改善といった開発途上国の問題を世界がどう解決するかという視点で作られていたのに対し，SDGs は先進国を含むすべての国々が地球環境を含めた世界の問題を自分ごととしてとらえ，解決に取り組むように設定されている．日本における状況をみても，MDGs のときにはみられなかった学校や企業をあげての取り組みや草の根レベルの活動が SDGs では行われているのはこのためである．

　表3-16 を一見すると，栄養に関するものは目標2 だけのようにみえるかもしれないが，多くの目標が栄養にかかわっている．たとえば，農業生産量は気温が 3℃以上上昇すると減少し（目標13），二酸化炭素が増えると主要作物中のたんぱく質や鉄，亜鉛等の微量栄養素の含有量が減少するため（目標15），飢餓や栄養の問題は環境問題の影響を受ける．一方で，食料生産によっ

表 3-17　NCDs の予防と管理のためのグローバルアクションプラン 2013～2020 における 9 つの世界目標と 2030 年までの延長目標

NCDs の予防と管理のためのグローバルアクションプラン 2013-2020	2030 年までの延長目標
1　心血管疾患，悪性新生物，糖尿病，慢性呼吸器疾患による早世のリスクを 25% 削減する	33.3% 削減
2　国内事情に鑑みて適切な方法で，有害なアルコール摂取を少なくとも 10% 削減する	20% 削減
3　身体活動が不十分な人の割合を 10% 削減する	15% 削減
4　食塩／ナトリウムの摂取量の平均値を 30% 削減する	40% 削減
5　喫煙者の割合を 30% 削減する	40% 削減
6　高血圧の有病率を 25% 削減する，もしくは国内の状況に応じて，高血圧の広がりを食い止める	33.3% 削減
7　糖尿病と肥満の増加を食い止める	変更なし
8　必要な人の少なくとも 50% が心臓発作や脳卒中を予防するための薬物療法やカウンセリング（グリセミック・コントロールを含む）を受けられるようにする	変更なし
9　公的・私的機関の両方で，主要な NCDs の治療に必要な，ジェネリック薬品のような安価な基本技術と必須医薬品の入手可能性を 80% にする	変更なし

て地球上の淡水の 70% が使用され，温室効果ガスの 20% を排出し，家畜が農地の 70% を使用していることを考えると，食料生産自体が地球環境への負荷になっていることもわかる．また，乱獲などによる海洋資源（目標 14）の枯渇が危惧されるなか，持続可能な消費と生産のパターンを確保する必要がある（目標 12）．

　道路（目標 9）や上下水道（目標 6），電気（目標 7）などのインフラは，食料や水，エネルギーを供給するのに必要であり，健康的な生活には欠かせない（目標 3）．2050 年までに世界の都市人口は 66% に達するといわれているが，スラム対策など，まちづくり（目標 11）の問題にも対処する必要がある．

　母親の教育（目標 4）は子どもの栄養状態と正の相関があり，栄養状態の良い子どもは貧困（目標 1）を免れる確率が 33% 以上高くなる．栄養状態が良いと就学や就労に必要な知的発達や身体発育を達成することができ，雇用（目標 8）の機会も得られやすくなるため，女性のエンパワメント（目標 5）にもつながり，不平等が是正される（目標 10）．

　戦争は栄養状態を悪化させる．紛争地域の栄養不良者の割合は他の開発途上国の 3 倍高くなるため，栄養不良は平和や安定（目標 16）が得られないかぎり，なくなることはない．

2　NCDs の予防と管理のためのグローバルアクションプラン 2013-2020

　WHO は天然痘の撲滅や予防接種の普及などの感染症対策のほか，非感染性疾患（noncommunicable diseases：NCDs）対策にも取り組んできた．WHO が最初に NCDs の予防と管理に関する世界戦略（Global Strategy for the Prevention and Control of NCDs）を打ち出したのは 2000 年である．2013 年の世界保健総会では，2020 年までのアクションプランが発表された．これは 2008 年に発表された 2013 年までのアクションプランに次ぐ，第二次計画ともいえる．ここでは，9 つの世界目標（表 3-17）が示された．この大きな目標のなかで，食事レベルの目標は食塩／ナトリウムのみである（目標 4）．脂質のとり

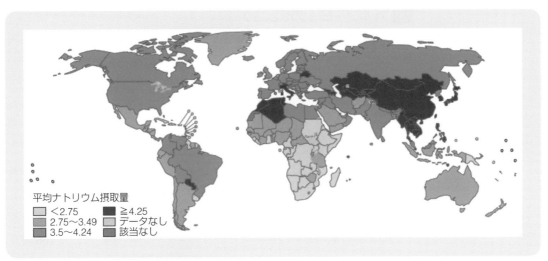

図 3-14　成人の平均ナトリウム摂取量（g/日）
ナトリウム摂取量 (g) × 2.54= 食塩摂取量 (g)

（WHO：Global status report on NCDs 2014）

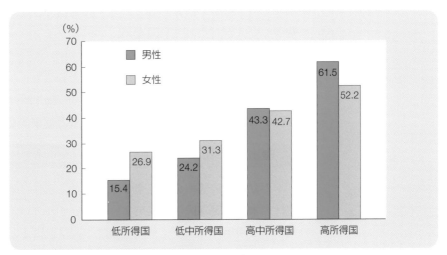

図 3-15　BMI 25 以上の成人（18 歳成人）の割合

（WHO：Global report on diabetes, 2016）

　過ぎや野菜の摂取不足など，管理栄養士・栄養士が取り上げる栄養課題はいろいろあるが，NCDs 対策として，最も重要なものは減塩であることがわかる．平均食塩摂取量が 10.8g/日以上の国は，日本を含むアジアに多い（**図 3-14**）．

　現在，世界的に肥満と肥満を危険因子とする糖尿病が増加している（目標 7）．低所得国であっても男性の 15.4%，女性の 26.9% は BMI 25 以上である（**図 3-15**）．わが国を含む高所得国では，成人男性の方が成人女性よりも BMI 25 以上の割合が多いが，低所得国や低中所得国では女性の方が多いこともわかる．アクションプランは 2020 年に期限を迎えたが，WHO は 2030 年までの延長目標を示した（**表 3-17**）．

3 ヘルシーピープル 2030

わが国の「健康日本 21」を策定する際に参考にされたのが，米国の国家目標であるヘルシーピープルである．10 年ごとに改定されており，現行は第 5 次計画のヘルシーピープル 2030 である．

ヘルシーピープル 2030 では，これまでの計画よりも，より根拠に基づいた，統計学的に厳密な目標を設定している．データの利用可能性によって，主要目標，開発途上目標，研究目標の 3 つに分類している．

主要目標は，特定のデータソース，ベースラインデータ，目標値があるもので，活動期間である 10 年の間に少なくとも 2 回データ収集できることが確実な，優先順位の高い目標である．開始時点で 81 のデータベースに基づく 355 の主要目標があり，国立保健統計センターが 47% にあたる 166 の目標値のモニタリングを行っている．

開発途上目標は，優先順位は高いものの，信頼できるベースラインデータがないため目標値が設定されておらず評価はできない．しかし，すでに根拠に基づく介入が行われているため，ベースラインデータが得られ次第，主要目標に加わる．

研究目標は，優先順位は高いものの，まだ介入も行われていないものである．ベースラインデータの収集と根拠に基づく介入が行われたら，主要目標に加わる．表 3-18 に 2030 年までに達成する「栄養と健康的な食生活」の目標を示す．

3 食事摂取基準

日本の食事摂取基準を策定する際に参考にされた米国・カナダの食事摂取基準は，米国の国立医学アカデミーで策定されている．エネルギー・栄養素の基準値と活用の方法が 1 冊（全 487 ページ）にまとまった日本の食事摂取基準と異なり，関連する栄養素ごとに冊子がわかれている．たとえば，2011 年に発表されたのは，カルシウムとビタミン D の巻であり，これら 2 つの栄養素だけで，1,115 ページの分量がある．活用については，食事計画と評価の巻がそれぞれ 2003 年と 2001 年に発表されている．5 年ごとに改定される日本の食事摂取基準と異なり，発表は不定期である．

4 食生活指針，フードガイド

1 諸外国の食生活指針，フードガイド

FAO は加盟国がその国独自の食生活指針とフードガイドを策定することを支援しており，現在，世界 100 カ国以上で食生活指針が策定されている．フードガイドは，円形やピラミッド型が圧倒的に多いが，その国らしさを出したものもある（図 3-16）．ベネズエラは日本と同じコマ型であり，一般用と先住民用の 2 種類が作られている．

表 3-18　ヘルシーピープル 2030 における栄養と健康的な食生活に関する目標

栄養と健康的な食生活全般	
ベースライン	主要目標の値
11.1% の家庭は食料安全保障が確保されていない	6.00%
18 歳未満の子どもがいる家庭の 0.59% は子どもの食料安全保障がとても低い	0.00%
2 歳以上の平均果物摂取量は 0.51 カップ当量/1,000 kcal/日	0.56 カップ当量
2 歳以上の平均総野菜摂取量は 0.76 カップ当量/1,000 kcal/日	0.84 カップ当量
2 歳以上の緑黄色野菜と豆類の平均摂取量は 0.31 カップ当量/1,000 kcal/日	0.33 カップ当量
2 歳以上の平均全粒穀類摂取量は 0.46 オンス当量/1,000 kcal/日	0.62 オンス当量
2 歳以上の添加糖からのエネルギー摂取の平均値は 13.5%	11.50%
2 歳以上の飽和脂肪酸からのエネルギー摂取の平均値は 11.4%	8.40%
2 歳以上の平均ナトリウム摂取量は 3,406 mg/日	2,725 mg/日
2 歳以上の平均カルシウム摂取量は 1,077 mg/日	1,184 mg/日
2 歳以上の平均カリウム摂取量は 2,512 mg/日	2,763 mg/日
2 歳以上の平均ビタミン D 摂取量は 15.8 μg/日	19.0 μg/日
1〜2 歳の 6.3% が鉄欠乏	2.10%
あまり健康的でない飲食物を販売しない学校の割合の増加	開発途上目標
青少年	
ベースライン	主要目標の値
学校朝食プログラムに登録している学校の児童の 35.4% がプログラムを利用	40.20%
夏休み期間中も栄養のある食事やおやつが食べられる夏季給食プログラムに参加できる資格のある児童の割合を増やす	研究目標
がん	
元がん患者の生活の質を向上させる	研究目標
糖尿病	
疾病管理予防センター（CDC）の 2 型糖尿病予防プログラムを受講できる人の割合を増やす	開発途上目標
心臓病と脳卒中	
ベースライン	主要目標の値
18 歳以上の 29.5% が高血圧	27.70%
20 歳以上の血中総コレステロールの平均値は 190.9 mg/dL	186.4 mg/dL
乳幼児	
生後 6 カ月まで完全母乳栄養の子どもは 24.9%	42.40%
1 歳で母乳を飲んでいる子どもは 35.9%	54.10%
過体重と肥満	
20 歳以上で肥満なのは 38.6%	36.00%
病院に行った肥満成人の 24.8% が減量，栄養，身体活動に関するカウンセリングを受けた	32.60%
女性	
15〜44 歳の非妊娠女性の 82.6% が赤血球中の葉酸濃度が最適	86.20%
12〜49 歳女性の 11.0% が鉄欠乏	7.20%
職場	
従業員に対する健康増進プログラムの一環として栄養プログラムを提供する職場の割合の増加	開発途上目標

Chapter

3

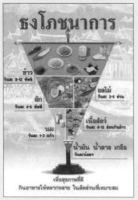
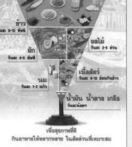
タイ（旗）

ハンガリー（家）

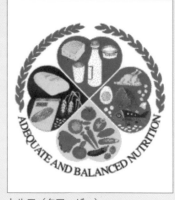
トルコ（クローバー）

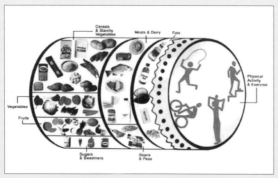
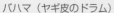
バハマ（ヤギ皮のドラム）

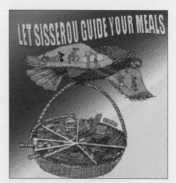
ドミニカ（国鳥と籠）

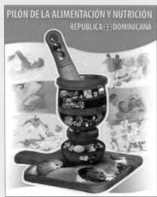
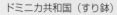
ドミニカ共和国（すり鉢）

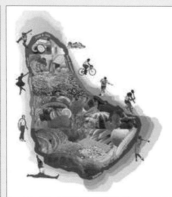
バルバトス（地図）

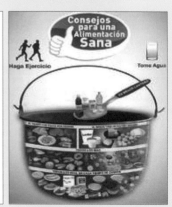
ホンジュラス（鍋）

図 3-16　諸外国のフードガイド

（FAO ホームページより）

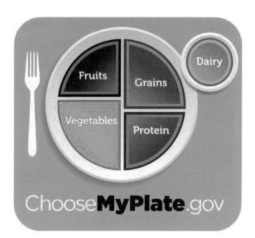

図 3-17　米国のフードガイド

2　米国の食生活指針，フードガイド

　米国の食生活指針は日本と異なり，少なくとも 5 年ごとに保健福祉省と農務省が共同で発表することが法律で義務づけられている．日本の食生活指針が一般向けで定性的な文章のみで示されているのに対し，米国の食生活指針は政策立案者や専門家向けに作られている．政府が栄養教育教材を制作する際の科学的根拠となる最新の知見をまとめた報告書としての役割をもち，食品構成などの量的な情報も含んでいるため，農務省が全国で展開している学校給食プログラムや学校朝食プログラム，低所得の母子を対象とした栄養補給プログラムで提供される食品や栄養教育も食生活指針に沿ったものとなっている．一方で，専門家向けに作られた食生活指針を一般向けにわかりやすく示したものが米国のフードガイドであるマイ・プレートである（図 3-17）．

　2020 年 12 月に発表された米国人の食生活指針 2020-2025 年版は 4 つの指針からなる．

❶ 2020-2025 年版の特徴

・米国の成人の半数以上が何らかの食事に関連した慢性疾患を抱えている現状を踏まえ，健常者やリスク保持者だけでなく，すでに慢性疾患に罹患している者も対象としている．

・個々の栄養素や食品，食品群ではなく，健康的な食べ方に焦点を当てている．

・人生の早い段階から健康的な食生活を推奨することが重要であることから，専門家向けの報告書として作られるようになった 1985 年以降初めて，乳幼児期の子どもも対象に加えた．

❷ 4 つの食生活指針

1）指針 1：すべてのライフステージで健康的な食べ方をする

・生後 6 カ月までは完全母乳栄養とする．少なくとも 1 年間は母乳を与え続け，1 年を過ぎても与えてよい．母乳がない場合は，生後 1 年間は鉄が添加され

た乳児用調整乳を与える．生後すぐにビタミン D のサプリメントを与える．

・約 6 カ月になったら，栄養素密度の高い補完食を与える．他の補完食と一緒に潜在的なアレルギー誘発食品も導入する．すべての食品群から多様な食品を食べるように促す．特に母乳栄養児には鉄や亜鉛の多い食品を食べさせる．

・12 カ月以降は，生涯にわたって，栄養必要量を満たし，健康体重になり，慢性疾患のリスクを減らすような健康的な食生活を送る．

2）指針 2：個人の嗜好，文化的伝統，予算に合った食品選択をカスタマイズし，栄養素密度の高い飲食物の摂取を楽しむ

・食生活指針では個人のニーズに合わせてカスタマイズできる枠組みを示している．

3）指針 3：栄養素密度の高い飲食物を選択することによって，エネルギー摂取量を抑えつつ，各食品群から必要な量を摂れるようにする

健康的な食事パターンを構成するために必要な要素は以下の食品群である．

・あらゆる種類の野菜

・果物

・穀類：少なくとも半分は全粒にする

・乳製品

・たんぱく質食品

・油脂類：植物油のほか魚介類や種実類中の油脂も含む

4）指針 4：添加糖，飽和脂肪酸，ナトリウムを多く含む飲食物やアルコール飲料の摂取を制限する

・添加糖：2 歳以降はエネルギーの 10％未満にする．2 歳までは控える．

・飽和脂肪酸：2 歳以降はエネルギーの 10％未満にする．

・ナトリウム：1 日 2,300 mg 未満にする．14 歳未満はより少なく．

ドリンク
米国では，1 ドリンクは純アルコール 14 g をさす．

・アルコール飲料：飲まなくてもよいが，飲むなら男性は 1 日 2 ドリンク，女性は 1 ドリンクまで．

5 栄養士養成制度

1 諸外国の栄養士養成制度

世界には，特に開発途上国には，栄養士制度がない国もある．食料確保の問題だけでなく，栄養の専門職が養成されていないというマンパワーの不足が栄養改善を困難にしている．一方，日本は人口 10 万対の管理栄養士の人数が 56 人と世界で最も多い国である（米国は 16～20 人）．

わが国の管理栄養士養成課程の修業年数は 4 年であり，2～4.5 年の諸外国と比べて遜色ないが，大学を卒業していなくても（学士号がなくても）免許を取得できる国は，スペイン，スイスなどとともに少数派である．さらに臨

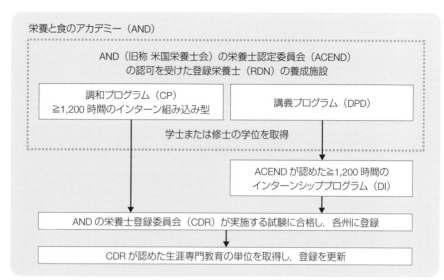

図 3-18　米国の登録栄養士（Registered Dietitian Nutritionist）制度
AND：Academy of Nutrition and Dietetics, ACEND：Accreditation Council for Education in Nutrition and Dietetics, CP：Coordinated Programs in Dietetics, DPD：Didactic Programs in Dietetics, DI：Dietetic Internships, CDR：Commission on Dietetic Registration

国際栄養士連盟（ICDA）
40 カ国以上の栄養士会が加盟する国際組織．栄養士の地位や教育水準の向上を目的に 1952 年に発足．4 年に 1 度，国際会議が開催されている．会員の大半は日米の栄養士が占める．

地実習の時間は最低 180 時間と，諸外国に比べて極めて少なく，国際栄養士連盟が掲げている最低 500 時間という目標にはほど遠い．一方で，日本の学内実習は 810 時間と多く，機械，器具，標本，模型を備えた栄養教育実習室，臨床栄養実習室，給食経営管理実習室を有することが栄養士法施行規則で定められている．

2 米国の栄養士養成制度

　日本の管理栄養士に相当する米国の資格は登録栄養士（Registered Dietitian Nutritionist：RDN）である．RDN になるには，学士号を取得し，6～12 カ月の臨地実習を完了し，栄養士登録委員会が実施する全国試験に合格する必要がある．資格は永年ではなく，生涯学習の単位を取得して，更新していく必要がある（図 3-18）．

　日本の栄養士に相当する資格は登録栄養技師（Nutrition and Dietetic Technician, Registered：NDTR）である．日本では，管理栄養士・栄養士養成施設の許認可や管理栄養士国家試験の実施は厚生労働省が所管しているのに対し，米国では，いずれも「栄養と食のアカデミー」（2012 年に米国栄養士会から改称）の組織が行っている．

Chapter 4
栄 養 疫 学

SUMMARY

➤栄養疫学は人の集団を対象として，健康や疾病と栄養との関係を
明らかにすることを目的としており，その概要を学ぶ．

➤曝露情報としての食事摂取量の把握は，栄養疫学の基本である．この
Chapterでは，食事摂取量を把握する際の留意点，測定方法，そ
して得られた結果の評価方法とその指標等を学ぶ．

4-1. 栄養疫学の概要

1 栄養疫学の役割

　栄養学の基礎研究には動物実験が多く用いられる．特にラットやマウスなどの齧歯類（げっし）が用いられることが多いが，動物実験で得られた結果が人間でも同じように当てはまるわけではない．生理代謝機能やかかる病気も齧歯類と人間では大きく異なる．栄養学が目指す最終的な目標は，栄養を通して人の健康を守ることである．どのような栄養がどのように人の健康に影響を与えるのかを確認し，その結果から，どのように栄養素等を摂取していくことが重要なのかを明らかにして，病気の予防，健康の維持・増進に役立てていく．それが栄養疫学である．

　疫学は，1人の人間ではなく人の集団を対象として，健康や疾病とその規定要因との関連を明らかにすることを目的としている．規定要因を危険因子あるいはリスクファクター，曝露要因という．栄養疫学では曝露要因は食事，栄養であり，その量的な指標となる食事摂取量，栄養摂取量は曝露情報である．

曝露（exposure）
集団に何らかの影響を与えること．曝露要因はその影響を与える要因を示す．

　わが国では，悪性新生物，心疾患，脳血管疾患が死因の上位を占めており，これらは生活習慣が主な要因であるために生活習慣病とよばれる．糖尿病，高血圧症，脂質異常症は動脈硬化を進行させ，脳血管障害，心疾患などの循環器疾患を引き起こす．肥満はこれらの疾病の最大の原因であり，食習慣がその基盤にある．栄養疫学は日本人の健康問題を解決するための最も重要な役割を担っている．

2 公衆栄養活動への応用

　公衆栄養活動では，疫学により明らかにされた栄養と疾病の関係など，科学的根拠に基づいた活動をすることが重要である．また，公衆栄養活動はアセスメント，計画，実施，評価，改善というサイクルで実施されるが，対象地域や集団の実態を把握するために，疫学の手法を応用したアセスメントや評価を行う．

4-2. 曝露情報としての食事摂取量

1 食物と栄養素

すべての生物は生命を維持するために，栄養素などを必要とする．動物では栄養素などは食物として摂取される．人では毎日の食事として栄養素を摂取しているが，食事にはまず生命活動を維持するために必要なエネルギーが含まれる．そして，主要栄養素としてのたんぱく質，脂質，炭水化物，微量栄養素としてのビタミン，ミネラル類などが含まれている．このほかに健康維持や疾病予防には重要ではあるが通常は栄養素には含まれないフラボノイド類などの抗酸化物質やオリゴ糖などの難消化性多糖体なども含まれている．さらに食品添加物や有害物質なども同時に含まれていることも忘れてはならない．

食生活を評価するためには，量的な評価として食事調査による食品別の食物摂取量，栄養素等摂取量などの推定が行われる．また，食生活の質的な評価としては，食品の嗜好や食事の様式などの食習慣調査が行われる．

2 食事摂取量の個人内変動と個人間変動

人は毎日，同じ食事をとっているわけではない．多くの人が毎日の生活や好みに応じてメニューを変え，多彩な食生活を楽しんでいる．休日と平日では食事は異なるし，四季の変化が豊かな日本では，それぞれの季節ごとに旬の食品がある．

こうした同じ個人での食事の変動を個人内変動という．1日ごとの変動は日間変動といい，日本のように多くの食材が容易に入手でき，和食，洋食，中華など料理の種類が豊富な国では，その変動は大きい．また，曜日によっても食事内容は異なり，休日には外食を楽しんだりすることもあるだろう．1日だけの食事調査は，集団全体の食事の評価には役立つかもしれないが，特定の個人の食事摂取を正確に評価することはほぼ不可能である．さらにわが国では季節変動にも注意が必要である．たとえば，果物の摂取には季節差の影響が大きく，果物に多く含まれるビタミンCなどの摂取は季節による大きな変動がある．

食事の個人差も大きい．若者と高齢者，男性と女性では食事は大きく異なっている．性別や年齢だけでなく，同じ性別年齢であっても，嗜好，体格，運動量，教育，収入などが異なれば食事の内容は異なってくる．こうした個人ごとの差を個人間変動という．このように食事調査の結果は個人内変動，個人間変動の影響を大きく受けるため，評価が難しいことがある．調査時期，調査の曜日などにも注意を払って，結果をみていく必要がある．

フラボノイド
天然に存在する化合物で，強い抗酸化作用があり，色素性をもつものが多い．

抗酸化物質
老化や動脈硬化を促進するような，酸素が関与する有害な反応を減弱もしくは除去する物質．

オリゴ糖
ブドウ糖や果糖などの単糖類が2〜10個程度結びついた糖類の総称．腸内のビフィズス菌を増やし，腸内環境を整える働きがある．

個人内変動
同一の個人における特性の変動．1日ごとの変動や年間を通しての変動などを含む．

個人間変動
個人差．個人個人の違いによる特性の変動．年齢や性別，遺伝要因，環境要因などの影響がある．

表 4-1　日本人の成人において，日常的な摂取量の 10% の範囲に入る摂取量を個人レベルで得るために必要な調査日数

		男性	女性			男性	女性
栄養素など	エネルギー	13	12	食品群	穀類	16	15
	たんぱく質	20	21		いも類	417	335
	脂質	52	43		糖類	341	377
	炭水化物	13	13		菓子類	1,138	462
	カルシウム	47	47		油脂類	307	258
	リン	20	20		種実類	3,403	2,533
	鉄	28	27		豆類	141	140
	ナトリウム	32	31		魚介類	136	162
	カリウム	29	21		肉類	579	618
	レチノール	2,620	3,810		卵類	205	222
	カロチン	169	140		乳類	255	147
	ビタミン B$_1$	45	34		野菜類	71	65
	ビタミン B$_2$	28	28		果実類	560	255
	ナイアシン	61	62		きのこ類	874	1,114
	ビタミン C	105	81		海藻類	1,316	932
					嗜好飲料類	106	97

（Ogawa K, et al. Eur J Clin Nutr 52. 781-785, 1999）

3　日常的（平均的）な食事摂取量

　食事には個人内変動があるが，同じ調査を長期間にわたって続ければ，特定の個人の日常的な，平均的な食事摂取量を推定することができる．個人の日常的な食事摂取量を推定するにはどのくらいの日数の調査が必要だろうか．個人内変動は栄養素ごとに異なる．多くの食品に含まれる主要栄養素よりも，特定の食品にしか含まれないような微量栄養素のほうが変動は大きく，調査にはより多くの日数が必要となる．

　表 4-1 に個人の日常的な食事摂取量を 10% 以内の誤差で推定するのに必要な調査日数を示した．エネルギーやたんぱく質などの主要栄養素，ミネラル類では 2 週間から 2 カ月近く，ビタミン類では 2 カ月から 3 カ月以上も必要であると推定されている．食品別の摂取量でも，穀類のようにほとんど毎日決まって食べるものは数日の調査で十分なこともあるが，果物のように季節変動が大きいもの，菓子類のように必ずしも毎日同じように食べるものではない食品では，摂取量の推定には数百日を要すると推定されている．

　このように特定の個人の栄養素等摂取量の日常的・平均的な推定は極めて難しく，食事調査に基づいて栄養指導などを行う場合には，注意が必要である．一方，集団としての平均的な栄養素等摂取量の推定は，調査人数を増やすことで，短い期間での調査が可能となる．3 日間の食事調査で数十人から数百人の対象者があれば，集団全体としての平均的な栄養素等摂取量の推定が可

能である．1日だけの調査でも人数を増やせば十分可能であり，厚生労働省の国民健康・栄養調査は現在では1日の調査となっている．

特定の集団の平均的な食事摂取量の評価には，対象の選定も重要である．全員の調査ができない場合には，集団の一部に対して調査を行うことになるが，協力的な人たちだけに調査を行えば，健康に関心をもつ人たちが多くなってしまい，全体の平均からは離れた調査結果になってしまうことに注意しなければならない．

4-3. 食事摂取量の測定方法

地域住民や特定の集団での栄養問題を発見しようとするときには，その集団に対しての食事摂取量の測定および評価は欠かせない．人数の多い集団を対象とした食事摂取量の測定方法には，被験者の記憶による思い出し法，実際に摂取した食事の内容を記録してもらう記録法などがある．また，食事として実際に摂取した量ではなく，血液検査，尿検査などによる生体指標の評価，体重や体脂肪率などの身体計測値による評価によって，食事摂取量が足らないのか，過剰なのかを判定することもできる（表4-2）．

生体指標
血液や尿，毛髪，皮下脂肪などの生体からの試料の生化学的な分析によって求められた成分量からの指標．

1 24時間食事思い出し法

24時間食事思い出し調査は通常，管理栄養士・栄養士による面談で行われ，被験者に前日の24時間もしくは過去24時間のあいだに摂取した食事の内容をすべて思い出してもらい，栄養素等摂取量を求めるものである．対象者の負担が少なく，協力を得やすい．食事内容は日々の変動が大きく，個人の栄養摂取の判定には適していないが，多数の集団で行えば，集団全体としての栄養素等摂取状態の判断を行うことができる．24時間食事思い出し法による調査を同じ人に何度もくり返すことで精度を上げることも可能である．

調査は対象者の記憶力に左右されることが多いため，高齢者や小児では実際に摂取したものをすべて思い出してもらうことは難しい．フードモデルや実物大写真，食器などを用いて各食品の摂取量を聞き出す．食事中の食品の種類と量をコード化し，食品成分表を用いて栄養素等摂取量を計算するが，コード化に手間がかかり，また食品成分表の記載食品の内容や精度に調査結果が依存する．面接を行う管理栄養士・栄養士の技量による影響も大きい．

フードモデル
実物大で実物そっくりに作られた食品模型．食事調査や栄養指導に使われることが多い．

2 食事記録法

本人または家族の食事の内容を1〜7日間程度にわたってすべて記録してもらい，その結果をもとに栄養素等摂取の解析を行うものである．対象者の記

表4-2 食事摂取状況に関する調査法のまとめ

	概要	長所	短所	習慣的な摂取量を評価できるか	利用に当たって特に留意すべき点
24時間食事思い出し法	・前日の食事，または調査時点からさかのぼって24時間分の食物摂取を，調査員が対象者に問診する．フードモデルや写真を使って，目安量を尋ねる．食品成分表を用いて，栄養素摂取量を計算する．	・対象者の負担は，比較的小さい．・比較的高い参加率を得られる．	・熟練した調査員が必要．・対象者の記憶に依存する．・データ整理に時間がかかり，技術を要する．・食品成分表の精度に依存する．	・多くの栄養素で複数回の調査を行わないと不可能．	・聞き取り者に特別の訓練を要する．・データ整理能力に結果が依存する．・習慣的な摂取量を把握するには適さない．
食事記録法	・摂取した食物を調査対象者が自分で調査票に記入する．重量を測定する場合（秤量法）と，目安量を記入する場合（目安量法），写真で記録する場合（写真記録法）がある．食品成分表を用いて栄養素摂取量を計算する．	・対象者の記憶に依存しない．・ていねいに実施できれば精度が高い．	・対象者の負担が大きい．・対象者のやる気や能力に結果が依存しやすい．・調査期間中の食事が，通常と異なる可能性がある．・データ整理に手間がかかり，技術を要する．・食品成分表の精度に依存する．	・多くの栄養素で長期間の調査を行わないと不可能．	・データ整理能力に結果が依存する．・習慣的な摂取量を把握するには適さない．・対象者の負担が大きい．
食物摂取頻度法	・数十～百数十項目の食品の摂取頻度を，質問票を用いて尋ねる．その回答をもとに，食品成分表を用いて栄養素摂取量を計算する．	・対象者1人当たりのコストが安い．・データ処理に要する時間と労力が少ない．・標準化に長けている．	・対象者の漠然とした記憶に依存する．・得られる結果は質問項目や選択肢に依存する．・食品成分表の精度に依存する．・質問票の精度を評価するための，妥当性研究を行う必要がある．	・可能．	・妥当性を検証した論文が必須．また，その結果に応じた利用に留めるべき．（注）ごく簡易な食物摂取頻度調査票でも妥当性を検証した論文はほぼ必須．
食事歴法	・食物摂取頻度法に加え，食行動，調理や調味などに関する質問も行い，栄養素摂取量を計算に用いる．				
陰膳法	・摂取した食物の実物と同じものを，同量集める．食物試料を化学分析して，栄養素摂取量を計算する．	・対象者の記憶に依存しない．・食品成分表の精度に依存しない．	・対象者の負担が大きい．・調査期間中の食事が通常と異なる可能性がある．・実際に摂取した食品のサンプルを，全部集められない可能性がある．・試料の分析に，手間と費用がかかる．	・多くの栄養素で複数回の調査を行わないと不可能．	・習慣的な摂取量を把握する能力は乏しい．
マーケットバスケット法	・日常摂取される代表的な食品を一般小売店で購入して，それらの食品に含まれる特定の成分を化学的に分析して含有量を求める．	・対象者の負担がない．・集団としての栄養素摂取量の推定はできる	・個人レベルの栄養素摂取量の推定は不可能	・個人レベルの習慣的な摂取量の評価は不可能	・地域の集団としての栄養素摂取量の推定のみが可能．
生体指標	・血液，尿，毛髪，皮下脂肪などの生体試料を採取して，化学分析する．	・対象者の記憶に依存しない．・食品成分表の精度に依存しない．	・試料の分析に，手間と費用がかかる．・試料採取時の条件（空腹か否かなど）の影響をうける場合がある．・摂取量以外の要因（代謝・吸収，喫煙・飲酒など）の影響を受ける場合がある．	・栄養素によって異なる．	・利用可能な栄養素の種類が限られている．

〔厚生労働省：日本人の食事摂取基準（2020年版）をもとに作成〕

憶にたよらない調査であり，他の食事調査法を評価する際の，ゴールデンスタンダードとして使われる．摂取量を秤で計量する秤量法，大きさや形状を記録する目安量法，カメラを使う写真記録法がある．

　実施に際しては，管理栄養士・栄養士による指導や確認が必要である．食事記録法は思い出し法に比べて，記録をするための作業が煩雑であり対象者の負担が大きい．調査期間が長くなるほど精度は増すが，負担はさらに大きくなる．また，調査を意識して料理が日常と異なった内容になることもあることに注意しなければならない．また，多くの栄養素では長期にわたって調査を行わないと，個人の栄養素等摂取量を正確には評価できない．思い出し法と同様に食品成分表を用いて栄養素等摂取量を計算するため，コード化に手間がかかり，また結果が食品成分表に依存する．

❶秤量法

　秤を用いて対象者の食物摂取量を正確に計測する方法である．一つひとつの食品を計量して記録していくことは面倒であり，食器を一緒に計測してしまうなど秤の使い方の間違いもある．レストランなどに秤を持って行くわけにはいかないので，外食がある場合には秤量法は事実上不可能である．調味料など少量しか使用しない食品では秤量が難しい．このように秤量を行うのが難しい場合には目安量が使われる．国民健康・栄養調査では，以前は3日間の秤量法による世帯ごとの食事記録法が採用されてきた．1995年から1日だけの調査に切り替わっている．秤量法による調査を行うには秤が必要であるが，正確な秤が必ずしもすべての家庭にもあるわけではないことにも留意しなければならない．

❷目安量法

　食品の摂取量を計量スプーンでの換算，パンの枚数，果実の個数，びんや缶の本数，個数などを単位とした目安量で記録する方法である．目安量の把握の仕方には個人差が大きい．食品ごとの目安量の決め方，記録の仕方について，実際の調査の前にフードモデルなどを用いての管理栄養士・栄養士による十分な教育，訓練が必要である．

❸写真記録法

　対象者に毎食，食事の前後に食事の内容を撮影してもらう．あらかじめ用意したスケールを一緒に撮影してもらうと食器のサイズがわかり，摂取量の判定精度が上がる．デジタルカメラ，携帯電話やスマートフォンのカメラが使われる．食事の前と後で撮影することで，実際に何をどれだけ食べて，何を残したかを判定できる．写真記録法単独で行われることもあるが，秤量法や目安量法による調査の精度を上げるために写真記録が併用されることもある．高齢者ではカメラの操作に不慣れであったりすることもあり，またカメラを用意する必要があり，費用がかかることが問題である．

Chapter
4

3 食物摂取頻度調査法とその妥当性・再現性

　食物や食品の摂取頻度を調査して，食習慣や栄養素などの摂取の状況を調査する方法を食物摂取頻度調査（food frequency questionnaire）という．略してFFQといわれる．代表的な数十種類から200種類くらいまでの食品について，その摂取頻度を調査し，食品の摂取量を推定しようとする調査法である．対面調査だけではなく郵送での調査も可能で，簡便に行うことができる．対象者1人当たりの調査費用を安く抑えられ，データの処理も比較的容易で，調査を標準化しやすいという利点がある．

　摂取頻度のみの調査を定性的FFQという．頻度に加えて摂取量の調査も行うか，あるいは各食品の日本人における1回の平均的摂取量を用いるかして，日常的な平均的な栄養素等摂取量を推定することもできる．また，各食品の1食当たりの摂取量を3〜5段階ほどに分けて，摂取頻度とともに調査して摂取量を推定する方法を半定量式FFQという．栄養素等摂取量は食品成分表を用いて計算される．さらに食行動や調理法などについても同時に調査を行う食事歴法調査もある．

　調査する食品数は限られており，食品リストになければ反映されない．一般に過去1カ月，あるいは1年間の食物摂取頻度を調査するが，みかんなど特定の季節にしか食べられない食品に関しては，出回る時期での平均的な摂取頻度と量から，1年間の平均値を求める作業も必要である．推定された栄養素等摂取量について個人が集団の中で，どのくらいの順位にいるかを判定することはできるが，対象集団の栄養素等摂取量の推定には用いることは難しい．

　地域の特産品のように，地域によって特徴的に食べられる食品もある．また，同じ"うどん"でも関西と関東では，調味料使用や食品構成の内容が大きく異なる．年齢によっても同じ料理が若者では量が多く油っこい内容であり，高齢者では量が少なめであっさりした内容となっていることが多い．米飯の摂取量に関しては，ごはん茶碗何杯というような形で1食当たりの摂取量が調査されるが，ごはん茶碗は"夫婦茶碗"の例でもわかるように，男性用と女性用ではサイズが異なる．女性では摂取量を過大に評価されてしまう可能性がある．調査をする地域で，対象となる年齢層や性別を考慮してFFQの調査票を作成する必要がある．そのためには地域で食事記録調査を行い，料理や食品の摂取頻度，標準的な1食当たりの摂取量（ポーションサイズ），各料理の食品構成を調査し，それらのデータを元にしてFFQを作成することが望ましい．

　FFQの再現性は，同一の人に同じFFQの調査票を用いて一定の期間をおいて調査を繰り返して行い，食事摂取量の一致度を調べることで検討できる．

定性的FFQ
摂取量の調査を行わず，摂取頻度のみで食習慣を調査する食物摂取頻度調査法．

半定量式FFQ
代表的な食品や料理の摂取頻度と平均的な1回摂取量を質問票にて調査し，食習慣や食品摂取を検討する調査方法．

食事歴法調査
食習慣を含めた食物摂取頻度の質問票による調査で，簡易型食事歴法質問票（BDHQ）などがある．

ポーションサイズ
特定の食品や料理についての1食当たりの平均的な摂取量．地域，性別や年齢などで異なることが多い．

対象者に調査結果を返すことで，特定の栄養素等摂取量や食品の摂取が過剰あるいは不足しているということがわかると，食習慣を変更してしまうことがある．このように対象者が食習慣を変化させている場合には，再現性は悪くなる．また，季節によっても摂取する食品が異なるため，調査結果が変化してしまうことにも注意が必要である．

FFQ の妥当性は，FFQ で推定された栄養素等摂取量がどれだけ真の摂取量に近いかで検討する．実際には真の摂取量を知ることはほぼ不可能であり，一般には 3 日間以上の食事記録法を季節ごとに行い，それらの平均値と FFQ での栄養素等摂取量との推定値との差や相関を計算することで妥当性の検討が行われる．24 時間食事思い出し法が用いられることもある．また，妥当性の検討には血液検査など生化学的生体指標との比較で行われる場合もある．

4　陰膳法とマーケットバスケット法

一般的な食品に含まれる栄養素や成分は日本食品標準成分表に掲載されており，これを用いて食事記録と照合し，個々の栄養素や成分の摂取量を求めることができる．しかし，食品成分表にない栄養成分や化学物質の摂取量を推定する場合には，食品の化学的分析を行い，摂取量を推定しなければならない．こうした解析のために陰膳法やマーケットバスケット法が用いられることが多い．化学的分析を行うために分析法ともいわれる．

❶陰膳法

実際に対象者が摂取した食事と同じものを，たとえば各家族でもう 1 人前多く食事をつくってもらうなどして収集する．集めた食事内容を化学的に分析し，食事中に含まれる栄養成分や化学物質の量を推定する．このような調査に協力してもらう場合，食事の内容が普段とは異なるものに変更されやすいことに気をつける必要がある．また，化学的分析には多くの手間と費用がかかるため，少数を対象とした短期間の調査に限られることが多い．

❷マーケットバスケット法

マーケットバスケットは買物かごのことであるが，マーケットバスケット法は，日常摂取される代表的な食品を一般小売店で購入して，それらの食品に含まれる特定の成分を化学的に分析して含有量を求める方法である．それぞれの食品の平均的な摂取頻度や摂取量を対象集団で求めて，これを用いて食品ごとの成分の摂取量を推定し，全食品についての合計の摂取量を求める．集団としての栄養素等摂取量の推定はできるが，個人レベルの栄養素等摂取量の推定は不可能である．

5　食生活状況調査

食習慣を含めた食生活状況調査は，食事の摂取状況と密接な関連をもち，

表4-3　食生活状況調査

●外食，欠食，間食，夜食の状況	●料理伝承
●共食者（食事をともにする者）	●食事儀礼（行事食，食卓作法，食物禁忌）
●食事時間	●食事歴（過去の食生活）
●食事所要時間	●食具調査
●食事場所	所有する調理道具の種類，数，使用状況
●調理担当者	食器の種類，数および使用状況
	台所・食事室の設備

重要である．食事の時間や摂取状況，地域の特性，食器など食生活に関連する道具（食具），過去の食生活について調査する食事歴調査などもこれに含まれる．食生活状況調査の主な項目を**表4-3**に示す．

食事調査や食生活状況調査では，質問票による調査が行われることが多い．質問票による調査については，「Chapter 5 公衆栄養マネジメント」を参照されたい．

6　食事摂取量を反映する身体測定値・生化学的指標

1　体格・身体組成

❶体重，体格指数

一般に肥満は栄養過多の指標であり，やせ（るいそう）は栄養不良の指標である．ただし，体格には遺伝的要因も大きく影響し，一概に肥満者は栄養摂取過剰，やせた人は栄養不足であるわけではないことに留意せねばならない．体重の減少は，栄養不良の重要な指標である．1年で10％以上あるいは半年間で5％以上の体重減少がみられた場合には，病的原因による栄養不良である可能性がある．しかし，やせていても体重減少が6カ月以内にみられなかった場合は，必ずしも病的というわけではない．

肥満とやせの判定には体格指数（BMI）が用いられることが多い．世界基準であるWHOの判定基準ではBMI 30以上を肥満としているが，日本肥満学会では肥満とする基準をBMI 25以上としている．日本人ではBMIが30未満であっても，25を超えていれば，25以下の人に比べて糖尿病や高血圧症，脂質異常症の発症リスクが2倍以上に高くなることが知られている．一方，BMIによるやせの基準は，BMIが18.5未満である場合とされている．

生後3カ月を過ぎた乳幼児に適用されるカウプ指数は体重(g)/[身長(cm)]^2×10で計算され，BMIと同じ値になる．乳児16〜18，幼児満1歳で15.5〜17.5，満4，5歳で14.5〜16.5程度が標準である．学童期は主にローレル指数＝体重(kg)/[身長(m)]^3×10が用いられている．120〜130が標準であり，160以上で肥満と判断される．

ブローカ指数は成人の標準体重を表す指数で，身長(cm)−100で求める．日本では身長が高い人で標準体重としては大き過ぎる値をとるため，（身長

（cm）−100）×0.9 で求めるブローカ式桂変法が用いられる.

❷ウエスト周囲径

メタボリックシンドロームの診断で用いられるウエスト周囲径は，立位，軽呼気時，臍レベルで測定をする. 脂肪蓄積が著しい場合には，腹部の皮下脂肪が垂れ下がってしまい，臍の位置が下がっている場合がある. この場合には肋骨下縁と上前腸骨棘（腰骨の一番上の部分）の中点の高さで測定する. 男性で 85 cm 以上，女性で 90 cm 以上あれば内臓脂肪蓄積と診断される. 内臓脂肪量の判定のためには，腹部 CT スキャンや MRI による内臓脂肪面積の計測がより正確である.

❸体脂肪率・体脂肪量

最近では体脂肪計が安価に売り出されており，体脂肪率を容易に測ることができるようになった. 現在使われている体脂肪率計はインピーダンス法を用いるものがほとんどである. 脂肪組織が筋肉組織に比べて電気を通しにくい性質を利用し，身体に微量の電流を流して，身体の電気抵抗から体脂肪量を推定する. 測定は簡便だが，体内の水分量に影響を受けやすい. 特に飲食や運動，排尿などの影響が強く，測定時の状況により得られる値が大きく異なることがある. さらに電気抵抗から体脂肪率を導く推定式がメーカーによって異なり，測定値が違ってしまうことがある. 推定式は一般成人を対象にしているため，幼児や高齢者，妊婦，筋肉量の多い人などでは正確な結果が得られないなどの問題点がある. 適正とされる体脂肪率は成人男性で 25％未満，成人女性で 35％未満であり，これを超えれば肥満と判定される.

皮下脂肪の評価には皮脂厚計が用いられてきた. 皮脂厚計で皮膚をつまみ，皮下脂肪厚の測定を行う. 上腕背面中央部（上腕三頭筋部），肩甲骨下端で測定が行われることが多い. 簡便に測定できるが，測定の再現性に乏しい. 超音波断層を用いての皮下脂肪厚の測定は，手技の差による影響が少なく，皮脂厚計よりも正確に実施できるが，機械が高価で疫学調査などでは使用しにくい. また，放射線を用いた二重エネルギーX 線吸収法（DXA 法）では，正確な体脂肪量，体脂肪率を求めることができるが，装置が大規模で，高額であり，また放射線被曝もあることから，一般の疫学調査では使用されない.

❹筋肉量・除脂肪体重

加齢に伴う筋肉量の減少をサルコペニアという. 高齢者の低栄養は筋肉量の低下をきたし，転倒や歩行困難など日常生活を送るうえでの支障となる. 筋肉量の評価は難しい. 放射線を用いて全身のスキャンを行う DXA 法では，体脂肪量だけでなく，骨量，骨密度も頭部，体幹，上肢，下肢などの部位別に測定することができる. DXA 法では筋肉量を直接測定することはできないが，体重から体脂肪重量を引いて求めた除脂肪体重（LBM）や，さらに骨量を引いて求めた除脂肪除骨体重が筋肉量の指標として用いられる. 筋肉量の

Chapter 4

内臓脂肪面積
腹部 CT スキャンなどで臍部を通る腹部断面を撮影し，腹腔内の脂肪の面積を測定する. 100 cm² 以上で内臓肥満(内臓脂肪型肥満)と診断される.

体脂肪率
体重に占める体脂肪の割合. BMI が正常でも体脂肪率が高い場合には，筋量の低下が疑われる.

インピーダンス法
体内に軽い電流を流して，体内水分量を測定して，体脂肪率を計算する測定方法. 体重と組み合わせて乗るタイプ，手で握るタイプなどがある.

二重エネルギーX 線吸収法
低レベルの放射線を用いた装置で，全身や特定の部位をスキャンして，骨密度，体脂肪量などを測定する方法.

サルコペニア
高齢者にみられる筋肉量の減少をいう. 筋量の減少に伴い筋力が低下し，日常生活に支障をきたすようになる.

除脂肪体重
脂肪重量を除いた体重. 骨や内臓，体内の水分などが含まれるが，一般的には筋量の指標として使われる.

表4-4　栄養評価指標としての血清たんぱく質

	栄養指標	半減期	特　徴
静的指標	アルブミン	21日	測定時付近の平均的栄養状態を反映する指標
	コリンエステラーゼ	11日	
動的指標	トランスフェリン	7日	短期間の栄養状態の変化を評価する指標
	プレアルブミン	1.9日	
	レチノール結合たんぱく	0.5日	

評価やサルコペニアの診断には DXA 法が最も正確であるが，原則として医療機関でしか実施することができない．このため簡便に測定できる上腕周囲長，大腿周囲長，下腿周囲長などが筋肉量の指標として用いられることがある．上腕周囲長から上腕筋囲（AMC）を推定して指標とすることもある．最近ではインピーダンス法でも筋肉量の推定が可能な装置が開発されている．

2　生体指標

❶血液検査

　栄養状態を評価する血液検査としては，血清コレステロールやトリグリセライド（中性脂肪）などの血清脂質，血清たんぱく質，特にアルブミンなどが用いられる．

　血清脂質は一般に高栄養では高値になり，低栄養では低くなるが，体質や遺伝による影響も強い．HDL コレステロールは善玉コレステロールともよばれ，その値が高いと動脈硬化の進行を予防し，長寿につながるといわれるが，肥満や糖尿病，喫煙で低下する．反対に運動や適度な飲酒は HDL コレステロールを上昇させる．

　血清中には多くのたんぱく質成分が含まれ，栄養評価に用いられるが，半減期の長さで，測定時付近の平均的栄養状態を反映する静的指標，短期間の栄養状態の変化を評価する動的指標に分類される（**表4-4**）．血清たんぱく質の約 60％を占めるアルブミンは低栄養の指標となるが，半減期が長いため低栄養状態がかなり進まないと低値とならない．また，重症の肝障害やネフローゼ症候群のような疾患では大きく低下するので，判定には注意が必要である．コリンエステラーゼは肝細胞で産生されるたんぱく質であるが，高栄養で高値となり，低栄養で低値となる特徴をもつ．ただし，アルブミン同様，肝疾患や肝機能障害の影響を受けるので，判定に用いる際には注意が必要である．プレアルブミン（トランスサイレチン）も肝細胞で産生されるたんぱく質で，血中半減期がアルブミンの約 21 日と比べて，約 2 日と短い．このためプレアルブミンの測定で低栄養の進行を早期に判定することができる．トランスフェリンは血中で鉄と結合する糖たんぱく質であるが，半減期は約 7 日であり同様に早期の低栄養の判定に役立つ．

　ヘモグロビンは赤血球中に含まれている鉄と結合したたんぱく質であり，

酸素を運ぶ重要な働きを担っている．鉄分の摂取が少なくなると，血中ヘモグロビン濃度が減り，栄養素摂取の指標となる．血中尿素窒素（BUN）は腎不全など腎機能が低下したときに上昇する．たんぱく質の分解により生じたアミノ酸からアンモニアが生成され，肝臓で代謝されて尿素となる．血中に放出された尿素は，腎臓の尿細管で再吸収され残りが尿中に排出される．腎機能が低下したり，脱水で尿量が低下したりすると再吸収量が増加し，BUNは増加することになる．血清クレアチニン（Cr）も腎機能の指標であり，腎不全などでは BUN と Cr が同時に高値となるが，脱水では BUN のみが高くなり BUN/Cr 比が高くなる．BUN/Cr 比は脱水の有用な診断であり，比率が 10 以上で脱水が疑われる．高齢者では脱水となっても口渇感が生じにくく，対応が遅れてしまうことも多いので，こうした指標も参考にすべきであろう．

過度のアルコール摂取や肥満は肝細胞に脂肪を蓄積させ，肝機能を障害する．特に肝機能検査の 1 つである γ-GTP はアルコール摂取量をよく反映し，習慣性のアルコール摂取の客観的判断にも用いられる．またアルコール摂取が多いとトリグリセライドや血清尿酸も高くなる．

血糖値は糖尿病などがなければ栄養状態に大きくは影響を受けない．糖尿病には自己免疫による膵障害でインスリンが量的不足となり発症する 1 型糖尿病と，高栄養や肥満が要因となる 2 型糖尿病がある．糖尿病の指標としては早朝空腹時血糖値，随時血糖値，75 g 経口ブドウ糖負荷の 2 時間血糖値，ヘモグロビン A1c（HbA1c）が用いられる．

❷尿検査

ナトリウムは一部が汗などとして排出されるが，ほとんどは尿中に排泄されるため，尿検査で食塩の摂取量を推定することができる．しかし，尿中のナトリウム濃度は 1 日を通して一定ではないため，1 日の食塩摂取量をみるためには，1 回の尿だけでは判定できず，24 時間蓄尿する必要がある．一方，カリウムは糞便中へ約 10％排泄され，尿中に 90％が排泄される．カリウム摂取量の評価方法として，尿検査によるカリウムの測定が行われることもある．

栄養素摂取の不足が続くと脂肪が分解されて，代謝産物としてのケトン体が尿中に出るようになる．尿中クレアチニン，尿中 3-メチルヒスチジンは全身の筋量の指標としても使われることがある．また，尿中窒素排泄量は体内でのたんぱく質燃焼量を反映し，たんぱく質摂取量を推定する指標として用いられる．

3 身体所見

医師の診察により，栄養に関連する身体所見が見いだされることがある．栄養不良時にみられる身体所見としては，貧血によって眼瞼結膜が赤味を失い，毛髪の色素が薄くなり，黒髪が茶色くなる．また毛髪が抜け落ちることもある．爪は薄くなり，スプーンのように反り返ってしまう．これをスプーンネイル

γ-GTP
肝機能検査の項目の 1 つ．アルコール摂取にて高値となるが，肝炎などでも高値になることがある．

ヘモグロビン A1c
血中でブドウ糖がヘモグロビンに結合してグリコヘモグロビンを形成された指標．過去 1, 2 カ月の血糖値の状態がわかる値となる．

ケトン体
脂肪酸ならびにアミノ酸の不完全代謝産物．飢餓などで糖がエネルギー源として利用できない場合，脂肪およびたんぱく質が分解され，尿中に検出される．

クレアチニン
筋肉の中に含まれるクレアチンが分解されてできた老廃物．直接尿に排泄されるので筋肉量や運動量に相関する．

3-メチルヒスチジン
骨格筋を構成するアミノ酸．分解後再利用されずに 95％以上が尿中に排泄されるので筋肉量の指標となる．

Chapter 4

（spoon nail）という．鉄欠乏性貧血では氷を食べたくなる氷食症状がみられることもある．

また，栄養不良で血清たんぱく質，特にアルブミンの量が減少すれば血清浸透圧が維持できず，浮腫が生じる．血清たんぱく質の低下が甚だしい場合には，腹水や胸水が生じる場合もある．ビタミン B_1 が欠乏するとやはり浮腫が生じ，腱反射が失われる．ビタミン B_1 の欠乏症の診断には膝蓋腱反射の消失が診断に役立つ．栄養不良時には，下痢，低血圧，徐脈，疲労感，倦怠感，体温低下などの身体症状があらわれることもある．

膝蓋腱反射
膝蓋骨の下の膝蓋靭帯を軽く叩くと，大腿四頭筋が収縮して膝関節が伸展する反射．ビタミン B_1 欠乏による脚気などでは反射が消失するのが特徴とされる．

一方，栄養過多の身体所見としては高コレステロール血症による黄色腫がある．アキレス腱などにコレステロールが付着し肥厚する腱黄色腫，肘や膝などの皮下にできる結節性黄色腫，上眼瞼などにできる扁平黄色腫などがある．また高コレステロール血症では眼球結膜周辺に角膜環がみられることがある．習慣性飲酒者では鼻の毛細血管が拡張し，赤鼻となる．アルコールを多量に摂取していると肝臓機能に障害を与えることがある．肝機能障害が進み肝硬変になると手掌の母指側が赤くなる手掌紅斑や，皮下の末梢動静脈が短絡して，クモ状血管腫とよばれる小さな赤いクモの巣のような模様が手背，腕，前胸部，顔面などに現れることもある．

4-4. 食事摂取量の評価方法

1 食事調査と食事摂取基準

食事調査では，その結果から栄養素等摂取量を計算し，食事摂取基準を用いて摂取量の評価を行う．個人を対象とした評価を行う場合には，食事調査の結果から計算された栄養素等摂取量を，また，集団を対象とした評価を行う場合には，食事調査からの摂取量の分布を用いて判定を行う．この際，食事調査への過小申告・過大申告に注意する．一般にやせた人は摂取量を多めに，肥満者では摂取量を少なめに申告する傾向がある．若年成人男女，中年女性でも摂取量を少なめに申告する傾向が認められる．個人を対象とした評価を行う場合には平日と休日など，摂取量の日間変動などの影響についても十分な検討を行うことが必要である．

国民の健康増進・疾病予防のため，エネルギーおよび栄養素の標準となる摂取量が「日本人の栄養所要量」として 5 年ごとに改定されてきたが，七次改定は過剰の栄養問題や生活習慣病の一次予防に対処するため，「日本人の食事摂取基準（2005 年版）」として発表された．その後，「日本人の食事摂取基準（2010 年版）」，「日本人の食事摂取基準（2015 年版）」と改訂され，2020

表 4-5　食事摂取基準に用いられる栄養素摂取の指標の概念と特徴

指標	推定平均必要量（EAR） 推奨量（RDA） 〔目安量（AI）〕	耐容上限量（UL）	目標量（DG）
指標の使用目的	摂取不足の回避	過剰摂取による健康障害の回避	生活習慣病の発症予防
値の算定根拠となる研究の特徴			
値の算定根拠となる主な研究方法	実験研究，疫学研究（介入研究を含む）	症例報告	疫学研究（介入研究を含む）
対象とする健康障害に関する今までの報告数	極めて少ない〜多い	極めて少ない〜少ない	多い
値を考慮するポイント			
算定された値を考慮する必要性	可能な限り考慮する（回避したい程度によって異なる）	必ず考慮する	関連するさまざまな要因を検討して考慮する
対象とする健康障害における特定の栄養素の重要度	重要	重要	他に関連する環境要因が多数あるため一定ではない
健康障害が生じるまでの典型的な摂取期間	数カ月間	数カ月間	数年〜数十年間
算定された値を考慮した場合に対象とする健康障害が生じる可能性	推奨量付近，目安量付近であれば，可能性は低い	耐容上限量未満であれば，可能性はほとんどないが，完全には否定できない	ある（他の関連要因によっても生じるため）

〔厚生労働省：日本人の食事摂取基準（2020 年版）をもとに作成〕

Chapter 4

年度から 2024 年度までは「日本人の食事摂取基準（2020 年版）」が使用される．

2002 年に制定された健康増進法に基づいて，健康の保持・増進を図るうえで摂取が望ましいエネルギー，また，欠乏が健康の保持・増進に影響を与える栄養素として，たんぱく質，n-6 系脂肪酸，n-3 系脂肪酸，炭水化物，食物繊維，ビタミン A，ビタミン D，ビタミン E，ビタミン K，ビタミン B_1，ビタミン B_2，ナイアシン，ビタミン B_6，ビタミン B_{12}，葉酸，パントテン酸，ビオチン，ビタミン C，カリウム，カルシウム，マグネシウム，リン，鉄，亜鉛，銅，マンガン，ヨウ素，セレン，クロム，モリブデン，さらに過剰摂取が健康の保持・増進に影響を与える栄養素として，脂質，飽和脂肪酸，コレステロール，糖類（単糖類または二糖類であって，糖アルコールでないものに限る），ナトリウム，について食事摂取基準を定めるべきとしている．

食事摂取基準の指標の概念と特徴，および栄養素別の指標を**表 4-5**，**表 4-6** に示す．また，食事摂取基準の対象者の区分を**表 4-7** に，目標とする BMI の範囲を**表 4-8** に示す．成人は 18 歳以上とし，高齢者は 65〜74 歳と 75 歳以上の 2 区分とされている．食事摂取基準では，参照する体位（身長・体重）は，性および年齢に応じ，日本人として平均的な体位をもった人を想定し，健全な発育ならびに健康の保持・増進，生活習慣病の予防を考えるうえでの参照値として提示し，これを参照体位（参照身長・参照体重）と呼んでいる．

表 4-6　食事摂取基準で策定した栄養素と設定した指標[1]（1歳以上）

栄養素			推定平均必要量（EAR）	推奨量（RDA）	目安量（AI）	耐容上限量（UL）	目標量（DG）
たんぱく質[2]			○b	○b	－	－	○[3]
脂質		脂質	－	－	－	－	○[3]
		飽和脂肪酸[4]	－	－	－	－	○[3]
		n-6 系脂肪酸	－	－	○	－	－
		n-3 系脂肪酸	－	－	○	－	－
		コレステロール[4]	－	－	－	－	－
炭水化物		炭水化物	－	－	－	－	○[3]
		食物繊維	－	－	－	－	○
		糖類	－	－	－	－	－
主要栄養素バランス[2,3]			－	－	－	－	○[3]
ビタミン	脂溶性	ビタミン A	○a	○a	－	○	－
		ビタミン D[2]	－	－	○	○	－
		ビタミン E	－	－	○	○	－
		ビタミン K	－	－	○	－	－
	水溶性	ビタミン B1	○c	○c	－	－	－
		ビタミン B2	○c	○c	－	－	－
		ナイアシン	○a	○a	－	○	－
		ビタミン B6	○b	○b	－	○	－
		ビタミン B12	○a	○a	－	－	－
		葉酸	○a	○a	－	○[7]	－
		パントテン酸	－	－	○	－	－
		ビオチン	－	－	○	－	－
		ビタミン C	○x	○x	－	－	－
ミネラル	多量	ナトリウム[6]	○a	－	－	－	○
		カリウム	－	－	○	－	○
		カルシウム	○b	○b	－	○	－
		マグネシウム	○b	○b	－	○[7]	－
		リン	－	－	○	○	－
	微量	鉄	○x	○x	－	○	－
		亜鉛	○b	○b	－	○	－
		銅	○b	○b	－	○	－
		マンガン	－	－	○	○	－
		ヨウ素	○a	○a	－	○	－
		セレン	○a	○a	－	○	－
		クロム	－	－	○	○	－
		モリブデン	○b	○b	－	○	－

[1]：一部の年齢区分についてだけ設定した場合も含む.
[2]：フレイル予防を図る上での留意事項を表の脚注として記載.
[3]：総エネルギー摂取量に占めるべき割合（％エネルギー）.
[4]：脂質異常症の重症化予防を目的としたコレステロールの量と，トランス脂肪酸の摂取に関する参考情報を表の脚注として記載.
[5]：脂質異常症の重症化予防を目的とした量を表の脚注に記載.
[6]：高血圧及び慢性腎臓病（CKD）の重症化予防を目的とした量を表の脚注として記載.
[7]：通常の食品以外の食品からの摂取について定めた.
[a]：集団内の半数の者に不足又は欠乏の症状が現れ得る摂取量をもって推定平均必要量とした栄養素.
[b]：集団内の半数の者で体内量が維持される摂取量をもって推定平均必要量とした栄養素.
[c]：集団内の半数の者で体内量が飽和している摂取量をもって推定平均必要量とした栄養素.
[x]：上記以外の方法で推定平均必要量が定められた栄養素.

〔厚生労働省：日本人の食事摂取基準（2020年版）〕

表 4-7　食事摂取基準の対象者の区分

	年齢区分			年齢区分
乳　児	0〜5（月）		成　人	18〜29（歳）
	6〜11（月）*			30〜49（歳）
小　児	1〜2（歳）*			50〜64（歳）
	3〜5（歳）		高齢者	65〜74（歳）
	6〜7（歳）			75 以上（歳）
	8〜9（歳）		妊　婦	─
	10〜11（歳）		授乳婦	─
	15〜17（歳）			

*：エネルギーおよびたんぱく質については，「0〜5 カ月」，「6〜8 カ月」，「9〜11 カ月」の 3 つの区分で表した．

〔厚生労働省：日本人の食事摂取基準（2020 年版）より作成〕

表 4-8　目標とする BMI の範囲（18 歳以上）[1,2]

年齢（歳）	目標とする BMI（kg/m²）
18〜49	18.5〜24.9
50〜64	20.0〜24.9
65〜74[3]	21.5〜24.9
75 以上[3]	21.5〜24.9

[1]：男女共通．あくまでも参考として使用すべきである．

[2]：観察疫学研究において報告された総死亡率が最も低かった BMI を基に，疾患別の発症率と BMI の関連，死因と BMI との関連，喫煙や疾患の合併による BMI や死亡リスクへの影響，日本人の BMI の実態に配慮し，総合的に判断し目標とする範囲を設定．

[3]：高齢者では，フレイルの予防および生活習慣病の発症予防の両者に配慮する必要があることも踏まえ，当面目標とする BMI の範囲を 21.5〜24.9 kg/m² とした．

〔厚生労働省：日本人の食事摂取基準（2020 年版）〕

Chapter 4

1　エネルギー摂取量

基礎代謝量
生命活動を維持するために最低限必要なエネルギー量．ハリス・ベネディクトの式などで推定できる．

身体活動レベル
日常生活において安静にしている状態よりも多くのエネルギーを消費する活動のレベルを示す指標であり，エネルギー消費量÷基礎代謝量で求められる．

成人では推定エネルギー必要量（kcal/日）＝基礎代謝量（kcal/日）×身体活動レベルで求められる．成人での身体活動レベルは，Ⅰ（低い）：生活の大部分が座位で，静的な活動が中心の場合で 1.5，Ⅱ（ふつう）：座位中心の仕事だが，職場内での移動や立位での作業・接客等，あるいは通勤・買い物・家事，軽いスポーツ等のいずれかを含む場合で 1.75，Ⅲ（高い）：移動や立位の多い仕事への従事者あるいはスポーツ等余暇における活発な運動習慣をもっている場合で 2.0，としている．成長期である乳児期，小児期では身体活動に必要なエネルギーに加えて，組織合成に要するエネルギーと組織増加分のエネルギー（エネルギー蓄積量）を余分に摂取する必要がある．また，妊婦，授乳婦ではそれぞれ妊娠，授乳に伴うエネルギー付加量が必要となる．健康の保持・増進，生活習慣病予防を目指す場合，単にエネルギー必要量とエネルギー消費量を等しくするだけでは十分でない．肥満や低栄養では望ましい BMI（**表4-8**）となることを目標とする必要がある．

2　栄養素摂取不足の評価

各栄養素については健康の保持・増進と欠乏症予防のために，「推定平均必要量」と「推奨量」の 2 つの値が食事摂取基準として設定されている．

「推定平均必要量」は 50%の人が必要を満たす摂取量であり，「推奨量」はほとんどの人（97〜98%）が充足している摂取量である（**図4-1**）．個人を対象とした評価では，食事調査による栄養素摂取量と「推定平均必要量」ならびに「推奨量」から不足の確率を推定する（**図4-2A**）．「推奨量」付近か「推奨量」以上であれば不足のリスクはほとんどない．「推定平均必要量」以上であるが「推奨量」に満たない場合は，「推奨量」を目指すことが勧められる．「推定平均必要量」未満の場合は不足の確率が 50%以上あるため，摂取量を増や

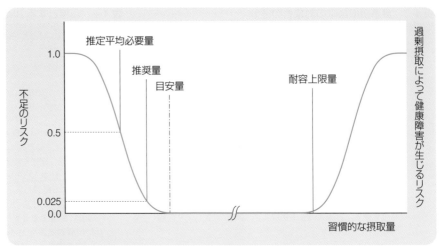

図 4-1　食事摂取基準の各指標（推定平均必要量，推奨量，目安量，耐容上限量）を理解するための概念図

縦軸は，個人の場合は不足または過剰によって健康障害が生じる確率を，集団の場合は不足状態にある人または過剰摂取によって健康障害を生じる人の割合を示す．

不足の確率が推定平均必要量では 0.5（50％）あり，推奨量では 0.02〜0.03（中間値として 0.025）（2〜3％または 2.5％）あることを示す．耐容上限量以上の量を摂取した場合には過剰摂取による健康障害が生じる潜在的なリスクが存在することを示す．そして，推奨量と耐容上限量との間の摂取量では，不足のリスク，過剰摂取による健康障害が生じるリスクともに 0（ゼロ）に近いことを示す．

目安量については，推定平均必要量および推奨量と一定の関係をもたない．しかし，推奨量と目安量を同時に算定することが可能であれば，目安量は推奨量よりも大きい（図では右方）と考えられるため，参考として付記した．

目標量は，他の概念と方法によって決められるため，ここには図示できない．

〔厚生労働省：日本人の食事摂取基準（2020 年版）〕

すための対応が必要となる．「推定平均必要量」が算定されていない場合は，不足状態を示す人がほとんど観察されない量である「目安量」を用いて判定する（**図 4-2B**）．「目安量」以上を摂取していれば不足のリスクは低いといえる．一方，摂取された摂取量が「目安量」未満であっても，不足のリスクを数量的に推定することはできない．「目安量」未満であっても不足していない場合もあるが，何らかの不足がある可能性を否定できないため，「目安量」付近を摂取することが勧められる．

　集団を対象とした場合，測定された摂取量の分布から「推定平均必要量」を下回る者の割合を求め，その割合をできるかぎり少なくするようにする．「目安量」を用いる場合は，摂取量の中央値と「目安量」を比較し，摂取量の中央値が「目安量」付近かそれ以上であれば，その量を維持するための計画を立案する．

3　栄養素摂取過剰の評価

　過剰の評価には健康障害をきたさない上限の値である「耐容上限量」を用いる．個人を対象とした場合には，摂取量が「耐容上限量」を超えていれば過剰摂取と判断し，摂取量が「耐容上限量」未満になることを目指す．集団

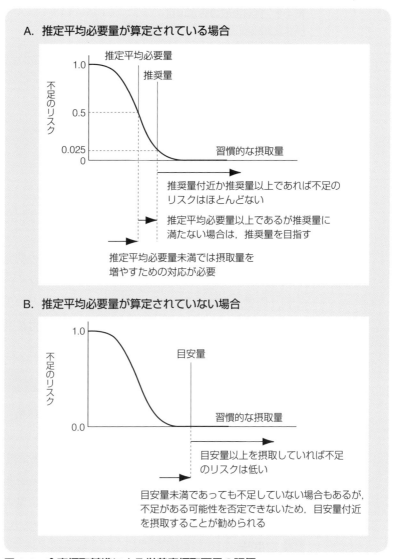

図 4-2　**食事摂取基準による栄養素摂取不足の評価**

を対象にした場合も，同様に全員の摂取量が「耐容上限量」未満になること
を目指す．なお，耐容上限量は，過剰摂取による健康障害に対する指標であり，
健康の保持・増進，生活習慣病の発症予防を目的として設けられたものでは
ないことに注意をする必要がある．

4　「目標量」による評価

　糖尿病や脂質異常症，高血圧症などの生活習慣病の一次予防を目的とした
評価を行う場合には，「目標量」を用いる．「目標量」が範囲で示されている
場合があるため，「目標量」の特徴を考慮して，摂取量との比較を行う．個人
を対象とした場合には，摂取量が「目標量」の範囲内になることを目指し，
集団を対象にした場合には，摂取量が「目標量」の範囲内にある者の割合，

表4-9 食事摂取の評価項目

- 栄養素別摂取量
- 食品別摂取量
- 栄養比率（PFC比，動物性たんぱく質比率，穀類エネルギー比など）
- 食事比率（三食，間食，夜食への比率，欠食の有無）
- 栄養摂取のパターン（高エネルギー型，低たんぱく型など）
- 1日あるいは1食当たりの食品数・料理数
- 料理形態・料理の組み合わせ
- 加工食品（半・完全調理済み食品，冷凍食品など）の利用状況
- 自然食品・健康食品の利用状況
- 嗜好傾向

あるいは「目標量」に近づく者の割合を多くすることを目指す．

5 その他の評価指標

このほか，さまざまな指標を用いて食事摂取の判定が行われる．評価項目を表4-9に示した．栄養素摂取量の評価だけでなく，食品別摂取量，たんぱく質，脂質，炭水化物からのエネルギー比率などの栄養比率や，食品数・料理数，食事のパターン，料理形態，加工食品や自然食品などの利用状況などについての評価が行われる．

2 総エネルギー調整栄養素摂取量

毎日の生活のために必要なエネルギー量は，体格，性別，運動量，年齢などによる個人差がある．エネルギー摂取量が多い人では，食物の摂取量が多くなり，栄養素摂取量も多くなる．このため各栄養素摂取量の絶対量ではなく，エネルギー摂取量と無関係なエネルギーで調整した指標を使うことも有用である．また，このような指標を使うことで，摂取量の過少申告，過大申告の影響を除いて，栄養素摂取量の評価をすることができる．

1 密度法

総エネルギー摂取量に対する各栄養素摂取量の相対量を栄養密度として求めて使用する．体内でエネルギーとなる栄養素であるたんぱく質，脂質，炭水化物，アルコールについては総エネルギー摂取量に対する各栄養素によるエネルギー摂取量の割合をパーセント（％エネルギー）で求めて示すことが行われる．特にたんぱく質，脂質，炭水化物からのエネルギーの比率をエネルギー産生栄養素バランスという．エネルギーを産生しない栄養素では，たとえばエネルギー摂取量1,000 kcal当たりの各栄養素摂取量を計算することで，エネルギー摂取量に依存しない相対的な摂取量を求められる．食事調査によるエネルギー摂取量と推定エネルギー必要量の比を用いて，栄養素摂取量を調整する方法もある．

2 残差法

集団を対象とした栄養素等摂取量の調査を行って，特定の個人がその集団

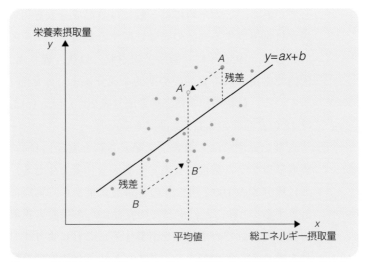

図4-3　残差法による総エネルギーで調整した栄養素摂取量の求め方
総エネルギー摂取量（x）と栄養素摂取量（y）との間に回帰直線（y＝ax＋b）を求める．この回帰直線を用いて，各個人についての実際の値（A, B）の回帰直線からの残差を求め，集団全体の総エネルギー摂取量の平均値における栄養素摂取量にその残差を加えることで，総エネルギー摂取量を調整した栄養素摂取量，すなわち平均的な総エネルギー摂取であると仮定した場合の栄養素摂取量推定値（A′, B′）を求めることができる．

における平均的な総エネルギー摂取量であった場合に，各栄養素の摂取量はどのくらいであるかを推定する方法である．

　実際には**図4-3**に示すように，調査を行った集団について，横軸に総エネルギー摂取量，縦軸に目的とする栄養素摂取量として回帰直線を求める．この回帰直線を用いて，各個人について回帰直線からの残差を求め，集団全体の総エネルギー摂取量の平均値における栄養素摂取量にその残差を加えることで，総エネルギー摂取量を調整した栄養素摂取量の推定値を求めることができる．栄養素摂取量の評価を行う場合に，総エネルギー摂取量の影響を除くためには有用な方法であり，また，得られる数値のもつ意味がはっきりしない密度法と異なり，測定値としてわかりやすい値が得られやすい．しかし，場合によっては摂取量がマイナスに出てしまうこともある．また，集団が異なれば回帰直線は異なったものになり，同じ栄養素摂取量でも集団が異なれば値は大きく変わってしまう．このため個人への栄養指導などに用いることには不向きであろう．

残差
観察値から予想値を引いた残りの量．予想値は回帰分析などで求められることが多い．

3　データの処理と解析

1　栄養素等摂取量の計算

　食事摂取量の評価のためには，記録法などの食事調査で得られた食事摂取データから食品別の摂取量やエネルギーおよび各種栄養素の摂取量を求める

必要がある．このためには一般には食品成分表を用いる．食品成分表は，国民が日常摂取する食品の成分に関する基礎データを幅広く提供することを目的として，1950年に初版が公表され，以後，繰り返し改訂が行われてきた．国内で常用される食品の標準的な成分値を，可食部100g当たりの数値で示している．最新の日本食品標準成分表2020年版（八訂）に掲載されているのは18の食品群の2,478食品である．

食事記録法では，調査票に記入された食品に食品成分表のコードをつけ，摂取量をグラム重量に変換する膨大な作業を生じる．コード化された食品ごとに成分表の100g当たりの各栄養素量から，実際に摂取した栄養素の量を計算する．1日ごとにすべての食品からの栄養素摂取量の合計を求め，調査を行った日数での平均値を計算する．これにより1日当たりの各栄養素摂取量を求めることができる．また，1日当たりの食品群別摂取量も同様に求めることができる．

食品成分表の栄養素量は，標準の栄養素量を示しており，実際の食品の中に含まれる栄養素量とは必ずしも同じではないことに注意が必要である．また，栄養素摂取量の評価に用いられる食事摂取基準では，基準となる数値は摂取時を想定したものであり，調理中に生じる栄養素量の変化を考慮して栄養素量の計算を行わなければならない．特に水溶性ビタミンや一部のミネラルなどで調理によって変化するものが知られており，無視できない変化率を示す場合もある．簡便に栄養素等摂取量の計算を行うソフトも市販されており，利用することができる．

2 データ解析

得られた食事摂取量を評価するための解析では，データの平均値や標準偏差の計算，分布を求めるためのヒストグラムや散布図の作成などの基礎的な解析，健康指標などとの関連を求めるための相関分析や統計学的検定，測定値間の複雑な関連や因果関係を推定したりするための統計モデルの作成などの作業が必要となる．

測定結果に誤差は必ず伴うものであるが，その誤差に偏りがなければ，測定回数や対象者数を増やすことにより，より正確な結果が得られる．これが偶然誤差である．偶然誤差は真の値に対してプラスとマイナスの両方に生じ，測定回数が多くなるほど真の値に近くなる．一方，系統誤差は，一定の方向に偏りのある誤差である．たとえば，食事調査を行う場合に肥満者では食事の摂取量を少なく記載する傾向がある．つまり，肥満者では栄養素摂取量が少なく評価されてしまう可能性がある．あるいは24時間食事思い出し法での食事調査では，高齢になると記憶力が低下するために，摂取した食品を完全には思い出せず，食事の摂取量が少なく評価されてしまう．このように結果を系統的に歪めてしまい，偏った結果が出て誤った結論に至ることがある．

日本食品標準成分表2020年版（八訂）
2020年に食品成分表は「八訂」として5年ぶりに改定された．改定のポイントは，①調理済み食品の情報の充実，②炭水化物の細分化とエネルギーの算出方法の変更，③七訂追補（2016～2019）の検討結果の反映の3点である．

ヒストグラム
データの分布の形をみるために縦軸に度数，横軸に階級をとって作成した図．度数分布図ともいう．

散布図
縦軸，横軸に2項目のデータの量や大きさなどを対応させ，各データを点でプロットし作成した図．2項目間の相関などの関連や分布をみるのに役立つ．

相関分析
2つの変数の間の関係を相関係数として数値で示す分析方法．一方の変数の大きさが大きくなるほどもう一方の変数も大きくなる場合は正の相関，逆の場合は負の相関があるという．

表4-10　疾病の頻度，死亡や生存に関わる指標

有病率	ある時点で，ある観察集団人口に対する，ある特定の疾病を有している患者全員の数の割合．横断的な調査でも得られる疾病に関する指標．
罹患率	観察期間中に，ある特定の疾患を新たに発症した患者数を，観察集団の人数（人）と観察期間（年）とをかけて求めた人年（person-year）で割って求める．罹患率を求めるには縦断的な観察が必要．
累積罹患（率）	観察対象集団の観察開始時人口を分母にして，一定期間の観察期間中に新たに発生した疾患発症数を分子として求めた割合．
死亡率	観察対象人口を分母にした一定期間内における死亡数の割合．死亡率は一般に年齢により高くなるので，集団の年齢構成によって死亡率は左右される．このため年齢で標準化して用いられることが多い．
致命率	対象とする疾患に罹患した者に対する，その疾患による死亡者の割合．急性疾患では重篤度を示す指標となる．慢性疾患では発症後，長期間を経てから死亡に至るので，期間を1年，5年などと示して用いられることがある．
生存率	観察対象集団のうち，一定の観察期間後に，なお生存している人の割合．1から累積死亡（率）を引いた値と等しい．

Chapter
4

解析を行う際に，注目している因子のほかに，結果を大きく左右しかねないような，表には現れてこない別の要因・因子が，結果に大きな影響を与えている場合がある．これを交絡という．交絡を引き起こす因子を交絡因子という．交絡を除くには以下のような方法が一般に行われている．

交絡
関係を検討したい変数のいずれにも関連する因子が存在することをいう．実際の研究では変数間に関連がないのにあるように見えてしまう場合について特に注意が必要である．

①層別化：性別や年齢で分けて検討するなど，対象を層別化し，層別化された群ごとに検討を行う方法がある．しかし細かく層別化するほど，各群の人数は少なくなってしまい，解析ができなくなることもある．

②標準化：残差法などを用いて，データを標準化する方法である．

③多変量解析：多数の交絡因子を同時に調整する統計的解析方法であり，数多くの手法が開発されているが，高度の統計学的な知識が要求される．

3 データ解析のための指標

疫学研究ではさまざまな指標が使用されるが，栄養疫学では疾病の頻度，死亡や生存に関わる指標（**表4-10**）と，それらに影響を与える食事，栄養などの曝露要因の効果に関する，相対危険，寄与危険，オッズ比のような指標が特に重要である．

❶相対危険

相対危険とオッズ比
観察対象数が十分に大きく，事象の起きる確率が低い場合には相対危険とオッズ比は近い値となる．

相対危険とは，曝露者の疾患罹患リスクを非曝露者の疾患罹患リスクで割って求めた比率で，リスク比（risk ratio）と同義である．たとえば，食塩を1日15g以上とっていた者を曝露者，15g未満だった者を非曝露者として，5年後の高血圧発症者を罹患者，発症しなかった者を非罹患者などとする．図4-4の例では曝露者での疾患罹患者a人，疾患非罹患者c人，非曝露者での疾患罹患者b人，疾患非罹患者d人とした場合に，曝露者の疾患罹患リスク P_1 は $a/(a+c)$，非曝露者の疾患罹患リスク P_2 は $b/(b+d)$ であり，相対危険は P_1/P_2 すなわち $[a/(a+c)]/[b/(b+d)]$ で求められる．

	曝露	非曝露
疾患	a	b
非疾患	c	d

曝露者での疾患罹患者 a 人，疾患非罹患者 c 人
非曝露者での疾患罹患者 b 人，疾患非罹患者 d 人
であるときの相対危険，寄与危険，オッズ比の計算方法

- 曝露者の疾患罹患リスク　$P_1 = a/(a+c)$
- 非曝露者の疾患罹患リスク　$P_2 = b/(b+d)$

- 相対危険　$P_1/P_2 = [a/(a+c)]/[b/(b+d)]$
- 寄与危険　$P_1 - P_2 = a/(a+c) - b/(b+d)$

- 曝露者の疾患罹患オッズ　$P_1/(1-P_1) = [a/(a+c)]/[c/(a+c)] = a/c$
- 非曝露者の疾患罹患オッズ　$P_2/(1-P_2) = [b/(b+d)]/[d/(b+d)] = b/d$
- オッズ比　$[P_1/(1-P_1)]/[P_2/(1-P_2)] = (a/c)/(b/d) = ad/bc$

- 疾患罹患者の曝露オッズ　$[a/(a+b)]/[b/(a+b)] = a/b$
- 疾患非罹患者の曝露オッズ　$[c/(c+d)]/[d/(c+d)] = c/d$
- オッズ比　$(a/b)/(c/d) = ad/bc$

図 4-4　相対危険，寄与危険，オッズ比の計算方法

❷寄与危険

　寄与危険とは，曝露群からの発生率と，非曝露群からの発生率の差のことで，人口 100 人，1,000 人，1 万人当たりなどの発生数の差で示されることが多い．**図 4-4** の例では曝露者の疾患罹患リスク P_1 から非曝露者の疾患罹患リスク P_2 を引いた値，すなわち $a/(a+c) - b/(b+d)$ で求められる．

❸オッズ比

　オッズはある事象が起きる確率（p）を起きない確率（$1-p$）で割って求めた割合のことで，曝露群での疾患発生オッズを非曝露群の疾患発生オッズで割って求めた値である．まれな疾患では相対危険に近似する．疾患群での曝露オッズを非疾患群の曝露オッズで割って求めた値という定義もできる．非疾患群に比べて曝露されている率が何倍高いかを示す．**図 4-4** の例では曝露者の疾患罹患オッズは $P_1/(1-P_1)$ であり，これは a/c と等しい．非曝露者の疾患罹患オッズは $P_2/(1-P_2)$ であり，これは b/d と等しい．オッズ比は $(a/c)/(b/d)$ すなわち ad/bc となる．疾患罹患者の曝露オッズと疾患非罹患者の曝露オッズの比率としてオッズ比を求めても ad/bc となることが確認できる．

Chapter 5
公衆栄養マネジメント

SUMMARY

❯ 公衆栄養活動は，アセスメント，計画，実施，評価，改善のサイクル（PDCA サイクル）に沿った活動が重要である．

❯ アセスメントでは，食事摂取基準の活用や面接法・質問法による調査方法を，計画の段階では目標設定と計画のポイントを，実施では社会資源について学ぶ．

❯ 評価では，無作為化比較試験や介入前後の比較などの評価のデザイン，経過評価，影響評価，結果評価の具体的な内容を学ぶ．

5-1. 公衆栄養マネジメント

1 地域診断の意義と目的

　公衆栄養活動は，地域診断をもとに，PDCA サイクル（⇨COLUMN 参照）に基づく公衆栄養マネジメントによって進められる．つまり，地域診断は，公衆栄養活動の展開に必要不可欠である．

　地域診断は個人・家族，地域全体の顕在的・潜在的な健康課題を把握し，その原因・背景を明らかにしながら解決法を考えることを目的としている．

　地域診断することにより，①地域の健康や食生活の課題が明確になる，②対策の重点地域がわかる，③地域格差が見えやすくなる，④地域の健康・栄養課題を関係機関や住民と共有できる，⑤住民の参加を得やすくなる．

　具体的な方法等は公衆栄養アセスメントの項で述べる．

2 公衆栄養マネジメントの考え方・重要性

　マネジメントは，一般には管理，経営と訳されるが，単に物事の保管や円滑な動きを管理するというより，"目的の達成を目指して組織や状況を発展させる"ことを意味している．

　公衆栄養活動は，地域住民や集団の QOL 向上のために，課題となる健康・栄養問題を解決していく活動であり，その活動を効率的・効果的に進めるためにはマネジメントが重要となる．

　公衆栄養マネジメントは，計画，実施，評価，改善を繰り返しながら，目的の達成のための活動を現状から最終的な目標へと段階的に導いていくことをいう．

COLUMN

PDCA サイクル

第二次世界大戦後，品質管理を構築したウォルター・シューハート，エドワード・デミングらが提唱した．品質管理，経費削減，環境マネジメントなど，多くの分野で用いられる管理手法の１つ．行政や政策を管理する手法としても積極的に導入されている．

　Plan（計画）：従来の実績や将来の予測等を基に計画を作成する

　Do（実施）：計画に沿って業務を行う

　Check（評価）：業務の実施が計画に沿っているかを確認する

　Act（改善）：実施が計画に沿っていない部分を調べて処置をする

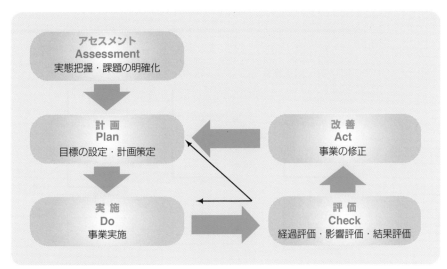

図5-1 公衆栄養マネジメント

3 公衆栄養マネジメントの過程

1 健康・栄養課題の明確化とPDCAサイクルに基づくマネジメント

　PDCAサイクルは，Plan（計画），Do（実施），Check（評価），Act（改善）の4つの頭文字をつなげたもので，これを繰り返しながら継続的に状況を改善しようという考え方である．すなわち，Plan，Do，Check，Actが一周したら，最後のActを次のPDCAサイクルにつなげ，らせんを描くように1周ごとに向上させて継続的に改善していく．

　公衆栄養マネジメントは，対象地域の人口および医療費等の構造や推移を踏まえ，健康・栄養課題を明確にするため各種健診や調査等の結果を収集・整理し，総合的に分析する．その結果，明確化された健康・栄養問題の解決に向け計画を策定し，施策の成果が評価できるよう目標を設定する．設定した目標に対してPDCAサイクルに基づき，施策を推進していく（図5-1）．

①アセスメント：対象地域や集団の実態を把握し，課題を明確にする．

②計画：最終的な目的および目的達成のための段階的な目標を設定し，目標達成のための対策や事業を決定し，必要な資源（人，物，予算など）の検討を行う．また施策の成果が評価できるよう目標を設定する．

③実施：計画に沿った事業を展開する．

④評価：プログラムの進行中および実施後に行い，進行中に実施した評価の結果は各過程にフィードバックする．

⑤改善：評価結果を次の施策やプログラムに活かす．

2 プリシード・プロシードモデルによるマネジメント

プリシード・プロシードモデルは，ヘルスプロモーション活動を展開するた

プリシード・プロシードモデル
グリーン（L.W. Green）らがヘルスプロモーションの理念を明確にし，1991年，診断・計画・実施・評価の一連の展開としてPRECEDE-PROCEED Modelを提唱した．
PRECEDE は Predisposing, Reinforcing, and Enabling Constructs in Educational/environmental, Diagnosis and Evaluation（教育・環境診断と評価における準備・強化・実現要因）の頭文字である．
PROCEED は Policy, Regulatory, and Organizational Constructs in Educational and Environmental Development（教育，環境開発における政策・法規・組織要因）の頭文字である．

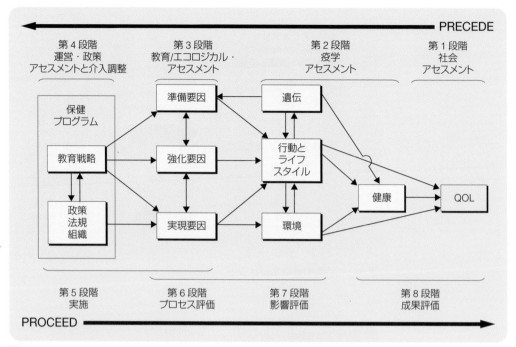

図 5-2　PRECEDE-PROCEED Model
（ローレンス W. グリーンほか：実践ヘルスプロモーション―PRECEDE-PROCEED モデルによる企画と評価―. 神馬征峰訳, 医学書院, p.11, 2005）

めの優れたモデルの 1 つで，アセスメント，計画，実施，評価というプロセスを含んでおり，公衆栄養プログラムや歯科保健，母子保健対策などの公衆衛生活動全般に活用されている．

　プリシード・プロシードモデルは大きく分けて，ニーズアセスメント（診断）と計画に関わる PRECEDE と，実施，評価に関わる PROCEED の部分からなっている．PRECEDE は，個人や集団が好ましいライフスタイルを身につけるために必要な 3 つの要因（準備・強化・実現）について教育的・環境的に診断するプロセスである．一方，PROCEED は個人や集団が好ましいライフスタイルを身につけるために必要な健康教育を実施し，環境整備を進め，そして評価していくプロセスである．PRECEDE の診断に対応して PROCEED で評価する構造になっている（**図 5-2**）.

　プリシード・プロシードモデルの特徴は，①ゴールを保健行動や健康問題の解決ではなく QOL の向上としている，②ヘルスプロモーションの 5 つの戦術（健康的な公共政策づくり，健康を支援する環境づくり，地域活動の強化，個人技術の開発，ヘルスサービスの方向転換）が網羅されている，③多因子性の保健行動とそれに影響する環境要因を合理的に整理・診断し計画を立てるようになっている，④各段階で優先順位をつけることで最も効果的な対象と対策を選ぶことができる，⑤忠実に診断階段を踏むことにより評価のため

表5-1　プリシード・プロシードモデルの活用手順

段　階	手　順
第1段階　社会アセスメント ・取り組みにより改善すべきQOLを明確化	① 対象集団や課題などのターゲットを設定 ② 当事者や関係者へのヒアリングなどからQOLの項目を抽出し，似たものをまとめて優先順位をつけ，最重要項目を特定
第2段階　疫学アセスメント ● 健康問題の大きさや広がりを診断	① QOLに関係する"健康問題"を列挙 ② 疫学データを確認し着目する健康問題を特定して検討できる指標を確認 ③ 健康問題に優先順位をつけ，順位の高いものを選んで，達成すべき健康指標の目標値を設定
● 保健行動，生活習慣，環境状況を診断	① 健康問題に関係する行動・生活習慣と環境要因を列挙 ② QOLや健康指標への影響度の強さ，地域での頻度，改善の可能性を考慮し，何に取り組むか優先順位を検討 ③ 環境要因も同様に優先順位を検討 ④ 最も順位の高かった要因について正確で大きさが把握できる目的（目標）を記述
第3段階　教育／エコロジカル・アセスメント ● 準備・強化・実現要因群の実態を診断，健康教育・事業の企画 ・**準備要因**：行動を起こすために本人に事前に必要なこと ・**強化要因**：起こった行動が継続されるために必要なこと ・**実現要因**：行動を起こす際に必要なこと	① 行動・生活習慣に影響を及ぼす3要因を抽出し，プラスに作用するかマイナスに作用するか区分 ② それぞれの要因に対して介入する際の優先順位を検討 ③ それぞれについて不足しているものを確認し，充足すべき項目を列挙 ④ 準備要因，実現要因，強化要因の改善のための目的（目標）を記入 ⑤ 課題解決に有効で充足すべきと思われる教育内容，プログラム，住民組織や関係機関・団体への働きかけなどを考え，達成すべき目標を設定
第4段階　運営・政策アセスメントと介入調整 ● 健康教育・事業の運営	① プログラムを実施する際に利用可能な資源（人的支援，予算，物）を列挙し検討 ② 現行の政策，法規，組織の方針，事業に取り組むうえでの促進要因または阻害要因を考慮 ③ 必要な予算の検討，年間または年次計画の作成
第5段階　実施 ● 各段階の目標値の達成を目指して事業や施策を実施	① プログラムのスケジュール，マンパワー，予算などを策定・計画・実施．実施状況の監視や状況変化に柔軟な対応が必要
第6段階　プロセス評価 ● 実施事業の経過による評価	① プログラムの進行状況，資源（費用，マンパワーなど）の活用状況，スタッフの反応，参加率，受益者や協力組織の反応を確認 ② 問題がある場合には軌道修正
第7段階　影響評価 ● 達成状況を評価	① 事業実施により，目標とした準備・強化・実現要因の変化と生活習慣や保健行動，環境要因の変化を確認 ② プログラムの効果を評価
第8段階　成果評価 ● 保健水準の指標の変化を評価	① 最初に問題にした健康問題やQOLの変化を評価

Chapter
5

に必要な情報を入手できる，などである．

　このモデルを活用し，ヘルスプロモーション活動を展開すると，①多方面から健康問題を考えることができる，②地域住民，関係者，関係団体の意見を政策に反映し，それぞれの役割が明確となる，③関係団体，地域住民の協力参加・組織化を目指した環境整備につながる，などのメリットがある．

　プリシード・プロシードモデルの活用手順を**表**5-1に，活用事例を**図**5-3に示す．

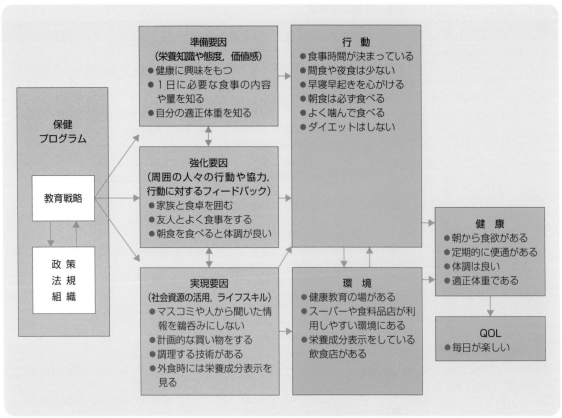

図 5-3　若い女性を対象としたプリシード・プロシードモデルの活用例

5-2. 公衆栄養アセスメント

1　公衆栄養アセスメントの目的と方法

1　アセスメントの目的

　アセスメントの目的は対象地域や集団の実態を把握・分析し，ニーズや課題を明らかにすることにある．課題とは，具体的な将来の目標と現状とのギャップである．言い換えると，課題を明らかにすることは，現在の状況をあるべき方向性や展望と相対的に比較することから始まる．公衆栄養アセスメントは，その結果がプログラムの計画・実施につながるため，住民を含んだ組織的な体制で取り組むことが効果的である．

　地域住民・集団の価値観や課題の把握（ニーズアセスメント）は，主観的な目指す姿を反映した目標設定のために非常に重要である．プログラムの計画を立てる際には，地域住民が必要としている問題や実施にあたって地域住

表 5-2　公衆栄養アセスメント項目例

項　目		内容例
生活の質（QOL）		●生きがい，価値観
健康状態・疾病状況		●人口動態：出生，死亡，人口構成 ●疾病状況：有病率，平均寿命，要介護状況，健康寿命 ●健康指標：健康意識，健診受診率，健診結果
栄養状態		●身体計測結果，生化学検査結果
栄養素の摂取状況		●栄養素摂取量，脂質エネルギー比，食塩摂取量
料理・食品の摂取状況		●主食・主菜・副菜の摂取状況 ●食品群別摂取量，食物摂取頻度，加工食品の使用状況
食行動		●食事の状況：食事リズム，所要時間，共食者，外食率，朝食欠食率 ●調理の状況：調理者，調理頻度，食材の入手方法・入手先
知識・態度・スキル		●知識：適正体重，食事摂取基準，栄養素，料理や食品の組み合わせ ●態度：望ましい食生活の実践，食生活改善意欲 ●スキル：献立作成，料理や食品の組み合わせ技術，調理技術
周囲の支援		●家族や友人の協力の有無 ●学校・地域・職場での食育への取り組み ●対象地域や集団に提供されているサービスの量と質
食環境	食物へのアクセス	●食料品販売店：専門店，スーパー，コンビニ，自動販売機，産直 ●飲食店：レストラン，食堂，喫茶店，ホテル，配食サービス，ヘルシーメニュー提供店 ●給食施設：学校，職場，病院，福祉施設など ●食材の種類と量：流通食品，地域で生産・加工される食品
	情報へのアクセス	●マスコミ情報・インターネットの利用 ●地域での学習会への参加状況 ●関係組織・団体活動への参加状況 ●栄養成分表示店
自然環境・社会環境		●自然環境：気候，風土，地理的条件など ●生活環境：上下水道，交通，住環境，産業，所得，就労状況 ●社会環境：教育施設，文化施設，運動施設，医療・保健・福祉施設 ●文化的環境：伝統的文化，行事

Chapter 5

民の理解と協力が得られ，継続して実施できるなどの点を考慮する必要があり，それらのためにも社会ニーズの把握は重要な意味をもつ．

2　アセスメントの手順

①対象地域や集団の選定：目的を明確にし，目的に沿った対象や集団を選ぶ．

②アセスメント計画：項目と方法を決定し，日程，担当者，経費などを検討する．

③情報収集：既存資料，健康診査や調査の実施，対象地域や集団に属する人々の観察やインタビューなどの方法で情報を収集する．

④収集した情報の整理・分析：他地域や集団との比較，経年的変化，実施した健康診査や調査結果などから対象地域や集団の実態を分析する．

⑤課題の決定：得られた結果から課題を明らかにし，総合的に判断して優先順位をつける．

⑥情報提供：アセスメント結果は，箇条書き，表，図，絵などにして地域住民にわかりやすく情報提供する．

表 5-3　個人の食事改善を目的として食事摂取基準を活用する場合の基本的事項

目　的	用いる指標	食事摂取状況のアセスメント	食事改善の計画と実施
エネルギー摂取の過不足の評価	体重変化量BMI	●体重変化量を測定 ●測定された BMI が，目標とする BMI の範囲を下回っていれば「不足」，上回っていれば「過剰」のおそれがないか，他の要因も含め，総合的に判断	●BMI が目標とする範囲*内に留まること，またはその方向に体重が改善することを目的として立案 （留意点）おおむね 4 週間ごとに体重を計測記録し，16 週間以上フォローを行う
栄養素の摂取不足の評価	推定平均必要量推奨量目安量	●測定された摂取量と推定平均必要量及び推奨量から不足の可能性とその確率を推定 ●目安量を用いる場合は，測定された摂取量と目安量を比較し，不足していないことを確認	●推奨量よりも摂取量が少ない場合は，推奨量を目指す計画を立案 ●摂取量が目安量付近かそれ以上であれば，その量を維持する計画を立案 （留意点）測定された摂取量が目安量を下回っている場合は，不足の有無やその程度を判断できない
栄養素の過剰摂取の評価	耐容上限量	●測定された摂取量と耐容上限量から過剰摂取の可能性の有無を推定	●耐容上限量を超えて摂取している場合は耐容上限量未満になるための計画を立案 （留意点）耐容上限量を超えた摂取は避けるべきであり，それを超えて摂取していることが明らかになった場合は，問題を解決するために速やかに計画を修正，実施
生活習慣病の発症予防を目的とした評価	目標量	●測定された摂取量と目標量を比較．ただし，発症予防を目的としている生活習慣病が関連する他の栄養関連因子及び非栄養性の関連因子の存在とその程度も測定し，これらを総合的に考慮した上で評価	●摂取量が目標量の範囲に入ることを目的とした計画を立案 （留意点）発症予防を目的としている生活習慣病が関連する他の栄養関連因子及び非栄養性の関連因子の存在と程度を明らかにし，これらを総合的に考慮した上で，対象とする栄養素の摂取量の改善の程度を判断．また，生活習慣病の特徴から考えて，長い年月にわたって実施可能な改善計画の立案と実施が望ましい

*目標とする BMI の範囲（⇨ p.121，表 4-8 参照）　　　　　〔厚生労働省：日本人の食事摂取基準（2020 年版）〕

3　アセスメントの項目

　アセスメントの項目は，その目的や対象によって異なるので，項目を体系化すると目的に沿った項目の検討が容易になる．一例として，厚生労働省が「健康づくりのための食環境整備に関する検討会報告書」で示した「健康づくりと食環境との関係」（⇨ p.178，**図 6-7** 参照）を活用して，アセスメント項目を整理したものを**表 5-2** に示す．

2　地域診断の方法

　地域診断は，地域の顕在的・潜在的な健康課題を把握し，その原因・背景を明らかにすることである．

　地域診断の方法はまず，健康や栄養に関する統計や調査結果により客観的指標について情報収集するとともに，日ごろの公衆栄養活動や住民との話し合いを通して，健康・食生活の現状や要求を知る，地域の歴史や食生活・食習慣，食環境を把握するなど，きめ細かい観察を行う．

　得られた結果を，管理栄養士のみでなく，住民，その他の専門職や関係機関とともに整理し，地域の実態や課題を明らかにする．

表5-4　集団の食事改善を目的として食事摂取基準を活用する場合の基本的事項

目　的	用いる指標	食事摂取状況のアセスメント	食事改善の計画と実施
エネルギー摂取の過不足の評価	体重変化量 BMI	●体重変化量を測定 ●測定されたBMIの分布から，BMIが目標とするBMIの範囲を下回っている，あるいは上回っている者の割合を算出	●BMIが目標とする範囲*内に留まっている者の割合を増やすことを目的として計画を立案 （留意点）一定期間をおいて2回以上の評価を行い，その結果に基づいて計画を変更し，実施
栄養素の摂取不足の評価	推定平均必要量 目安量	●測定された摂取量の分布と推定平均必要量から，推定平均必要量を下回る者の割合を算出 ●目安量を用いる場合は，摂取量の中央値と目安量を比較し，不足していないことを確認	●推定平均必要量では，推定平均必要量を下回って摂取している者の集団内における割合をできるだけ少なくするための計画を立案 ●目安量では，摂取量の中央値が目安量付近かそれ以上であれば，その量を維持するための計画を立案 （留意点）摂取量の中央値が目安量を下回っている場合，不足状態にあるかどうかは判断できない
栄養素の過剰摂取の評価	耐容上限量	●測定された摂取量の分布と耐容上限量から，過剰摂取の可能性を有する者の割合を算出	●集団全員の摂取量が耐容上限量未満になるための計画を立案 （留意点）耐容上限量を超えた摂取は避けるべきであり，超えて摂取している者がいることが明らかになった場合は，問題を解決するために速やかに計画を修正，実施
生活習慣病の発症予防を目的とした評価	目標量	●測定された摂取量の分布と目標量から，目標量の範囲を逸脱する者の割合を算出する．ただし，発症予防を目的としている生活習慣病が関連する他の栄養関連因子及び非栄養性の関連因子の存在と程度も測定し，これらを総合的に考慮した上で評価	●摂取量が目標量の範囲に入る者又は近づく者の割合を増やすことを目的とした計画を立案 （留意点）発症予防を目的としている生活習慣病が関連する他の栄養関連因子及び非栄養性の関連因子の存在とその程度を明らかにし，これらを総合的に考慮した上で，対象とする栄養素の摂取量の改善の程度を判断．また，生活習慣病の特徴から考え，長い年月にわたって実施可能な改善計画の立案と実施が望ましい

*目標とするBMIの範囲（⇨p.121，表4-8参照）

〔厚生労働省：日本人の食事摂取基準（2020年版）〕

3　食事摂取基準の地域集団への活用

❶活用の基本的考え方

　健康な個人または集団を対象として，食事摂取基準を活用する場合の基本的事項は**表5-3**，**表5-4**のとおりである．地域集団への活用は，**表5-4**を参考にする．特に，個人（**表5-3**）と異なり，栄養素の摂取不足の評価においては，推奨量を用いず，推定平均必要量を用いてアセスメント等を行うことに留意されたい．活用は，PDCAサイクルに基づき行う（**図5-4**）．

　最初に食事摂取状況のアセスメントにより，エネルギー・栄養素の摂取量が適切かどうかを評価する．食事評価に基づき，食事改善計画の立案，食事改善を実施し，それらの検証を行う．検証結果を踏まえて，計画や実施の内容を改善する（⇨食事摂取基準の概要は「Chapter 4　栄養疫学」参照）．

❷食事摂取状況のアセスメント

　エネルギー・栄養素の摂取状況のアセスメントは，食事調査によって得られる摂取量と食事摂取基準の各指標で示されている値を比較して行う（**図5-5**）．ただし，エネルギー摂取量の過不足評価には，BMIまたは体重変化量

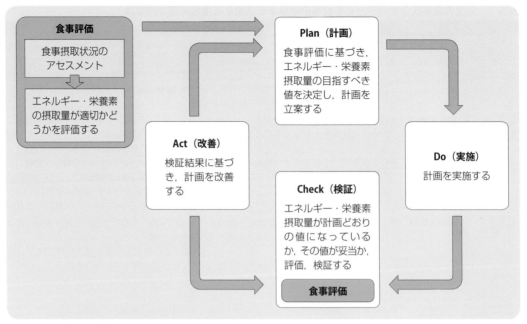

図 5-4　食事摂取基準の活用と PDCA サイクル

〔厚生労働省：日本人の食事摂取基準（2020 年版）〕

を用いる．食事調査による摂取量は，食事調査の特徴や限界を理解したうえで，生活環境や生活習慣等を踏まえて総合的に評価する必要がある（⇨「Chapter 4 栄養疫学」参照）．

4　量的調査と質的調査の意義

　成熟した社会におけるニーズは多様化，高度化，複雑化しており，今後ますますその傾向は強まると予測される．それだけにプログラムの計画においては，社会ニーズを的確に把握することが重要となり，さまざまなデータを収集し，活用する技術が求められる．

　データを収集する社会調査は，大きく量的調査と質的調査に区分される．

　量的調査は，データを数字として扱い，得たデータを統計的に分析する．大量のデータを処理することが可能で，対象とする集団の状態や特性を客観的に測定，検証することができる．調査法としては，質問紙による調査，統計調査がある．

　他方，質的調査は，数量では把握できない文字テキストを扱う．インタビューや観察，指導記録などから，量的調査では把握できない人々の価値観や生活背景，対象集団の持つ問題や現象の把握を行うことができる．調査法としては面接法，観察法があり，ほかにも指導記録，ケア会議などの会議録，質問紙法による調査の自由記述，地域活動を行う際に得られる地域住民の声も貴重なデータとして活用できる．

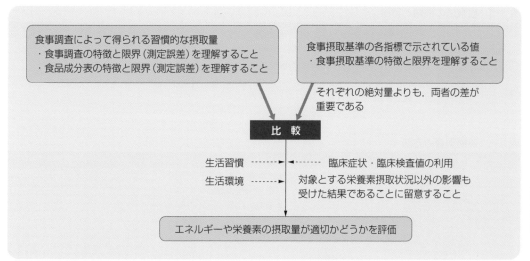

図 5-5　食事摂取基準を用いた食事摂取状況のアセスメントの概要

〔厚生労働省：日本人の食事摂取基準（2020 年版）〕

　　プログラムの計画にあたっては，この両者を単独ではなく，相補的に用いることが効果的である．質的調査において地域におけるニーズや課題を見いだし，量的調査においてニーズや課題の量的な把握，妥当性の検証，事業評価として統計的な分析を行うなどである．

5 観察法と活用

　　観察法は質的調査の基本的な研究方法であり，対象となる地域や人，事象を観察，記録する．行動を起こした時の状況といった細かいニュアンスの把握が可能であるが，観察者の主観や価値観に影響されやすく，客観性の確保が難しい欠点がある．

　　観察法は，観察者が対象者に対してとる位置とその程度，人為的な操作の有無により区分される．その特徴を**表 5-5**に示す．

6 質問調査の方法と活用（質問紙法，インタビュー法）

　　質問調査は社会ニーズのほか，健康・食生活状況などを把握する目的で多くのアセスメントに利用される．

　　質問調査には，**表 5-6**にあるように，対象者自身に記載してもらう自記式（自計調査）と，調査員が聞き取りながら記載する他記式（他計調査）の方法がある．実際にはこれらの調査方法を組み合わせて使う場合が多い．たとえば，健康診査と同時に行う調査の場合，あらかじめ郵送で調査票を送付しておき，記入して健診会場に持参してもらう．会場で調査員は，調査票の記入状態をチェックし，記入もれなどがあればその項目について対面で聞き取りを行い，調査終了後に問題点がみつかれば，電話で再度聞き取りを行う，などである．

表 5-5　観察法の種類と特徴

調査方法		概　要	特　徴
統制観察		厳密に設計された調査票により観察する	データの数量化が可能である
非統制観察	非参与観察	調査者が第三者として調査対象を観察する	表面的な観察となり，内面までとらえることが難しい
	参与観察	調査者が対象集団の生活に入り込んで，内部から集団を観察する	外部からは見えない実態が把握できる

表 5-6　質問調査の方法

調査法		方法	長所	短所
自記式	留め置き法（配票調査）	調査票を配布し記入してもらい，後に回収する	●面接法に比べると調査員の労力が少ない ●有効回収率が比較的高い	●対象者本人が回答したかどうか不明
	郵送法	調査票を郵送し，記入後返送してもらう	●簡便である	●回収率は一般に低い ●回収に時間がかかる ●家族などの影響を受ける場合もある
	集合法	対象者に一定の場所に集まってもらい，回答方法などを説明した後，いっせいに記入してもらう	●短時間に多数の人に対して調査ができる	●対象者に会場に出向いてもらう必要がある ●調査員の説明や質問への対応で，回答に大きな偏りが出てしまう危険性がある ●対象者どうしが相談し合って回答し，他人の影響を受けた回答になることがある
	インターネット調査法	ウェブ画面上で調査票に回答し，送付する．送付された回答を集計用データに変換して集計する	●低コスト，大量，迅速に実施可能 ●データ入力の作業不要	●回答者がインターネット利用者に限定される ●重複回答の可能性がある
他記式	面接法	対象者を一人ひとり訪問，又は個別に来訪してもらい，調査員が面接して聴き取る	●対象者本人の確認ができる ●回収率が高い ●正確な回答を期待することができる	●手間と人手を必要とする ●調査を行う者により聴取内容に差が生じることもある ●プライバシーを侵害するおそれがある
	電話法	電話をかけ，調査票に従って質問し，回答を調査員が記入する	●迅速に結果が得られる	●長時間にわたっての詳細な質問ができない

❶質問紙法

　質問紙法は，文書で質問し，回答してもらう方法で，留め置き法，郵送法，集合法などがある．その特徴は**表5-6**に示すとおりである．

　調査用紙作成のポイントを COLUMN（⇨ p.141 参照）に示す．

❷インターネット調査法

　電子メールで送付された調査票やウェブなどに掲示された調査票に画面上で回答するものであり，インターネット利用者の増大により急速に普及した．低コストで大量，迅速にデータを収集でき，回答データをそのまま集計に使用するため，簡便で，入力ミスの回避や人的処理の軽減が図られる．

❸インタビュー法

　インタビュー法は，面接者が対象者と双方向のコミュニケーションを行いながらデータを収集する方法である．統計的なデータからは明らかにされにくい課題などの質的情報の収集に利用される．個別には面接法，電話法が，

集団ではグループインタビューなどが行われる.

面接法には，質問項目や方法をあらかじめ決めて行う方法（構造化面接法）と回答を自由に聞き出す方法（非構造化面接法），その中間に位置する方法（半構造化面接法）がある．非構造化面接法は，対象者の自由な発言のなかから真の回答やその背後の要因を探求しようとする方法であるため，実際に行う場合には，事前の学習や模擬練習が必要となる.

電話法は，調査員が対象者に電話をしてその場で回答を得る方法である．短時間で内容を聞き取ることができるが，その反面，調査員の聞き取り方に影響を受ける場合もある．近年では固定電話を持たない世帯も増えていることから携帯電話も対象とし，コンピューターで無作為に抽出した番号に電話する Random Digit Dialing（RDD）法を採用する調査もある.

グループインタビューは，7〜8人前後のグループを対象とし，司会者が特定のテーマに沿って座談会形式でインタビューと自由討議を行う方法である．複数人の考えを短時間で得ることができる.

7 既存資料活用の方法と留意点

アセスメントの項目を決定すると，最初に行うべきことは既存資料からの情報収集である．既存資料には公的情報と民間情報がある.

都道府県や市町村の資料室や図書館には，そのまま利用できる貴重な資料が存在する場合がある．これから調査を行う場合も，過去に対象地域や集団で同様な調査が行われていれば，その結果を参考に調査票を作成して経年変化を調べることもできる．対象地域や集団に潜在する健康問題を発見するには，国，都道府県，近隣の市町村などとの比較を行うことが基本となる．死

公的情報と民間情報
公的情報は国や都道府県などの公的機関が実施・公表している情報で，民間情報は民間の調査結果によって得られる情報をいう.

Chapter 5

COLUMN

質問紙法調査用紙作成のポイント

1. **構成**：基本属性（性・年齢・職業など）と調査主題に関する質問文，回答文で構成する.
2. **質問文の作成**：質問文は次の点に留意しながら作成し，質問の順番を検討する.
   - 1つの質問文に2つ以上の論点を含まない
   - 個人的質問と一般的質問を混同しない
   - 難しい表現，あいまいな表現，紛らわしい表現をしない
   - 特定の価値観を含んだ言葉に注意する
   - 誘導質問にならないようにする
3. **回答方法**：回答方法には次のような方法がある．回答方法や回答文は統計処理をすることを考慮して検討する.
   - **選択肢法**：予想される回答選択肢をあらかじめ用意しておいて，そのなかから選んでもらう方法．回答の選択には単一回答形式，複数回答形式，順位回答形式がある．選択肢のレベルは合っているか，すべて出つくしているかをチェックする
   - **自由回答法**：質問に対する回答を自由に答えてもらう方法

表 5-7 地域の現状把握の情報源

調査名	内容など	主な集計表	調査間隔
国勢調査	性別，年齢，国籍，就業状態，仕事の種類，世帯員の数	●総人口，年齢別人口	5年ごと
人口推計	国勢調査による人口を基礎に，その後の人口動向をほかの人口関連資料から得て，人口の最新状況を推計	●総人口 ●人口の計算表	毎月
家計調査	国民生活における家計収支の実態	●1世帯当たり月平均の収入と支出	毎月
社会生活基本調査	1日の生活時間の配分および1年間の主な余暇活動	●スポーツの種類別行動者数 ●趣味・娯楽の種類別行動者数 ●時間帯別行動者数（1日の行動の種類別）	5年ごと
生命表	全国における死亡状況を死亡率，生存数，定常人口，平均余命などの指標によって表現したもの	●生命表・死因別死亡確率	完全生命表は5年ごと，簡易生命表は毎年
人口動態調査	人口動態調査票（出生票，死亡票，死産票，婚姻票，離婚票）による人口動態事象	●出生数，出生率 ●死亡数，死亡率 ●死産数，死産率 ●婚姻，離婚の数，率	毎年
国民生活基礎調査	保健，医療，福祉，年金，所得など国民生活の基礎的な事項	●医療保険の加入状況 ●傷病別通院者率 ●健康診断等受診の状況 ●要介護者の状況	大規模調査は3年ごと，中間年に簡易調査
患者調査	病院，診療所，歯科診療所の利用者の実態	●推計患者数 ●受療率	3年ごと
衛生行政報告例	衛生関係行政（公衆衛生・環境衛生・薬務・母体保護）業務内容の報告	●精神保健，栄養（給食施設数），食品衛生，生活衛生など	毎年
地域保健・健康増進事業報告	保健所・市町村管内の公衆衛生活動状況	●母子保健，健康増進（栄養，運動，休養，禁煙指導），歯科保健など指導状況 ●職員配置状況 ●健康診査，がん検診等受診状況	毎年
国民健康・栄養調査	国民の栄養摂取状況，身体状況，生活習慣状況	●栄養素等摂取量 ●食品群別摂取量 ●食品群別栄養素など摂取量・朝昼夕別にみた1日の食事構成比	毎年
学校保健統計調査	児童・生徒の発育状態，健康状態	●疾病・異常被患率 ●肥満・痩身傾向児の出現率 ●身長，体重の平均値および標準偏差	毎年
学校給食実施状況等調査	学校給食の実施状況	●給食実施率 ●調理方式 ●栄養教諭・学校栄養職員等の配置状況	毎年
食中毒統計調査	食品衛生法による食中毒患者の届	●食中毒事件数，患者数，死者数	毎年
受療行動調査	医療施設の利用患者の受療状況，満足度，医療に対する認識や行動（外来・入院別）	●推計患者数（性・年齢階級別，ADL別，満足度別，受診目的別） ●医療施設選択理由	3年ごと
乳幼児栄養調査	乳幼児の栄養方法，食事の状況など	●授乳期の栄養方法，離乳食の状況，食事の状況，子どもの生活習慣と親の健康状態など	10年ごと
乳幼児身体発育調査	乳幼児の身体発育の状態（一般調査，病院調査）	●身長，体重，胸囲など ●栄養方法 ●母の状態など	10年ごと

亡状況や疾病状況などの医療統計や生活に関する統計は, 地域・集団の健康状況をほかと比較して問題を発見するための基礎的な資料である. 国においてとりまとめ公表されている主な統計資料を**表**5-7 に示す.

5-3. 公衆栄養プログラムの目標設定

1 公衆栄養アセスメント結果からの状況把握

Chapter
5

対象地域や集団のアセスメント結果が得られた後は, それらの評価, すなわち分析と判断の過程に進み状況を把握する. ここでいう分析とは, アセスメント結果から得られた複雑な事柄や現象を単純な要素や性質に分けることをいう.

この評価の段階は, 収集した多くの保健データや生活関連情報などを分類・要約し, それぞれの情報を関連づけて統合し, 対象地域や集団に共通する健康・栄養上の問題とその背景を明らかにし, その解決方法を見いだす 1 つのプロセスである.

したがって, 収集したデータから健康・栄養上の問題の要因を読み取り, 得られた結果を正しく判断し, 活動の目的・目標の設定, 計画・実施・評価・改善の一連のプロセスに結びつけることが重要となる. 的確な評価は, 量的にも質的にも精度の高い科学的根拠に基づく対策の展開へと反映されるものであり, 公衆栄養活動と密接に結びついている.

評価した結果を解釈する場合, 対象となる基準値と比較して何らかの判断をするのが一般的である. その際のポイントは, 次のとおりである.

①解釈の妥当性, 正確性, 客観性について検討する.

②顕在化した背後にある潜在している問題をみつける.

③保健衛生データや栄養関連データは, 地域を対象とする場合は全国, 都道府県, 市町村, ほかの地域と比較し, 集団を対象とする場合はほかの集団と比較し, 特徴や問題を理解する. その場合は, 年齢調整を行うなど最低限条件を揃える必要がある.

また, 目的に応じて時系列を考慮した経年変化による比較をする. 特に地域を対象とする場合には, 横断的な面と縦断的な面の双方の観点から, 地域のありようを評価することが重要である.

なお, プリシード・プロシードモデルの活用手順は, **表**5-1 （⇨ p.133） を参照されたい.

2 改善課題の抽出

　収集した情報を分析・判断し，対象地域や集団の健康・栄養上の問題が明らかになると，改善課題を抽出する．この課題は，対象地域や集団の現在の健康・栄養水準と，目標とする健康・栄養水準の格差ととらえることができる．改善課題を抽出するための主な視点は，次の4点である．

①地域住民や集団の健康障害や費用負担に着目してそれを解決できるか．

②健康・栄養課題を改善することにより，地域住民や集団の健康増進が図られるか．

③各種の施策を実施することにより期待できる健康・栄養改善の効果と施策実施に要する費用のバランスがとれているか．

④既存の健康・栄養関連の具体的な取り組みがあるか．

　このようにして抽出された課題は，住民や関係者と共有することが重要である．課題の共有は関係者間での合意を促し，連携・協働の強化につながる．

3 課題設定の目的と相互の関連

　対象地域や集団の現状を把握して明確になった課題は，多数存在することがある．これらの課題のなかには，期間，資源，予算などさまざまな要因により，直ちに取り組めないものがある．また，公衆栄養活動の成果が現れるのに長期間を要する場合もある．このような場合には，住民や関係者の積極的な取り組みが期待できる課題や効果の出やすい課題を採用することも1つの方法であるが，中・長期的視野に立って課題を設定するなど，できるだけ課題の実現可能性を探ることが望ましい．

　このため，明確になった多くの課題を体系的に整理して短期課題，中期課題および長期課題に分類し，それぞれの期間に応じて課題に取り組むことにより，活動の実現性を高めて目的の達成を目指す．この場合の課題設定は，短期，中期，長期のそれぞれの課題が相互に関連し，一貫性をもっていることが基本となる．

　課題の分類の際は，住民ニーズの緊急性や必要性があるか，人的資源と物的資源は実施可能な範囲か，期待できる効果について予測可能か，成果が出るまでの期間はどれくらいか，関係者の協力体制はどうか，などさまざまな視点から総合的に判断して決定する．その際には，計画策定に関わる関係者をはじめ，計画を連携・協働して推進していく関係機関・団体，学識経験者，住民などの意見・要望を聴取して行うことが必要である．

4 改善課題に基づく改善目標の設定

　保健計画の1つである公衆栄養プログラムには，最終的な到達点である健

康寿命の延伸と QOL の向上という目的がある．目標は，この目的に向かって期間と達成度を設定した具体的で段階的な指標であり，目的を達成するための条件である．どのような健康・栄養上の課題を解決し，どのような成果をもたらそうとしているのか，生じてほしい変化を表現したものになる．

1 目標の種類

❶理念型目標と指標型目標

目標には，文章で表現された定性的な理念型目標と，定量的に数字で表された指標型目標がある．目標の設定は評価を前提として行うという考え方から，できるだけ量的評価に役立つ指標型の目標を設定する．しかし，指標型目標の設定が困難な場合には，理念型目標を設定する．理念型目標は指標型目標のように量的評価を行うことはできないが，忘れがちとなりやすい "なぜその事業を行うか" という計画に対する共通の理解を得るために役立ち，質的評価を行うことができる．

❷成果目標と手段目標

目標は成果目標と手段目標に分けることができる．成果目標は最終の到達点として表される目標であり，手段目標は成果目標を達成するための施策や事業，基盤整備などの目標である．手段目標があたかも最終目標であるかのようにとらえられることがあるが，手段だけが目標として設定されると計画のねらいや方向性が忘れられがちになる．このため，手段目標を設定する際には，目指す成果を明確にする必要がある．成果目標は測定可能な指標型のものにすることが望ましいが，それができない場合には，理念型の目標を設定する．

成果目標，手段目標

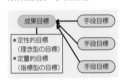

（厚生労働省，財団法人健康・体力づくり事業財団：地域における健康日本21実践の手引き，2000）

❸構造別にみた目標

ヘルスプロモーションの理念を踏まえた保健計画には，健康づくりを支援する環境の指標から最終的な目標である QOL の指標までが含まれる．これらの指標は**表** 5-8 に示すような構造になっており，この構造は公衆栄養プログラムにも当てはめることができる．

❹短期・中期・長期目標

公衆栄養活動などの保健活動の成果は，既述したように短期間のうちに達成できるものは少なく，むしろ長期間にわたり活動を続けなければ達成できないもののほうが多い．このため，目標は，到達までの期間によって段階的に短期目標，中期目標，長期目標の 3 つに区分される．既述した課題とこの 3 つの目標との関連は，短期課題は短期目標に，中期課題は中期目標に，長期課題は長期目標に基本的に対応する．

3 つの目標を保健計画に当てはめ，目標の指標を示したものが**表** 5-9 である．この 3 段階の期間に応じてそれぞれ目標を設定し，短期，中期，長期と段階的に目標に沿った活動を進めていき，最終的な目標（長期目標）の達成につなげていくことが望ましい．

表5-8 保健計画の指標の構造

QOLの指標		・生活満足度や生きがい	
健康の指標		・健康寿命，死亡率や罹患率	
生活習慣や保健行動の指標		・健康的な生活習慣，健診の受診	
学習の指標	・知識や態度 ・健康づくりの技術	組織・資源・環境の指標	・家族や周囲のサポート ・住民組織等の活動状況 ・社会資源へのアクセス
保健事業量の指標		・普及啓発事業の回数 ・訪問や相談の件数	
基盤整備の指標		・マンパワーや施設の整備 ・協議会等の設置，制度づくり	

表5-9 短期・中期・長期の目標の指標

短期目標	中期目標	長期目標
1. 身体測定値・生化学的指標の変化 2. 意識の変化 3. 知識の変化 4. 行動の変化	1. 健診受診率の変化 2. 受療行動の変化 3. 生活習慣の変化	1. 罹患率の変化 2. 有病率の変化 3. 医療費の変化 4. 死亡率の変化 5. QOL評価の指標の変化

② 目標設定のポイント

❶ポイント1

対象地域や集団の現状分析で明らかになった課題から，公衆栄養プログラムの理念を検討する．この理念はプログラムの目指すべき到達点を示すものであり，関係者全員で共有することが重要である．

❷ポイント2

設定された理念をもとに，対象地域や集団の健康・栄養上の課題を解決していくための具体的な目標を**図5-6**に示すような考え方に基づいて設定する．具体的な将来の目標と現状との格差である課題に対して"目標を設定する"ということは，この格差を解消して望ましいレベルに達するために何をするか明確にするということである．計画が策定されても，理念だけでは具体的な目的意識をもった事業展開は困難なことが多く，具体的で定量的な目標が設定されていると，事業の実現性が高くなる可能性が大きい．

❸ポイント3

目標の設定の際には，公衆栄養プログラムの実施結果として誰に影響を及ぼし，何が変わるのかなど，6W3H（**表5-10**）を念頭に置いて進めていく．

❹ポイント4

基本的にRUMBA（ルンバ）に留意して設定する．目標は活動の目安となるものなので，課題解決のために考えられるすべての項目を取り上げる必要はない．目標を維持し，達成可能と判断される適正な目標を設定することが何よりも大切であり，優先順位をつけ，項目を絞ることが必要である．

6W3H＋1F
6W（What, Where, When, Who, Whom, Why）と3H（How to, How much, How many）に加え，1F（Future：未来，将来，今後，前進）とする考え方もある．

RUMBA
実際的であること（real），地域住民（対象者）にも実務担当者にも理解できるものであること（understandable），その達成指標ができるだけ数値で測定できること（measurable），一方的な働きかけや手段を示すのではなく，集団の行動変容を示すものであること（behavioral），達成可能であること（achievable）．

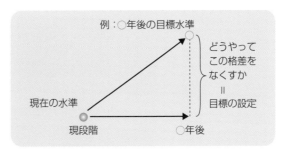

図5-6　目標設定の考え方
（厚生労働省，財団法人健康・体力づくり事業財団：地域における健康日本21実践の手引き，2000）

表5-10　6W3H

	意味・内容	活用場面
What	何をするか 何をしているか 何がしたいか	何を企画，調査，報告，依頼，発注，開催，承認するかなど
Where	どこでするか	開催場所，住所など
When	いつからするか いつまでにするか	開始，終了，提出，調査，報告，承認，依頼などの年月日時，期間など
Who	誰がするか 誰かできる者はいるか	担当者，担当部署，責任者，参加者など
Whom	誰を，誰に 誰のために	対象者
Why	なぜか なぜするか なぜそうするか	原因（遠・中・近），理由，背景，目的，事実の積み重ねなど
How to	どのようにするか 他の方法はないか	過去・現在の状況説明，手段，手順など
How much	経費はいくらか いくらが目標か	予算，価格，コスト，損失，参加費など
How many	いくつか いくつが目標か	数量，人数，建物・物品数，施策数など

❺ポイント5

目標値の設定は可能なかぎり科学的根拠に基づいて行う．目標や目標値は，一般的に現状値に対して何年か後の値が設定されることが多いが，その根拠を明確にすることが望まれる．実証的な根拠がない場合には，専門家の意見やほかのプログラムなどを参考にして目標値を設定し，それらが何年後にどのように推移したかをモニターし，科学的根拠を得ていくことが重要となる．

❻ポイント6

目標の表現は，人々の理解のしやすさと評価のしやすさを考慮し，抽象的な表現より具体的な表現が望ましい．

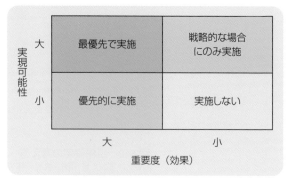

図 5-7　優先順位の考え方
（藤田修二ほか：新版保健計画策定マニュアル．p.80，ライフサイエンスセンター，2001）

3　目標値の決定

　目標値は，計画の対象となる地域や集団の状況を考慮し，実施の可能性や目標達成の可能性などを十分に検討して総合的な観点から設定される．目標の設定に際し，その根拠となる値としては次のようなものが考えられる．
　①現状値：現状を把握するために，既存の統計資料や計画に応じて実施した新たな調査結果から得られた値．
　②予測値：実際の調査研究の結果や過去の統計資料の数値の推移から，数年後もしくは 10 年後といった今後を予測した値．
　③全国の平均値：国民健康・栄養調査の結果の数値など全国の平均値．
　④理想値：理想とされる値．たとえば未成年者の喫煙率や飲酒率は 0％が望ましい値である．
　⑤達成可能な値：現実的に実施可能な事業量から達成が期待できる値．

5　目標設定の優先順位

　目標設定の優先順位は，課題設定と同様な考え方や方法で決定する．優先順位をつける基準は，健康・栄養目標の必要性または重要度（頻度×上位の因子との関係の強さ）と実現可能性（実施可能性）を基本とし，必要に応じて，住民ニーズの緊急性，継続性，難易度，成果が出るまでの期間，協力体制など，さまざまな基準を追加し，幅広く検討して決定する．目標の優先順位の考え方を**図5-7**に示す．この図に各因子を位置づけ，最も重要度が高く，かつ実現可能性が高いものを選ぶ．目標の種類については，**表5-8**（⇨ p.146 参照）に示すように 7 つの指標があり，QOL の指標，健康の指標，生活習慣や保健行動の指標と，順次，段階的に設定する．

5-4. 公衆栄養プログラムの計画，実施，評価

1 地域社会資源の把握と管理

　公衆栄養プログラムは地域住民や集団の QOL の向上を目指して行うものであるが，個人の努力だけで健康問題を解決するのは難しい場合も多く，個人を取り巻く社会全体で取り組む必要がある．このため，プログラム実施にあたっては，地域の社会資源を把握し，それらと連携・協働して取り組むことが重要となる．公衆栄養プログラムにおける地域の社会資源とは，組織，集団，施設，機関，人々等のことをいう．その主なものを**表**5-11 に示す．

　社会資源のなかで，各種マンパワーや組織・団体などに属する人々を人的資源というが，協力者の有無がプログラム実施の成果に大きな影響を与えるため，日ごろから必要な人的資源の発掘に努め，協力関係をつくりあげておくことが重要となる．また，既存の組織だけでは十分に対応できない場合には，新しい組織を立ち上げる必要性も出てくる．新たな組織の開発には，①同じ健康・栄養課題を共有できる複数の職種や機関と共同して新しい組織をつくりあげる，②住民やグループ・組織に動機づけを行い，自主的な協働を得た後に，住民自ら新しい組織の必要性を感じて組織をつくりあげる，③行政組織の力を活用し，住民によびかけて新しく組織をつくりあげる，④住民の自立を目標に置き，既存グループを支援しながら自主的な活動を高めていく，などの方法がある．

2 運営面・政策面のアセスメント

1 運営面のアセスメント（時間，人的・物的資源，予算の検討）

予算
どのような目的のために，どのような事業をどのように行うのか，それを賄う財源をどのように調達するのかについて，一定の期間の金の出入りの計画書．

　実際にプログラムを運営していくためには，時間，人的・物的資源，予算についての十分なアセスメントが必要となる．また，実施の障害となる要因は，計画の段階でできるだけ取り除いておくことが計画の実現性を高めるうえで極めて重要になる．

　時間のアセスメントとしては，計画の実施期間，間隔，所要時間などがあり，いつまでに目標を達成するのか，評価はいつするのかなど，時間的な問題を明確にする．

　人的・物的資源のアセスメントは，人材や物品・施設など，地域のさまざまな社会資源を把握し，活用や連携の方法を探る．なかでも人的資源の確保は計画を実施するうえで重要な要素となり，どのような分野の人材の協力が必要であるかを十分に検討し，その能力を適切なものにしていくことが大切である．

Chapter
5

表 5-11 地域の社会資源把握の視点

1. 保健医療福祉施設の設置状況（数・場所等）および活動状況	●病院，診療所 ●薬局 ●保健所 ●市町村保健センター	●健康科学センター ●地域包括支援センター ●子育て支援センター
2. 運動・スポーツ施設の設置状況（数・場所等）および活動状況	●スポーツクラブ，フィットネスクラブ ●運動場，体育館	●運動ができる公園・遊歩道 ●その他の運動施設
3. 健康づくりに活用できる施設等	●上記 2 以外でウォーキングや体操のできる場 ●健康学習などの社会参加のできる場：老人福祉センター，銭湯，温泉，美容院，駅など地域住民が集まる施設，公民館，コミュニティセンター	
4. 学校等	●大学，短大，専門学校 ●小・中・高等学校	●保育所，子ども園，幼稚園
5. マスコミ等	●新聞社 ●テレビ・ラジオ局（支局・地方局）	●CATV ●ミニコミ誌
6. 関係機関・団体	●医師会等の専門職団体 ●国保連合会，健康保険組合 ●食生活改善推進員 ●PTA ●食品衛生協会	●商店街，商工会議所 ●農協，漁協 ●女性会，老人クラブ，子ども会 ●社会福祉協議会
7. 各種マンパワー	●健康教育の講師となる人材 ●医師，歯科医師，薬剤師，保健師，看護師，管理栄養士，栄養士，歯科衛生士，理学療法士，作業療法士等	●運動指導員となる人材

(厚生労働省，財団法人健康・体力づくり事業財団：地域における健康日本 21 実践の手引き，2000 を一部改変)

表 5-12 公衆栄養プログラムに関係する主な法規・計画

関係法規		栄養士法，健康増進法，地域保健法，食育基本法，母子保健法，成育基本法，介護保険法，高齢者の医療の確保に関する法律など
関係計画	国	健康日本 21，食育推進基本計画，健やか親子 21，成育医療等基本方針など
	都道府県	健康増進計画，食育推進計画，母子保健計画，老人保健福祉計画，介護保険事業計画など

受益者負担
利益を受ける者が，かかった費用を負担すること．たとえば，健康教室の参加者が調理実習費を負担するなど．

プログラム計画を実施するための予算の確保は必須である．国や都道府県の各種補助金制度の利用，関係組織・団体からの負担金，受益者負担などを検討し，プログラム実施・評価のための予算を確保する．

2 政策面のアセスメント（政策，法規，行政機関との調整）

わが国における公衆栄養プログラムは，行政サービスの一環として主に行政機関により実施されている．このため，計画の策定にあたっては，保健・医療・福祉・介護・教育などのさまざまな政策，関係法規，行政機関の関連計画，各種制度による保健事業，既存公衆栄養プログラムとの調整が必要であり，最終的にはそれらとの整合性がとれた計画を作成し，他分野と連携のとれた事業を総合的に展開していくことが大切である．公衆栄養プログラムに関する主な法規と計画を表 5-12 に示す．

3 計画策定

　公衆栄養プログラムは保健計画の1つである. WHOは「保健計画とは, 保健上の目標を達成するための複数の代案のなかから最良の案を選ぼうとする, 組織だった, 意識的で, 継続的な努力である」と定義している. 公衆栄養プログラムは, 対象地域や集団の現状を分析した客観的な情報をもとに明らかとなった栄養課題解決のために, 目的と目標を明確にし, 住民ニーズを把握しながら関係機関が連携・協働して効率的, 継続的, 計画的に推進するもの, ということができる. この計画の全体を示したものが**図5-8**である.

1 計画策定の意義

❶目的・目標の共有

　保健・医療・福祉・介護・教育の関係者や関係機関・団体, 住民組織, 住民など多くの関係者がかかわってともに計画を策定することにより, 計画の目指すところは何か, 何をもって目的と目標が達成できたとするかを共有することができる.

❷優先順位の明確化

　どの計画を実施すべきか, 設定された目標を達成するための効果的な取り組みは何か, その取り組みは実現可能かなど, 優先順位を検討することができる.

❸役割の明確化

　多くの関係者や機関・団体など, どのような役割分担で, どのような取り組みを行い, どのような連携方策をとっていくかなど, それぞれの役割を具体的に明確にすることができる.

❹計画の評価

　事業の進捗状況や目標の達成度など定期的に実態を把握したうえで分析・評価し, 計画の見直しに反映することができる.

2 計画の期間

　計画は政策レベルの計画から施策レベルの計画, 事業レベルの計画まであり, 計画期間はそのレベルによって短期的, 中期的, 長期的なものに分けられる. 中・長期計画はその方向性を指し示すための理念や目的に重点を置いた計画で, 複数年から十数年に及ぶことがある. 短期計画は中・長期計画の内容を実行するために具体的な活動手順などの実務的な内容を示した計画で, 1～2年程度の期間のものである. このほかにも事業を効果的に展開するためにその内容と進め方を具体的に示した事業計画があり, 事業の目的や目標によって単年になるか, 複数年の計画になるかは違ってくる.

3 計画策定の体制づくり

　集団や地域の健康課題を解決し住民のQOLの向上を目指すためには, ヘル

政策
政治の方策, 政略, 政府・政党などの方策ないし施策の方針のことをいう. 具体的には, 国や自治体で解決すべき課題を明確にし, 事業の方向性やねらいを表明したもの.

施策
政策課題を解決するために必要な具体的な取り組み（事業）を関連分野ごとに分けたもの.

事業
政策課題を解決するために行われる具体的な活動を定めたもの.

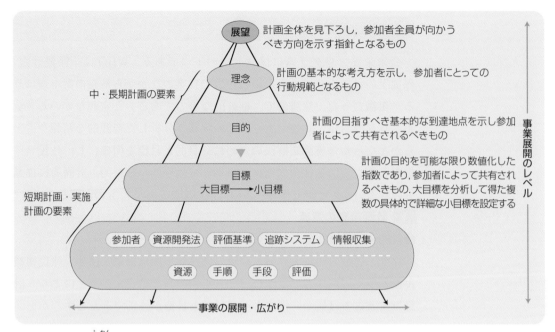

図 5-8　計画の俯瞰図
計画全体を高い所から見下ろし全体を把握する.

スプロモーションの理念に沿って，個人と社会全体が連携・協働して健康づくりに取り組むことが大切である．そのためには関係者が計画を共有することが重要であり，計画の策定段階からできるだけ多くの関係者が関わる必要がある．

　計画の策定はそのプロセスを通して，現状認識，課題，目的・目標を共有することができるという意義をもっており，公衆栄養活動のスタッフだけでなく，保健・医療・福祉・介護・教育など関連分野の専門職，関係機関の職員，住民組織・団体の代表者，一般住民の参加など，課題に応じて関係者の参画を求めることが大切である．計画策定時に多くの人がかかわって合意が図られるということは，人々のやる気を促して実践への足がかりとなり，活動が活性化することにもつながり，計画の実効性を左右するといっても過言ではない．

4　住民参加の方法

　健康づくりは住民が主役である．健康増進法にも国民の責務として「健康な生活習慣の重要性に関心と理解を深め，生涯にわたって，自らの健康状態を自覚するとともに，健康の増進に努めなければならない」とされている．

　公衆栄養プログラムを推進していくうえで最も大切なのは住民参加である．計画策定における住民参加の方法には，課題解決型アプローチと目的設定型アプローチがある．

1) 課題解決型アプローチ

専門家が現状分析をして課題を明確化し, 住民は課題の解決策を考える段階から参加する方法である.

2) 目的設定型アプローチ

公衆栄養プログラムの目的となる理想の姿を検討する段階から住民が参加する方法である.

計画策定は, 計画をつくることそのものが目的ではなく, 計画をつくる過程を重要と考える. 計画策定の段階から住民が参画し, どのような健康・栄養問題を取り上げるか健康・栄養上の問題を認識して課題を見いだし, 計画の具体的内容を決定することは, 住民自身が計画の実施や評価の過程で実質的な役割を担い, 計画を自分ごととしてとらえ, 責任をもつことにつながっていく. また, 実践活動による行動変容を促すことにも有効である.

5　プログラムに関連する関係者・機関の役割

地域における公衆栄養プログラムの実施では, 行政機関, 関係機関・団体, NPO, ボランティア組織, 民間企業などの連携・協働が重要となる. そのためには, 日ごろから公衆栄養情報の共有化に努め, それぞれの役割を確認しながら, 連携を取り合い, 効果的かつ一体化した活動ができるような配慮が必要となる.

1　行政機関

国や都道府県・市町村などの地方自治体は, 対象地域や集団の規模に応じた組織的な活動を実施している. 地域住民に密着した公衆栄養プログラムは, 保健所や市町村保健センターに配置されている管理栄養士・栄養士が中心となって実施している (⇨「Chapter 3 栄養政策」参照).

2　保健医療従事者

保健医療従事者としては, 管理栄養士・栄養士をはじめ, 医師, 歯科医師, 薬剤師, 保健師, 看護師, 歯科衛生士, 理学療法士, 作業療法士などがあり, それぞれの職域で活動している. また, それぞれの有資格者で組織している栄養士会, 医師会, 看護協会などにおいてもその専門性を生かした活動が行われている. 管理栄養士・栄養士の組織である栄養士会は日本栄養士会と各都道府県栄養士会があり, それぞれ法人格をもち, 独自の活動や行政と連携した公衆栄養活動を展開している.

公衆栄養プログラムの実施には, このような保健医療従事者の協力が不可欠であるため, 日ごろから協力体制を構築しておくことが重要となる.

3　民間企業

人々の健康志向の高まりに伴って, 多くの企業が健康に関連する商品やサービスを市場を通じて住民に提供している. 健康や環境問題は企業全体のイメー

Chapter
5

ジアップにつながるため，積極的に取り入れる企業が増加している．地域における公衆栄養活動としては，飲食店やスーパーマーケットなどにおいて提供される料理や惣菜などの栄養成分表示，ヘルシーメニューの提供，食塩や脂肪を低減した食品の販売などが行われている．

4 関係組織・団体

公衆栄養活動の関係組織・団体としては，前述した保健医療従事者組織やボランティア組織のほか，公衆衛生関係組織，運動関係組織などがある．健康増進法では「健康増進事業実施者は，健康教育，健康相談，その他国民の健康の増進のために必要な事業を積極的に推進するよう努めなければならない」と規定されている．

5 ボランティア

住民が地域ぐるみで問題を解決するために，関係する行政機関や団体，専門家の協力を得て自主的で組織的な活動を行っている組織としてボランティア組織がある．地域住民が健康的な生活を送るためには個人の自覚や努力によるところが大きいが，健康づくりは個人の努力だけでは解決できない問題も多く，ともに考え協力し合う人間関係をつくり，地域ぐるみで取り組む必要がある．ヘルスプロモーションではこうした住民活動を重視しており，公衆栄養プログラムの実施においても，各組織の連携・協働が大切になる．公衆栄養活動での代表的なボランティア組織としては，食生活改善推進員組織（⇨ COLUMN 参照）がある．

6 非営利団体（NPO）

企業やマスコミと違って利潤を追求することなくさまざまな活動を行う団体として NPO 組織がある．利潤を追求しないという性格から，より住民に密着した情報提供が行われるという反面，資金などの面から規模の拡大や活動の広がりが伴いにくいという制約もあるが，メンバーの創意工夫や熱意，草の根のネットワークにより健康・栄養に関する活動を行っている．

ボランティア
自分の知識・技能と時間に応じて，自発的に奉仕活動をする人のことをいう．

NPO
民間非営利団体（nonprofit-organization）の略．自発的な参加で，営利を目的としない組織．

COLUMN

食生活改善推進員組織

食育推進基本計画のなかにその活動が重要であると位置づけられている．組織は，市町村，都道府県，国レベルで組織化されており，通称をヘルスメイトというボランティア組織である．市町村および保健所などの行政機関が連携して，組織の育成支援に努めるとともに，自主性を尊重した活用を図っている．

食生活改善推進員は，子どもから高齢者まで全世代を対象に，地域で食育の普及啓発をし，食を通した健康づくりを推進している．活動方法は集会や対話・訪問で，おやこの食育教室，生活習慣病予防のためのスキルアップ事業，高齢者のための低栄養予防講座等を実施している．

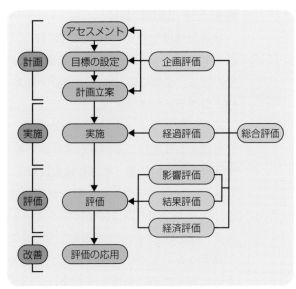

図 5-9　公衆栄養プログラム評価の種類と流れ

表 5-13　評価の種類と内容

企画評価	アセスメント，目標設定，計画立案までの評価 ●アセスメント：対象地域や集団のアセスメント・課題・原因の分析，優先順位など ●目標設定：目標（目的達成度），到達可能性，達成時期など ●実施計画：対象者の選定・実施方法，人材の確保，住民の参加度，関係機関や関係者との連携，要する費用や時間など ●評価：評価の目的，指標，デザイン，データ収集，評価体制，スケジュールなど
経過評価	プログラムの実行に伴うプロセスの評価
影響評価	短期的プログラムの効果の評価
結果評価	中・長期的プログラムの効果の評価
経済評価	プログラムの優先順位や効果などを経費の面から評価 費用効果分析，費用効用分析，費用便益分析等がある
総合評価	すべての評価を多面的に総合的に行う評価

6　評価の意義と方法

　評価はプログラムを見直し，改善するために行う．そのためには，適切な時期に評価を行うとともに，結果をフィードバックすることが重要である．

　評価結果を含めた公衆栄養プログラムの実施状況を報告書として公表すれば，その後の公衆栄養マネジメントに携わるスタッフの技術向上に役立つとともに，それをモデルとして各地域で実施される公衆栄養活動を効果的・効率的に展開できる．これらの評価の流れを**図 5-9**に，内容を**表 5-13**に示す．

1　企画評価

　プログラム実施前に，アセスメント，目標設定，実施計画，評価方法について評価する．これにより，実施前に見直しや改善を行うことができる．

2 経過（過程）評価

経過評価はプログラムの実行に伴うプロセスの評価であり，計画したプログラムの実施状況を把握し，課題や改善点を明らかにするために実施する．その結果，必要に応じて実施中のプログラムを修正することができる．

❶プログラムの進捗状況

運営アセスメントで検討された時間，人的・物的資源の活用，予算の使用が計画どおり進行しているかを評価する．

❷スタッフ・参加者・地域社会の反応

スタッフがプログラムをどの程度認識しているか，能力が生かされているか，スタッフ間の協力関係はできているか，などを評価する．プログラム参加者の反応は，参加状況（参加者数，参加率），満足度，などを評価する．また，プログラムの推進には住民参加が不可欠である．地域社会の反応は，参加しない住民も含めて地域社会がプログラムをどのように受け入れているか，などを評価する．

❸社会資源の活用状況

公衆栄養プログラムを有効かつ体系的に推進するには，地域の社会資源の把握，情報の共有化，連携・協働によるプログラム実施が重要となる．経過評価では，計画された社会資源が有効に機能しているか，連携体制が保たれているか，などを評価する．

社会資源
人々の生活の諸要求の充足や，問題解決の目的に使われる各種の施設，制度，機関，知識や技術などの物的，人的資源の総称．詳細は**表**5-11（p.150）参照．

3 影響評価

健康状況に影響を及ぼす行動やライフスタイルの変化，環境の変化など，プログラムの直接的な効果を評価するものである．後述する結果評価も含めて，プログラム終了後に行う評価であるが，評価指標と目標値は計画の段階において設定する．評価指標はプログラム実施後には変更できないが，プログラム実施の途中で新たな指標が見いだされることもありうる．

影響評価は，具体的には，①対象者の意識，知識，技術，態度，価値観，行動など，②対象者に影響を及ぼす対象者の所属する組織の反応，③周囲の支援や理解度，④社会資源の利用度の変化，⑤環境要因の改善，などを評価する．

4 結果評価

プログラムの成果を評価するもので，中・長期的な目標の達成状況検証のための評価である．対象集団の健康状態の変化，QOL の変化などが対象となる．多くの場合，結果評価には数年間のモニターが必要となる．特に慢性疾患対象のプログラムの場合は，リスクファクターが変化して，慢性疾患の罹患率がいかに変化したかを結果として見届けるには，かなりの時間を要する．

結果評価では，①罹患率・有病率，②医療費，③死亡率，④客観的・主観的健康度，⑤QOL を評価するための指標の変化，などを評価する．

5 経済評価

プログラムの実施には必ず経費を伴う．限られた経費の範囲内でプログラムを実施するには，優先順位をつけて効果的な方法を選択する必要も出てくる．経済評価は，このようなプログラムの優先順位や効果などを経費の面から評価するものである．

❶費用効果分析

費用効果は，そのプログラム実施にかかった全費用を算定するもので，複数のプログラムを用いて公衆栄養活動を行った場合，ある1単位の効果を得るために必要な費用を比較検討するものである．

❷費用効用分析

費用効果分析の効果の代わりに効用を用いて費用と比較する方法で，費用効果分析の一部とみなすこともできる．代表的な指標には，生存年数とQOLの両方を考慮した質調整生存年（QALY）がある．

❸費用便益分析

費用の効率性をみるもので，プログラムの実施に要した費用とその結果をもとに金額で評価し分析する方法である．費用便益分析では，結果について金額で評価するため，数種のプログラムのなかから最も投下費用当たりの便益（金額）が高いものを選ぶ場合などに役立つ．

6 総合評価

企画評価，経過評価，影響評価，結果評価，経済評価から多面的に総合的に行う評価である．たとえば，影響評価や結果評価が高くても，多額の費用がかかったため経済評価が低く，プログラム参加者や地域住民の満足度が低いなどの経過評価が低い場合は，総合評価は低くなり，プログラム全体の質を客観的に評価することができる．また，プログラムの改善を行うために，うまくいかなかった原因や理由を明らかにすることができる．

7 評価の実際

1 評価のデザイン

得られた結果の妥当性は評価デザインによって大きく左右される．妥当性の高い評価を行おうとすれば，それにふさわしい評価デザインを選ぶ必要がある．公衆栄養プログラムの評価を行う場合には，計画の段階からどのデザインで評価するのかを考慮しておかなければならない．評価デザインは，コントロール群の有無，無作為割付の有無，測定の回数などによって決まる．代表的なデザインは次のとおりで，図5-10にその内容を示す．

❶無作為化比較試験

プログラム対象者を乱数表やくじ引きなどで無作為に2群に分け，1つの群にはプログラムを実施し，もう1つの群には実施せず，この2つの群のプ

1単位
たとえば，生活習慣病のリスクを有する者を対象に2つの違った方法で指導を行った場合，それらにかかった経費をリスクが低減した者の数で除して，リスクが低減した者1人当たりに要した経費を算出する．

QALY
quality adjusted life years の略．質を考慮した生存年数で，単に延命だけでなく，その間のQOLが重要であることから，治療の成果を表す指標として用いられる．

Chapter
5

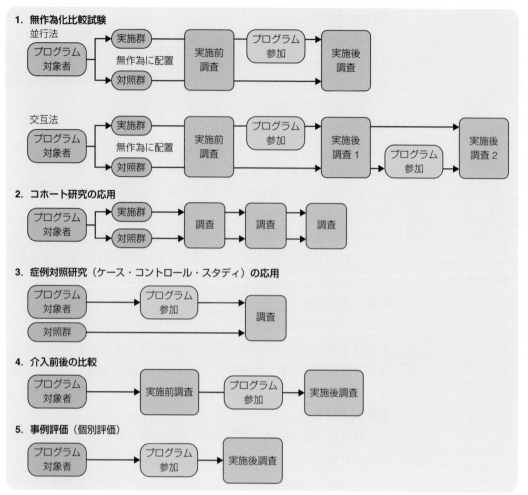

図 5-10　評価デザイン

ログラム実施前後の指標を比較検討することによってプログラムの効果を評価する方法である（並行法）．この2群は確率的には同じ集団と仮定してよいので，実施後の結果はほかのデザインと比べて信頼性，妥当性が最も高い．

　しかし，公衆栄養プログラムの場合，地域住民に平等にサービスを提供しなければならないことが多いため，対象者を無作為に割りつけることは難しい．その場合，並行法による比較が終了した時点で対照群にも実施群と同じプログラムを実施するとよい．この方法を交互法という．あるプログラムへの参加希望者が多くて数回に分けて実施しなければいけない場合には，交互法を採用すれば妥当性の高い評価デザインが得られる．

❷コホート研究の応用

　コホートはラテン語の cohors（集団）が語源で，時間を追って追跡・調査される特定の集団をいう．コホート研究は，目的とする疾病に罹患していな

い対象に, 仮説の因子に曝露した群と曝露しなかった群を設定して, 両群を追跡調査し, 疾病の発生状況を比較する研究である.

この方法を公衆栄養プログラム評価に応用する場合, 対象地域や集団でコホートを設定して追跡することにより, プログラム参加者と不参加者の指標に差が生じたか否かを比較して評価する. プログラム参加者の長期的な効果を評価する場合に応用できる.

❸症例対照研究（ケース・コントロール・スタディ）の応用

症例対照研究は, 対象とする疾病に罹患した人（症例群）と罹患していない人（対照群）の両集団に対して, 発症に関連しそうな要因の曝露状況を比較する方法で, 対照群は症例群と性, 年齢などをできるだけマッチさせる. 過去にさかのぼって調査するので, コホート研究に比べて時間や費用がかからないという利点があるが, さまざまな偏り（バイアス）が生じる危険がある.

この方法を公衆栄養プログラム評価に応用する場合, プログラム実施群とその対照として, 地域や職域, 性・年齢などの要因をマッチさせた集団を設定し, 両群の指標を比較することでプログラムの効果を評価する.

❹介入前後の比較

このデザインはプログラム実施前後の指標の変化を調べるもので, 対照群が不要なので比較的簡便な方法である. しかし, 指標の変化の要因が1つではない場合には, その差がプログラムだけによってもたらされたものか否かが不明のため, ほかのデザインと比較すると信頼性は低い.

たとえば, たばこ対策の一環として禁煙教室を開催し, 教室終了後の喫煙率が減少したとする. しかし, 禁煙のきっかけとしては, 教室参加のほかに喫煙の有害性を放映したテレビの視聴, 家族や友人の肺がんによる死亡, 公共施設での禁煙場所の増加など, 多くの要因が考えられる. このように対照群がないと, プログラムがどの程度寄与しているかの信頼性は低くなる.

2 評価事例

「健康日本21（第二次）」では, 具体的目標がおおむね10年間を目途として設定され, 主要な目標については継続的に数値の推移等の調査および分析とともに, 都道府県における健康状態や生活習慣の状況の差の把握が行われた. 目標設定から5年後には中間評価を, 目標設定から10年後には最終評価をすべての目標について行い, 目標を達成するための諸活動の成果を適切に評価したうえで, 新たな「健康日本21（第三次）」を策定した（⇨「Chapter 3 栄養政策」参照）.

第四次食育推進基本計画（2021〜2025年度）では, 第三次食育推進基本計画の取り組みや目標達成状況, 食育に関する情勢変化を踏まえ, 今後5年間で重点的に取り組む事項や目標を設定した. 具体的には, ①目標を達成しておらず, 引き続き目指すべき目標, ②目標は達成したが, 一層推進を目指す

バイアス
主なバイアスは次のとおり.
選択バイアス：観察する集団が母集団を正しく代表していないときに起こる偏り.
情報バイアス：観察するときに得られる情報が正しくないために起こる偏り.

第四次食育推進基本計画
第三次食育推進基本計画の進捗状況や食育をめぐる最近の動向, 第四次同計画の重点課題等についての検討結果を踏まえて, 2021年に第四次同計画の本文案が示され, パブリックコメント（国民からの意見募集）を経て食育推進会議により第四次同計画が決定された.

Chapter
5

べき目標，③今日新たに設定する必要がある目標を設定した（⇨「Chapter 3 栄養政策」参照）．

　メタボリックシンドロームに着目した特定健康診査・特定保健指導における評価（⇨ COLUMN 参照）は，ストラクチャー（構造）評価，プロセス（過程）評価，アウトプット（事業実施量）評価，アウトカム（結果）評価により行われる（⇨「Chapter 6 公衆栄養プログラムの展開」参照）．

　特定保健指導では「標準的な健診・保健指導プログラム（令和 6 年度版）」の中で，保健事業の実施に当たり，現状分析，計画の策定，健診の実施，保健指導対象者の選定・階層化・結果の通知，対象者の階層に応じた保健指導評価，次年度計画の策定，という一連の流れからなる PDCA サイクルの重要性が示されている．データヘルス計画では，保険者が医療費（レセプト）データと健診・保健指導データを突合することによりさまざまな分析を行い，分析結果から健診を含む各種保健事業を効果的・効率的に実施している．

アウトカム（結果）評価
第 4 期（2024 年度～）特定健診・特定保健指導に，特定保健指導の成果が出たことを評価対象とするアウトカム評価が導入される．これまでの介入量に応じたプロセス評価が見直された．

COLUMN

特定健康診査・特定保健指導における評価

ストラクチャー（構造）評価は，保健事業を実施するための仕組みや体制を評価するものである．具体的な評価指標としては，保健指導に従事する職員の体制（職種・職員数・職員の資質等），保健指導の実施に係る予算，施設・設備の状況，他機関との連携体制，社会資源の活用状況，保健指導の質向上の仕組み等がある．

プロセス（過程）評価は，事業の目的や目標の達成に向けた過程（手順）や活動状況を評価するものである．具体的な評価指標としては，保健指導の実施過程として，情報収集，アセスメント，問題の分析，目標の設定，方法（支援形態，教材，アプリケーション等の利用状況等），保健指導実施者の態度，記録状況等がある．

アウトプット（事業実施量）評価は，目的・目標の達成のために行われる事業の結果を評価するものである．具体的な評価指標としては，健診受診率，保健指導実施率，保健指導の継続率等がある．

アウトカム（結果）評価は，対象者の行動（態度，記録，満足度），事業の目的・目標の達成度，また，成果の数値目標を評価するものである．具体的な評価指標としては，個別のアウトカムとして肥満度や血液検査等の健診結果の変化，集団でのアウトカムとして生活習慣病有病者割合や予備群，死亡率，要介護率，医療費の変化等がある．また，職域では休業日数，長期休業率等がある．

Chapter **6**
公衆栄養プログラムの展開

S U M M A R Y

▶ 地域特性に対応したプログラムとして,「健康づくり」では,栄養・食生活と休養以外の領域（身体活動・運動,喫煙,飲酒,歯・口腔の健康）での取り組みを,「在宅療養・介護支援」および「健康・食生活の危機管理と食支援」等では,国の制度や指針と地域における活動事例を学ぶ.

▶ 食環境づくりのためのプログラムとしては,特別用途食品,特定保健用食品,栄養機能食品の活用や,栄養成分表示,健康づくりのための外食料理の活用等を学ぶ.

▶ 地域集団の特性別プログラムの展開として,ライフステージ別プログラムと生活習慣病ハイリスク集団のプログラムを学ぶ.

6-1. 地域特性に対応したプログラムの展開

1 健康づくり

1 健康づくり対策

従来，健康づくりの3要素は栄養・運動・休養といわれてきたが，「健康日本21」ではこれらに，“喫煙”，“飲酒”，食生活と密接な関係がある“歯の健康”などが追加された．ここでは，「健康日本21（第三次）」における生活習慣の改善に関する項目のうち，①身体活動・運動，②喫煙，③飲酒，④歯・口腔の健康の4分野について，対策の概要を述べる．

❶身体活動・運動対策

国民の身体活動や運動についての意識や態度を向上させ，身体活動量を増加させることを目標として，さまざまな対策が推進されている．

1）健康づくりのための運動指導者の養成

健康・体力づくり事業財団は，健康づくりのための運動を普及させる目的で，1988年から健康運動指導士を，1989年から健康運動実践指導者の養成を行ってきた．その後，「健康日本21」や医療制度改革などの中心課題である生活習慣病予防や介護予防の一翼を担うことのできる健康運動指導士が必要となり，2007年度から新しいカリキュラムで養成を始めた．

管理栄養士・栄養士が健康運動指導士の資格を取得するには，講習会（管理栄養士70単位，栄養士104単位）の受講と，認定試験での合格が必要である．

2）健康増進施設認定制度

厚生労働省は民間の健康増進施設を国民の健康づくりに活用するため，一定の条件を満たし，健康づくりのための運動などを安全かつ適切に行うことができる施設を「健康増進施設」（運動型，温泉利用型，温泉利用プログラム型）として認定している．認定を受けた施設のうち，厚生労働省の指定を受けた施設において医師の処方に基づいた運動療法や温泉療法を行った場合は，利用料金が医療費控除となるという特典がある．

❷喫煙対策

喫煙は，がんや循環器病など多くの疾患や，流・早産など妊娠に関連した異常の危険因子でもある．このような健康への影響は，喫煙者本人だけでなく，受動喫煙によって周囲にももたらされる．

令和元年国民健康・栄養調査結果によると，わが国の20歳以上の男性の喫煙率は27.1％であり，女性の喫煙率は7.6％で，経年的にみて低下傾向にある．WHOは1989年から5月31日を「世界禁煙デー」と定め，加盟国に対し喫煙対策の推進を呼びかけており，わが国では1992年度から，世界禁煙デーの

健康運動指導士
個々人の心身の状態に応じた，安全で効果的な運動を実施するための運動プログラムの作成および指導を行う者をいう．

健康運動実践指導者
医学的基礎知識，運動生理学の知識，健康づくりのための運動指導の知識・技能などをもち，健康づくりを目的として作成された運動プログラムに基づいて実践指導を行う者をいう．

5 月 31 日から 6 月 6 日までを禁煙週間とし，喫煙が及ぼす健康影響について普及啓発を進めている．

健康増進法の受動喫煙防止の規定に基づき，公共の場所や鉄道・飛行機などの輸送機関における分煙は進んだが，望まない受動喫煙の防止はさらに推し進める必要があった．そこで，2018 年に健康増進法の一部が改正され，学校，病院，児童福祉施設，行政機関等は敷地内禁煙，飲食店，商業施設，宿泊施設等は原則屋内禁煙として義務化された．同法は 2019 年には施設の類型や場所に応じて段階的に施行され，2020 年 4 月 1 日に完全施行された．

未成年者の喫煙防止策としては，たばこの広告規制や販売時の年齢の確認徹底などが行われている．また，禁煙プログラムの普及として，禁煙希望のあるニコチン依存症患者に対する一定期間の禁煙指導について診療報酬としてニコチン依存症管理料が算定されるほか，保健医療従事者が地域や職域での禁煙指導や保健指導に取り組むための教材として「禁煙支援マニュアル」が策定されている．

❸飲酒対策

飲酒は急性アルコール中毒や臓器障害などの原因となることがあり，成人の飲酒による健康影響と未成年者の飲酒が問題となっている．わが国のアルコール消費量は全体として減少傾向にあり，未成年者の飲酒割合も減少しているが，多量の飲酒者割合は男女とも改善しておらず，アルコール性精神病やアルコール依存症患者は増加傾向にある．そこで，2013 年にアルコール障害対策基本法が制定され，2016 年にアルコール健康障害対策推進基本計画が策定された．2023 年には，国民一人ひとりがアルコールに関連する問題への関心と理解を深め，自らの予防に必要な注意を払って不適切な飲酒を減らすために活用されることを目的として「健康に配慮した飲酒に関するガイドライン」が取りまとめられた．

❹歯・口腔の健康対策

歯科疾患は歯の喪失につながるため，食生活や社会生活等に支障をきたし，その結果，全身の健康に影響を与えるとされている．また，歯と口腔の健康は，単に食物を咀嚼するという機能面だけでなく，食事や会話を楽しむなど精神面からも重要であり，豊かな人生を送る基礎となるものである．

1989 年から厚生省（当時）と日本歯科医師会の提唱により 80 歳で 20 本の歯を保つことを目指した 8020 運動が開始された．2009 年には，「歯科保健と食育の在り方に関する検討会報告書」が取りまとめられ，「食を通して健康寿命を延伸するためには，その基盤となる小児期から高齢期に至るまで食べる器官である口腔の健康と関連させて健康づくりの視点から"食育"を推進していくことが重要である」とされた．さらに，地域における食育を推進する一助として，ひとくち 30 回以上噛むことを目標とした「噛ミング 30（カミングサンマル）」運動が提唱され，歯科保健分野からの食育が推進されている．

未成年者の喫煙
中学・高校生を対象とした令和 3 年度喫煙実態調査によると，この 30 日間に 1 日以上喫煙したものの割合は，中学 1 年男子 0.1%，女子 0.1%，高校 3 年男子 1.0%，女子 0.9%．平成 29 年度の同調査より有意に減少した．

Chapter
6

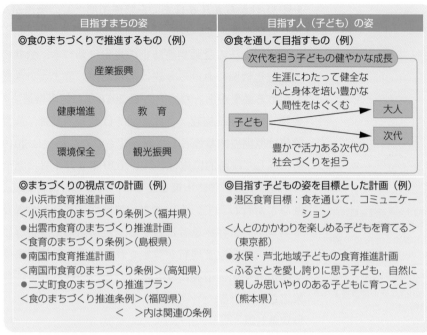

図6-1　食育推進の目指す姿（例）
（内閣府食育推進室：地域の特性を生かした市町村食育推進計画づくりのすすめ，2008）

2 取り組みの実際

　都道府県や市町村ではそれぞれの地域の実情に応じた健康づくり対策が進められている．ここでは，東京都の事例を取り上げる．

　東京都では，都民の健康増進と，オリンピック・パラリンピックのホストシティとして受動喫煙対策のさらなる推進のため，健康増進法の一部改正に先んじて，2018年6月に受動喫煙防止条例を制定した．この条例は，改正された健康増進法よりも規制が強く，従業員のいる飲食店は客席面積に関係なく原則として屋内禁煙，喫煙できるのは喫煙専用室のみとされ，都内の飲食店の8割強が対象となった．また，幼稚園，保育所，小・中・高校は屋外でも喫煙場所を設置できないなど，受動喫煙を自らの意思で防ぎにくい従業員と健康影響を受けやすい子どもの健康を守ることが重視されている．条例は段階的に施行され，2020年4月に全面施行された．

2 食　育

　既述のとおり，食育の推進は生涯にわたって健全な心身を培い，豊かな人間性をはぐくみ，健康で文化的な生活と豊かで活力ある社会の実現に寄与することを目的としており，最終的に人づくりとまちづくりを目指すものである（**図6-1**）．

　人づくりの観点からみると，食育基本法前文で「食育はあらゆる世代の国

民に必要なものであるが，子どもたちに対する食育は，心身の成長および人格の形成に大きな影響を及ぼし，生涯にわたって健全な心と身体を培い，豊かな人間性をはぐくんでいく基礎となるものである」とし，人間を育てること，すなわち"人づくり"が強調されている．

一方，まちづくりの観点からみると，食の現状は地域によって異なる．その土地の気候・風土，食物の生産，食習慣，健康状態，食文化など地理的，文化的，社会的，経済的，身体的，心理的因子が食生活に影響を及ぼしており，食の姿は地域の数だけある．地域の食を知ることは"食"を通じて地域を知ることであり，地域の特徴（よさ）を知ることで，地域への愛着を深め，次世代のための持続可能な社会の実現といった視点も現れる．

食育の取り組みは，保育所，学校，行政，関係団体・組織などの多様な関係者が連携・協力し，全国的規模で展開されている．食育推進の目指す姿を実現するには，地域の食の特徴を人，食，地域のつながりでとらえた，地域性を生かした取り組みが重要となる．特に市町村は，地域住民と密接にかかわっている立場にあり，食育が国民一人ひとりに浸透していくうえで重要な役割を担っている．

福井県小浜市は，地域の豊かな食に着目し，"食"を地域振興の核に置く「食のまちづくり条例」を制定した．まちの発展を支える人材の育成（人づくり）を基本理念に掲げ，保育所・幼稚園，小中学校における"義務食育"体制を構築するとともに，就学前の子どもを対象にした料理教室（ベビーキッチン，キッズキッチン）など，あらゆる世代を対象とした"生涯食育"の推進を図っている．また，食育による人づくり，地産地消，食文化の継承など7つの具体的目標の実践を目指した「食育文化都市」宣言を行い，「小浜市食育推進計画」の基本方針に位置づけている．

青森県鶴田町では全国で初めて「朝ごはん条例」を策定した．青森県が短命県であることや町民の食生活調査結果で朝食の欠食や夜食をとる子どもが多かったことから，"朝ごはんを食べよう"という運動が起こり，条例化につながった．「朝ごはん運動は私たち町民が主役」とし，私たち，子どもの保護者，地域，生産者，保育所・幼稚園・学校，町，に分けてそれぞれが努めることや取り組みを掲げ，朝ごはんをしっかり食べることにより健康長寿の町づくりを目指している．

3 介護予防，在宅療養，介護支援

介護を必要とする状態になっても安心して生活できるよう，高齢者の介護を社会全体で支える介護保険制度が2000年4月（第1期）にスタートした．

介護保険制度の仕組みは**図6-2**のとおりで，要介護認定を受けた加入者（被保険者）が介護サービスを受ける．介護費用は保険者（市町村）が介護事業者

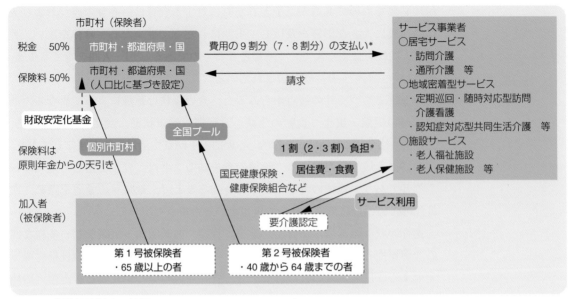

図6-2　介護保険制度の仕組み
* 一定以上所得者については，費用の2割負担（2015年8月施行）または3割負担（2018年8月施行）．

（厚生労働省老健局：介護保険制度の概要，2021をもとに作成）

に支払う．その財源は税金（50%）と加入者から徴収された保険料（50%）となっている．高齢化が一層進展するなかで制度の持続性を高めるために，3年ごとに制度の見直しが行われている．

1　主な制度改革の概要

❶予防重視型システムへの転換〔第3期（2006年度〜）〕

要介護者の介護給付と分けて，要支援者への給付を「予防給付」として新たに創設，要支援者のケアマネジメントなどを行う中核機関として地域包括支援センターの創設など

❷地域包括ケアシステムの実現〔第5期（2012年度〜）〕

医療・介護・予防・住まい・生活支援サービスが切れ目なく提供される地域包括ケアシステム（⇨ p.170，「6-1-4 地域包括ケアシステムの構築」参照）の構築を目指し，医療と介護の連携の強化，各市町村の判断で行う介護予防・日常生活支援総合事業（以下，総合事業）の創設など

❸地域支援事業の充実〔第6期（2015年度〜）〕

在宅医療・介護連携の推進などの地域支援事業の充実，総合事業の実施を全市町村で導入，一定以上の所得のある利用者の自己負担の引き上げなど

❹自立支援・重度化防止〔第7期（2018年度〜）〕

介護保険事業（支援）計画の策定・評価，財政的インセンティブの導入による保険者機能の強化，介護療養型医療施設の廃止（2018年3月，経過措置期間：6年間）に伴う介護医療院の創設，「地域福祉計画策定」の努力義務，所得の高い層の3割負担の導入，介護納付金への総報酬割の導入など

地域包括支援センター
高齢者の虐待防止や介護予防マネジメント，要支援者対象の介護予防支援業務を一体的に行う機関．保健師，主任ケアマネジャー，社会福祉士がおかれ，相互連携して業務を行う．

財政的インセンティブ
リハビリ職などとの連携による介護予防の実施，多職種参加の地域ケア会議を活用したケアマネジメントによる要介護状態の改善などの実績評価がなされ，保険者機能の発揮・向上が図られた場合に財政的なインセンティブ（交付金など）が付与される仕組み．

総報酬割
第2号被保険者の保険料納付の仕組み．医療保険のうち被用者保険の介護納付金をその被保険者の報酬額に比例して負担するもの．それまでの人数割で生じていた負担率のばらつきを解消するために変更された．

❺包括的な支援体制の構築〔第8期（2021年度〜）〕

　地域住民の複雑化・複合化した支援ニーズに対応し，地域共生社会の実現を図るための支援体制の構築，地域の特性に応じた認知症施策や介護サービス提供体制の整備など

　第9期（2024年度〜）では，高齢者人口がピークを迎える2040年を見据え，介護サービス基盤の計画的な整備，地域包括ケアシステムの深化・推進に向けた取り組み，介護人材の確保及び介護現場の生産性向上の推進について記載を充実させる方向で検討されている．

　現在の介護サービスの利用の流れは**図**6-3のとおりである．

2 **総合事業の実施**

　総合事業は，訪問型・通所型サービス（運動・口腔・栄養改善事業を含む），その他の生活支援サービス（栄養改善を目的とした配食サービスなど），介護予防ケアマネジメントを行う介護予防・生活支援サービス事業と，地域における住民主体の介護予防活動の育成・支援や，通所，訪問，地域ケア会議，住民運営の通いの場等へのリハビリテーション専門職（管理栄養士・栄養士を含む）等の関与の促進等を行う一般介護予防事業に分類され，高齢者本人へのアプローチだけではなく，地域づくりなどの高齢者を取り巻く環境へのアプローチも含めた形で実施される．市町村は地域の実情にあった事業を展開し，地域の支え合い体制づくりを推進し，要支援者等に対する効果的かつ効率的な支援等を可能とすることを目指す．

3 **在宅医療・介護の連携強化のための事業**

　切れ目のない在宅療養（在宅医療と在宅介護）の提供体制の構築を目指し，地域の医療・介護の資源把握，在宅医療・介護連携の課題の抽出と対応，医療・介護間の情報共有，24時間365日の在宅医療・介護サービス提供体制の構築，医療・介護サービス関係者の研修，地域住民への普及啓発等の実施，在宅医療・介護連携支援センター等の体制づくり等が全市町村で推進されている．

4 **栄養関係の介護報酬改定**

　介護報酬の改定は3年ごとに実施され，サービスの質の向上や介護職の処遇改善が図られてきた．2021年度介護報酬改定における管理栄養士・栄養士に関連する主な内容は以下のとおりである．

・介護保険施設における栄養ケア・マネジメントの強化：現行の栄養士に加えて管理栄養士の配置を位置づけるとともに，基本サービスとして，状態に応じた栄養管理の計画的な実施を求める．入所者全員への丁寧な栄養ケアの実施や体制強化等を評価する加算が新設された．

・通所介護等における栄養ケア・マネジメントの強化：管理栄養士と介護職員等の連携による栄養アセスメントの取り組み，認知症グループホームにおいて管理栄養士が介護職員等へ助言・指導を行い栄養改善のための体制づく

通いの場
住民が主体的に取り組み，高齢者であれば誰もが参加できる交流の場．体操や会食，趣味活動，農作業，ボランティア活動などを行う．月1回以上の定期的開催．

Chapter
6

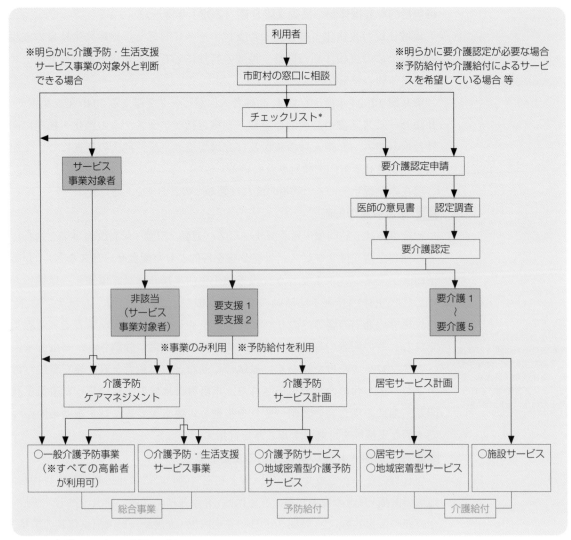

図 6-3　介護サービスの利用の流れ
* 表 6-1 参照.　　　　　　　　　　　　　　　（厚生労働省：介護予防・日常生活支援総合事業のガイドライン, 2015：2017 一部改正）

COLUMN

栄養ケア・ステーション取り組みの実際

日本栄養士会では，2018 年度から栄養ケア・ステーション認定制度を展開している.
この制度は，都道府県栄養士会のネットワークの一つとして，地域住民が栄養ケアの支援・指導を受けることのできる拠点となる事業所を「栄養ケア・ステーション」として認定し，栄養ケアのネットワーク体制を整備するものである. 地域密着型の栄養ケアの拠点として，地域住民をはじめ，自治体，健康保険組合，民間企業，医療機関，保険薬局などを対象に，栄養相談，特定保健指導，研修会講師，料理教室の開催等，食に関する幅広い事業が実施されている. 全国の都道府県でこの事業が展開されることにより，地域住民の健やかな生活を生涯にわたって支えることができる体制づくりを目指すことが期待されている.

表6-1　基本チェックリスト

No.	質問項目	回答	
1	バスや電車で1人で外出していますか	0. はい	1. いいえ
2	日用品の買い物をしていますか	0. はい	1. いいえ
3	預貯金の出し入れをしていますか	0. はい	1. いいえ
4	友人の家を訪ねていますか	0. はい	1. いいえ
5	家族や友人の相談にのっていますか	0. はい	1. いいえ
6	階段を手すりや壁をつたわらずに昇っていますか	0. はい	1. いいえ
7	椅子に座った状態から何もつかまらずに立ち上がっていますか	0. はい	1. いいえ
8	15分位続けて歩いていますか	0. はい	1. いいえ
9	この1年間に転んだことがありますか	1. はい	0. いいえ
10	転倒に対する不安は大きいですか	1. はい	0. いいえ
11	6カ月間で2〜3kg以上の体重減少がありましたか	1. はい	0. いいえ
12	身長　　　cm　体重　　　kg　（BMI＝　　　）		
13	半年前に比べて固いものが食べにくくなりましたか	1. はい	0. いいえ
14	お茶や汁物等でむせることがありますか	1. はい	0. いいえ
15	口の渇きが気になりますか	1. はい	0. いいえ
16	週に1回以上は外出していますか	0. はい	1. いいえ
17	昨年と比べて外出の回数が減っていますか	1. はい	0. いいえ
18	周りの人から「いつも同じ事を聞く」などの物忘れがあると言われますか	1. はい	0. いいえ
19	自分で電話番号を調べて，電話をかけることをしていますか	0. はい	1. いいえ
20	今日が何月何日かわからない時がありますか	1. はい	0. いいえ
21	（ここ2週間）毎日の生活に充実感がない	1. はい	0. いいえ
22	（ここ2週間）これまで楽しんでやれていたことが楽しめなくなった	1. はい	0. いいえ
23	（ここ2週間）以前は楽にできていたことが今はおっくうに感じられる	1. はい	0. いいえ
24	（ここ2週間）自分が役に立つ人間だと思えない	1. はい	0. いいえ
25	（ここ2週間）わけもなく疲れたような感じがする	1. はい	0. いいえ

該当基準	No.1〜20	No.6〜10	No.11〜12	No.13〜15	No.16	No.18〜20	No.21〜25
	10項目以上	3項目以上	2項目	2項目以上	1項目	1項目以上	2項目以上
	（複数項目に支障）	（運動機能の低下）	（低栄養状態）	（口腔機能の低下）	（閉じこもり）	（認知機能の低下）	（うつ病の可能性）

りを進めることが新たに評価される．

・居宅療養管理指導の見直し：当該事業所以外の他の医療機関，介護保険施設，日本栄養士会または都道府県栄養士会が設置・運営する「栄養ケア・ステーション」（⇨ COLUMN 参照）の管理栄養士による評価が追加された．

5　地域支援事業における栄養改善サービス

　市町村は，地域の実情に応じて訪問介護・通所介護の取り組みを行う．既存の介護事業所による既存のサービスに加えて，NPO，民間企業，ボランティアなど地域の多様な主体を活用して高齢者を支援している．栄養改善，リハビリ，口腔ケアなどの教室は，専門的サービスが必要な人には専門職によるサービスの提供を，それ以外は多様なニーズに応じ，多様な担い手による多様なサービスを提供することとなっている．第6期までの栄養改善サービスを継続している自治体もある．低栄養状態の判定は基本チェックリスト（**表6-1**）により行い，「6カ月間に2〜3kg以上の体重減少」，あるいは「BMI 18.5未満」により判定して栄養改善サービス計画の作成・実施・評価を行う．これは地域包括ケアの考え方を基本とし，高齢者が住みなれた地域で安心し

て生活を維持することができ，栄養改善により生活機能の低下を予防して要支援・要介護状態にならないように，あるいはその状態が悪化しないように，利用者の主体的な活動を支援することを目的としたものである．

"食べること"は身体の健康を維持するだけでなく，高齢者にとっては楽しみであり，食べるリズムが生活のリズムを作り，生体機能を向上して食欲を引き出し，生きる意欲につながるものである．さらに"食べること"に伴う生活行為への参加を通じてコミュニケーションの回復を図り，社会参加への意欲を促し，QOL を向上させる大切なものである．

高齢者の低栄養状態改善のために解決すべき課題は多岐にわたる．多職種協働によって，関連するサービスや身近な地域資源とを連携させ，栄養ケア・マネジメントのもとに栄養改善サービスを行うことが必要である．

6 取り組みの実際

広島市では，地元のプロ野球球団の OB 選手による「いきいき百歳体操」や「かみかみ百歳体操」の動画を作成し，地域の通いの場（⇨ p.167）での取り組みに活用している．

また，広島県栄養士会では，広島市等の委託を受けて栄養改善サービスとして，低栄養予防のための介護予防教室等に取り組んでいる．

4 地域包括ケアシステムの構築

少子高齢化が加速するなか，団塊世代が 75 歳以上となる 2025 年以降は，国民の医療や介護の需要が増えることが予想されることから，要介護状態となっても住み慣れた地域で自分らしい生活を最後まで続けることができるよう，それぞれの地域の実情に合った医療・介護・予防・住まい・生活支援が一体的に提供される地域包括ケアシステム（**図 6-4**）の構築を推進している．介護保険制度と医療保険制度の両分野から高齢者を地域で支えていく．

1 地域包括ケアシステム構築のプロセス

地域包括ケアシステムは，介護保険の保険者である市町村や都道府県が中心となり，地域の自主性や主体性に基づき地域の特性に応じて構築していくことが必要とされている．市町村では，介護保険事業計画の策定・実施を通じて，地域の特性に応じた地域包括ケアシステムを構築する（**図 6-5**）．

2 4つの「助」

地域包括ケアシステムの構築には，「自助」，「共助」，「互助」，「公助」という４つの「助」が連携し，生活課題を解決していくという取り組みが欠かせない．「自助」は高齢者自身が介護予防に取り組み自身のケアを行うこと，「互助」は家族や近隣住民，友人らとの支え合い生活課題を解決していくこと，「共助」は介護保険や医療保険サービスなどの制度化されている相互扶助，「公助」は生活困難者の支援を目的として行政が主導する生活保障制度や社会福祉制

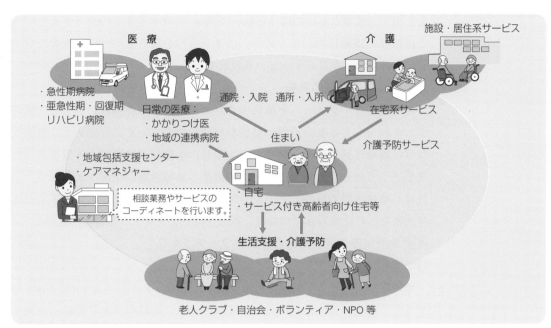

図 6-4　地域包括ケアシステム
地域包括ケアシステムは，おおむね 30 分以内に必要なサービスが提供される日常生活圏域（具体的には中学校区）を単位として想定.
（厚生労働省：地域包括ケア研究会報告書，2013 をもとに作成）

Chapter
6

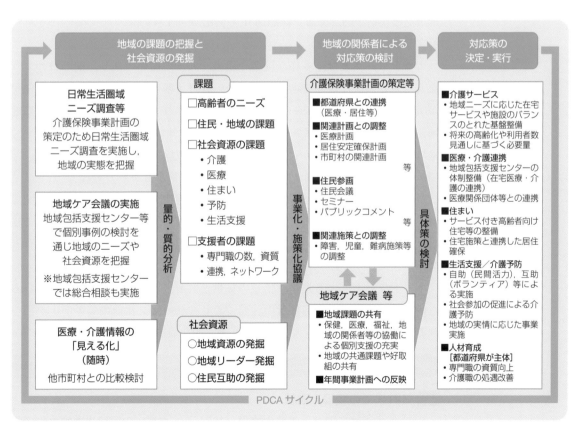

図 6-5　市町村における地域包括ケアシステム構築のプロセス（概念図）
（厚生労働省ホームページより）

度を指す．基礎となるのは「自助」であり，これを支えるのが「互助」，「互助」では難しい課題に対して「共助」により負担を減らし，さらに困難な課題に対して「公助」が対応するという流れである．

3 地域ケア会議の実施

地域包括ケアシステムを構築するためには，高齢者個人に対する支援の充実とそれを支える社会基盤の整備を同時に進めていく必要がある．地域ケア会議は地域包括支援センター等が主催し，多職種の協働による個別課題の解決を通じて地域支援ネットワークの構築，地域課題の把握などを行う．市町村は，地域課題の解決に必要な資源開発や地域づくり，介護保険事業計画への反映などの政策形成につなげ，地域包括ケアシステムの実現へとつなげる．

4 地域栄養ケアのためのネットワークづくり

❶地域栄養ケアの概念

地域は，あらゆる年齢層や健康レベル，生活スタイルの人々の生活の"場"であり，毎日の食生活がそこで営まれている．地域栄養ケアとは，地域で暮らす個人・家族・集団を対象に，ヘルスケアサービスの一環として，栄養面から健康への支援を行うことである．対象が個人であればその人なりに自立し質の高い生活を送ることができるよう，また，集団であれば集団全体の健康増進と疾病予防，介護予防を図り，QOL が向上するような支援を目指す．

❷ネットワークの形成

ネットワークとは，多様な機関や組織，人々の関係であり，網の目のような人と人とのつながりである．多（他）分野，多（他）職種の人と地域住民が交流して人的ネットワークができると，築かれたネットワークは，単に地域住民への円滑なサービスの提供だけでなく，地域づくりへと発展していく．地域の人々の問題意識が高まり，自己管理能力が形成されていくとともに，関係機関・組織等の連携・協働活動が円滑に進行するからである．

ネットワークの形成は，地域栄養ケアを推進する関係機関・団体等の関係者が集まり，ネットワーク形成の目的を明確にし，取り組み方法を全員で検討することから始まる．目的と課題の共有が最も重要な要素で，このプロセスを十分に行うことが，ネットワーク形成の成否につながる．

ネットワークによる連絡，情報の提供と共有，協議，調整，組織化といった活動が円滑に進み，関係者の仲間づくりやサービス機能の質の向上が図られると，地域栄養ケアシステムは相互補完的な機能を発揮できるようになる．

5 健康・食生活の危機管理と食支援

1 これまでの経緯と現状

1990 年代半ば，阪神・淡路大震災（1995 年）や堺市の腸管出血性大腸菌集団感染事件（1996 年）など，それまでの自然災害や感染症，食中毒事件の規

表 6-2　避難所における食事提供のための栄養の参照量

	避難所における食事提供の計画・評価のために当面の目標とする栄養の参照量（被災後 3 カ月以内）	避難所における食事提供の評価・計画のための栄養の参照量（被災後 3 カ月以降）
エネルギー	2,000 kcal	1,800～2,200 kcal
たんぱく質	55 g	55 g 以上
ビタミン B₁	1.1 mg	0.9 mg 以上
ビタミン B₂	1.2 mg	1.0 mg 以上
ビタミン C	100 mg	80 mg 以上

1 歳以上，1 人 1 日当たり.

模や概念を大きく超える事態が相次いで発生したことを受け，厚生省（当時）は 2000 年に地域保健法に基づく「地域保健対策の推進に関する基本指針」を改正し，地域における健康管理等の基本的方針を示した．翌 2001 年には「厚生労働省健康危機管理基本指針」と「地域における健康危機管理について―地域健康危機管理ガイドライン（以下，地域健康危機管理ガイドライン）」が策定された．

　2011 年，東日本大震災と原子力発電所事故という未曾有の大災害が発生した．原子力発電所事故により放射性物質の放出が起こり，食品の安全性が危惧されたため，厚生労働省は食品安全委員会による食品からの被曝基準を「生涯累積 100 ミリシーベルト」とした答申を受けて食品ごとの基準を策定した．また，避難所生活における食事提供の参考とするものとして，「避難所における食事提供の計画・評価のための栄養の参照量」を 4 月に，さらに「避難所における食事提供に係る適切な栄養管理の実施について」を 6 月に発出した．前者では，被災後 3 カ月までの段階で不足しやすい栄養素とエネルギーについて当面の目標とする栄養の参照量が，後者では，長期化する避難所生活で適切な栄養管理が行われるよう，被災後 3 カ月以降の評価のための参照量が示されている（**表 6-2**）．

　その後も小・中規模の地震や風水害，新型インフルエンザや新型コロナウイルス感染症の流行，口蹄疫被害など，さまざまな健康危機事例が相次いで発生し，それに対応した指針やガイドラインの改正が行われている．

2　健康・食生活の危機管理の定義と目的

　「地域保健対策検討会中間報告」（2005 年）では，健康危機管理は，「感染症，医薬品，食中毒，飲料水汚染その他何らかの原因により生じる国民の生命，健康の安全を脅かす事態に対して行われる健康危機の発生予防，拡大防止，治療等に関する業務のこと」と定義されている．この「その他何らかの原因」について「地域健康危機管理ガイドライン」では，自然災害，犯罪，放射線事故，大量殺傷型テロ事件などをあげている．ここでは，健康危機管理の対

シーベルト
放射線による人体への影響を表す単位.

象分野のうち，特に食生活と関連の深い業務について取り上げる．

　健康危機管理対策の目的は，国民の健康危機の発生および拡大の防止とともに，風評被害や精神的な不安による被害の拡大防止にある．そのなかで食生活の危機管理において中核的存在となる行政管理栄養士・栄養士は，いつ発生するかわからない健康・食生活危機に備え，平常時の取り組みが重要であるとともに，災害時は平常時以上の判断力や応用力など，より高度な専門的スキルの発揮が求められる．

3　関係指針等

❶地域保健対策の推進に関する基本的な指針

　国，都道府県，市町村が取り組むべき方向を示したものである．地域住民が安心して暮らすためには，都道府県や市町村は，地域における健康危機管理体制を確保するよう，また保健所は，地域保健の専門的・技術的・広域的拠点として地域における健康危機管理においても中心的役割を果たすべきである，とされている．行政管理栄養士・栄養士が担う健康危機管理については，「地域における行政栄養士による健康づくり及び栄養・食生活の改善の基本指針」（2013年）（⇨ p.56，**表 3-2**）を参照されたい．

❷地域健康危機管理ガイドライン

　保健所が各種の健康危機管理を行う際に共通して果たさなければならない事項などをまとめたものである．保健所に期待される役割は，地域の医療機関などの活動の調整，住民に対して必要なサービスを提供する仕組みづくり，健康危機に対して主体となること，と示されている平常時（健康危機の発生未然防止，健康危機発生時に備えた準備）と発生時（健康危機への対応，健康危機による被害の回復）に分けて業務が整理されている．

❸災害時の食生活支援活動ガイドライン等

　災害時における食料や水の確保は人々の命を守り，健康を保障するうえで欠かすことのできないものである．このため，食を通して被災者を支援し，被災者の健康の保持・増進を図るため，多くの地方自治体や日本栄養士会は，マニュアルやガイドラインを作成し，災害時の食生活支援の基準や指針を定めている．

　日本栄養士会は国立健康・栄養研究所と共同で，東日本大震災発生時に「災害時の栄養・食生活支援マニュアル」，管理栄養士・栄養士等専門職向けの解説資料，高齢者や妊婦・授乳婦，乳幼児などの特性に応じたリーフレットを作成した．また，日本公衆衛生協会は，行政の管理栄養士や職員が災害時に行う食生活の支援についてのガイドラインを作成している．

❹避難所における食事提供に係る適切な栄養管理の実施について

　厚生労働省は2011年，東日本大震災後，避難所における栄養不足の回避，生活習慣病の予防・改善，さらには生活の質の向上のため，食事提供の配慮

事項と評価・計画のための栄養の参照量を示した．その後，熊本地震（2016年）や西日本豪雨災害（2018年）の際にも被災県・市の性・年齢構成を勘案した参照量を同様に示している．食事の提供等の調整には行政管理栄養士が関与することや対象者の把握に基づいた計画の作成・評価を行うことなどの留意事項もあわせて示されている．

4 食支援の内容

健康危機管理として管理栄養士・栄養士が行う公衆栄養活動は，その内容や規模によって異なる．ここでは自然災害に対応した公衆栄養活動を取り上げる．

健康・食生活の危機管理と食支援は，平常時から備え，発生時には発生した災害等の状況や時間的な経過にあわせて，迅速に対応することが必要である．

平常時の公衆栄養活動としては，食生活支援マニュアルの策定，関係機関・団体とのネットワークの整備，給食施設を含めた関係者の研修，特定給食施設における災害時対策の指導，協力可能な関係団体の確保，食生活改善推進員などのボランティアの確保と資質の向上があげられる．また，住民への健康教育などを通じて，災害に対する危機意識を高めるとともに，非常用の食料や飲料水の備蓄を促すことも大切である．

一方，発生時には，情報収集，状況の把握，情報提供，被災者や栄養管理の必要な傷病者への食生活支援，管理栄養士・栄養士などの人材確保，二次被害の防止や原因究明などがある．しかし，被災地の状況や支援活動は，災害の種類，規模，時期，地区特性などさまざまな要因により影響を受け，各局面における課題は，災害の規模が甚大であるほど質的にも量的にも複雑化・増大化し，支援も長期にわたる．したがって，このような状況下での食支援活動は，被災者の食生活の早期平常化を図るため，多数の部局・関係機関・団体や専門職がそれぞれの機能を生かして強力な連携体制をとり，迅速で効果的な活動を行うことが重要である（図6-6）．管理栄養士・栄養士は，被災後の限られた人的・物的資源のなかで，他分野の専門職等と協力・協働し，より広い視野から専門性を発揮し，ニーズに応じた食生活支援を行うことが重要である．表6-3に，避難所における栄養改善対策の考え方と食支援例を示す．

また，原子力発電所の事故に際しては，食品や水等の放射能汚染に関する風評に対して国民の不安を解消し沈静化することは重要課題であり，国民に食の安心を得てもらうため，関係機関等と連携してエビデンスに基づいた情報発信を行っていく使命もある．さらに，医師，食品衛生監視員，放射能汚染に関わる専門家と連携し，食品・水の放射能汚染の実情と，その健康への影響について普及啓発していくことも課題となる．

食料や飲料水の備蓄
農林水産省は家庭用備蓄を促す啓発用パンフレット「災害時に備えた食品ストックガイド」を作成しており，そのなかで最低3日〜1週間分×人数分の家庭備蓄を勧めている．

Chapter
6

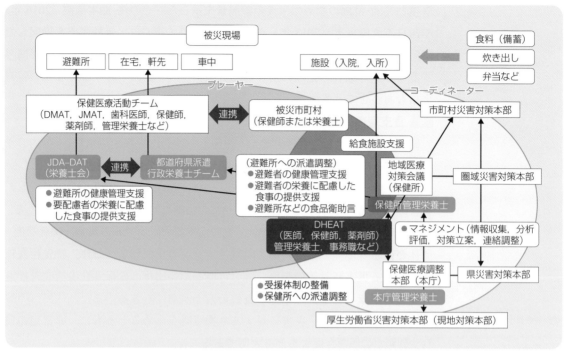

図 6-6　大規模災害時の栄養・食生活支援体制

（久保彰子・他：大規模災害時の栄養・食生活支援活動ガイドライン．日本公衆衛生協会，2019，p13 より）

表 6-3　避難所における栄養改善対策の考え方と食支援例

基本姿勢	1. 長期的視野をもちつつ，時期を逃さず対応する 2. 科学と実践（現状）の調整を図る→現場である程度の精度が確保できる方法で食事アセスメントの実施が必要→ 　自治体実施の被災地における健康・食生活調査結果を活用			
被災後の各時期での栄養改善対策の考え方	1カ月未満	1～3カ月未満	3～6カ月未満	6カ月以上
	●水分およびエネルギーの確保	●最低限の必要量の確保 ※体内貯蔵期間が短い栄養素等（エネルギー，たんぱく質，ビタミンB₁・B₂・C）の補給を優先 ●食事回数，食事量の確保 ●栄養素添加食品（強化米など）の利用も視野に入れる	●対象特性に応じた栄養素（カルシウム，ビタミンA，鉄）の摂取不足への配慮 ●エネルギーや特定の栄養素の過剰摂取への配慮 ●主食，主菜，副菜が揃う食事の確保	●生活習慣病の一次予防への配慮 ●各人の健康課題に対応した主食，主菜，副菜が揃う食事の確保
食支援例	●情報収集・状況把握・情報提供 ●庁（所）内体制整備・連絡調整 ●被災者への食支援体制整備 ●巡回栄養・食生活相談の実施 ●特別用途食品・病者用等食品の入手手配 ●避難所の栄養管理支援 ●派遣管理栄養士の活動体制支援 ●仮設住宅移行に伴う自立食生活支援	●地域の復旧状況および被災住民の健康・食生活状況の把握 ●長期健康・食生活活動の実施 ●災害対策マニュアルおよび体制の評価・改善 ●情報の共有化		

（厚生労働省：避難所における栄養改善対策の考え方，2011 より作成）

5 取り組みの実際

2011年に発生した東日本大震災では，災害対策基本法第30条に基づき，被災県・市から医師や保健師，栄養士等の派遣要請があり，全国各地から参集した行政管理栄養士・栄養士が現地活動を行った．また，自衛隊，栄養士会などの関係団体・組織，食生活改善推進団体，一般国民などが力を結集して被災者に対する食生活支援活動を行った．その内容は，①食事・栄養確保のため避難所の避難者数や電気・水，食器・食具などの実態把握，避難所での炊き出し，特定給食施設の被害状況調査，仮設住宅やその周辺地域での巡回栄養講習会の開催など，②慢性疾患・要介護・感染症等の対策のために，避難所生活者に対する巡回栄養相談，健康診査後の栄養相談，栄養補助食品・かゆ類・アレルギー患者へのアレルギー用食品の配布などである．

その後も各地で起きた大規模災害等において，このような食生活支援活動は，現地に入った災害時保健医療支援活動チーム（DHEAT）や日本栄養士会災害支援チーム（JDA-DAT）によっても行われている．

6-2. 食環境整備のためのプログラムの展開

1 食物・食情報へのアクセスと食環境整備

適切な情報の提供や食物選択の幅を広げることなど個々人の健康づくりを支援する環境づくりが重要であることから，2004年に「健康づくりのための食環境整備に関する検討会」により，より健康的な食物選択を可能にするための食環境づくりの整備が提唱された（図6-7）．

食環境とは，食物へのアクセスと情報へのアクセス，ならびに両者の統合を意味する．個人や集団の食行動の変容を促し，栄養状態・栄養素・食物摂取レベルを向上させるためには，食環境の整備が重要である．

食物へのアクセスとは，食物がどこで生産・加工され，流通され，食卓に至るかという食物生産・提供のシステムを意味する．すなわち，食物へのアクセス面での整備により，人々はより健康的な食物を入手しやすい環境を整えることができる．具体的には，健康に配慮した外食メニューの提供，配食サービス，栄養管理された給食の提供などを通じて取り組まれている．

情報へのアクセスとは，地域における栄養や食生活関連の情報，ならびに健康に関する情報の流れ，そのシステム全体を意味する．情報の受発信の場は，保育所・学校・職場，保健・医療・福祉・社会教育機関，マスメディア，インターネットと多様であり，国内にとどまらず海外にも及ぶ．したがって，さまざまな場から発信される情報が正確であり，住民が混乱しないような情

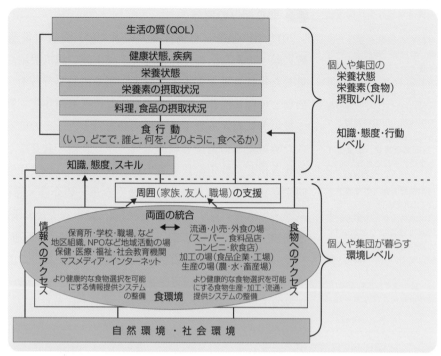

図 6-7　健康づくりと食環境との関係

（厚生労働省：健康づくりのための食環境整備に関する検討会報告書, 2004）

報発信の仕組みづくりや，情報入手が困難な人に対してのアクセス面の整備が地域社会全体，国全体として取り組まれている．

　また，住民がより健康的な食物選択を可能にするため，食物へのアクセスと情報へのアクセスの両方を統合した整備が進められている．食品表示法に定められた食品関連事業者等による栄養成分表示・アレルギー表示の活用や，給食サービス企業，飲食店等による栄養成分表示の推進等により，住民自らが情報を得ることが可能となる．このように健康的な食物と適切な情報の両方を入手することで健康づくりのための食環境が整備され，住民自らが食生活への知識，態度，スキルを高め，個人や集団の栄養状態の改善につながり，ひいては国民の健康づくり，QOL の向上に寄与するものと考えられる．

　厚生労働省は，2021 年に「自然に健康になれる持続可能な食環境づくりの推進に向けた検討会」報告書を公表した．ここに掲げられた取り組みは，持続可能な開発目標（SDGs）の達成にも資するものとし，産学官等連携で，活力ある持続可能な社会の実現を目指し，食環境づくりを推進していくことが示されている（⇨ p.179，COLUMN 参照）．

2　栄養成分の表示の活用

　栄養成分表示は，健康づくりに役立つ重要な情報源である．食品に含まれている栄養成分やその量を知ることにより，食品を適正に選択し，栄養素を

過不足なく摂取することができれば，健康の維持・増進，生活習慣病の発症・重症化予防を図ることにつながる．消費者が栄養成分表示の情報を正しく理解して活用することができるよう，管理栄養士・栄養士には，望ましい食事や必要とされる栄養成分とその表示の意味を普及啓発し，消費者の食品を選択する力を高めていく役割が求められる．

2009 年の消費者庁設置に伴い，それまで食品衛生法，JAS 法及び健康増進法にまたがっていた許認可業務の一元化が図られた．さらに 2015 年に食品表示法が施行され，食品に関する表示についても一元化が図られた．食品を摂取する際の安全性の確保および一般消費者の自主的かつ合理的な食品選択の機会の確保，食品の生産・流通の円滑化，食品生産の振興に寄与することを目的としている．なお，法律は消費者庁が所管する．

食品表示法の施行により，健康増進法および食品衛生法の規定に基づく栄養表示基準およびアレルギー表示等は食品表示基準に完全に移行した．

1 栄養成分表示

容器包装に入れられた一般用加工食品及び添加物には，食品表示基準に基づき，栄養成分の量及び熱量の表示（栄養成分表示）が義務づけられる．ただし，消費税法第 9 条に規定する消費税を納める義務が免除される事業者が販売する物など，表示を省略できる場合もある．

【義務表示】熱量，たんぱく質，脂質，炭水化物，食塩相当量

【推奨表示】飽和脂肪酸，食物繊維

【任意表示】糖類，糖質，コレステロール，ビタミン類，ミネラル類，n-3 系脂肪酸，n-6 系脂肪酸

【その他】食品表示基準に定められていない成分（ポリフェノールなど）も，線で区切って食品表示基準に規定された成分と異なることがわかるようにしてあれば表示可能．なお，トランス脂肪酸の含有量を表示する場合には，

食品表示法
食品関連事業者が販売する食品の表示基準の策定・変更（名称，アレルゲン，保存方法，消費期限，原材料，添加物，栄養成分の量および熱量，原産地その他食品関連事業者が遵守すべき事項），食品関連事業者による食品表示基準の遵守，不適正な表示に関する措置等を定めている．

食品表示基準
食品を安全に摂取し，自主的かつ合理的に選択するために定められた基準．従来の 58 本の基準が 1 つに統合された．

栄養成分表示における食塩相当量
ナトリウム塩を添加していない食品にのみ，ナトリウムの量を併記することができる．

栄養成分表示におけるトランス脂肪酸
トランス脂肪酸を表示する場合，表示の順番は，飽和脂肪酸，トランス脂肪酸，コレステロールとなる．n-3 系脂肪酸や n-6 系脂肪酸を表示する場合には，飽和脂肪酸とトランス脂肪酸の間に n-3 系，n-6 系の順で表示する．

COLUMN

自然に健康になれる持続可能な食環境づくりの推進

「自然に健康になれる持続可能な食環境づくりの推進に向けた検討会」報告書（2021 年）では，「食環境づくりの方向性」として，①「食塩の過剰摂取」，「若年女性のやせ」，「経済格差に伴う栄養格差」について重要な栄養課題として取り組むこと，②健康関心度等の程度にかかわらず，誰もが自然に健康になれるよう，事業者による栄養面・環境面に配慮した食品の開発，販促，広報活動等を，産学官等が連携して推進することなどが示された．厚生労働省は 2021 年，産学官の連携による健康的で持続可能な食環境づくりを本格始動させるため，「健康的で持続可能な食環境戦略イニシアチブ」を立ち上げた．産業界（事業者）は食品開発や流通，広報活動など，学術関係者は研究，取り組みの進捗評価，人材の育成など，国は体制整備や調整などを担う．産学官等連携によるこうした取り組みにより，食環境づくりが効果的に進み，国民の健康寿命の延伸を通じて，活力ある持続可能な社会が構築されていくことが期待される．

栄養成分表示〔1袋（○g）当たり〕				
熱量	○ kcal	コレステロール	○	mg
たんぱく質	○ g	炭水化物	○	g
脂質	○ g	食塩相当量	○	g
― 飽和脂肪酸	○ g			
― n-3 系脂肪酸	○ g	ポリフェノール	○	mg
― n-6 系脂肪酸	○ g			
― トランス脂肪酸	○ g			

図 6-8　栄養成分表示の表示例

表示義務事項に加えて，飽和脂肪酸およびコレステロールの含有量をあわせて枠内に表示する（**図 6-8**）.

また，栄養強調表示（例：低，減，無，強化など）には，コーデックスの考え方を取り入れた相対表示が導入され，新規に無添加強調表示も導入された.

コーデックス
国際的な食品規格.

相対表示
他の食品と比べて栄養成分の量や割合が多い（少ない）ことを強調する表示のこと.

2　アレルギー表示

アレルギー物質を含む食品に起因する健康危害に対応する必要から，過去の健康危害等の程度，頻度を考慮し，特定原材料を定め，特定原材料を含む加工食品，特定原材料由来の添加物を含む生鮮食品の一部及び特定原材料に由来する添加物について表示が求められている.重篤度，症例数の多い 8 品目（特定原材料）は表示を義務づけし，過去に一定の頻度で健康危害が見られた 20 品目（特定原材料に準ずるもの）は表示を推奨している.

くるみ
アレルギー症例数が増加していることなどから，令和5 年 3 月に食品表示基準が改正され，特定原材料に追加された.

【表示義務】8 品目―えび，かに，くるみ，小麦，そば，卵，乳，落花生
【表示を推奨】20 品目――アーモンド，あわび，いか，いくら，オレンジ，カシューナッツ，キウイフルーツ，牛肉，ごま，さけ，さば，大豆，鶏肉，バナナ，豚肉，まつたけ，もも，やまいも，りんご，ゼラチン

3　特別用途食品等の活用

健康食品とは，一般的に，健康に良いことをうたった食品全般のことをいう.国が定めた安全性と効果に関する基準などに従って機能性が表示されている食品は「保健機能食品」といい，「特定保健用食品」，「栄養機能食品」，「機能性表示食品」の 3 種類がある（**図 6-9**）.

1　特別用途食品

特別用途食品は，健康増進法に基づき，乳児用，妊産婦用，病者用など特別の用途に適するものとして販売する食品に，内閣総理大臣の許可（消費者庁長官に許可権限委任）を受けて適する旨の表示をした食品をいう（**図 6-10**）.許可（承認）された食品には，許可（承認）証票がつけられる.

2　特定保健用食品

特定保健用食品は，1991 年に制度化されたもので，健康増進法に基づく特

特定保健用食品の許可マーク

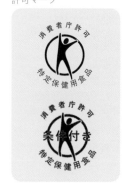

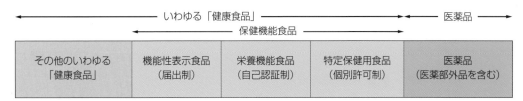

図 6-9　健康食品と医薬品

（厚生労働省ホームページより）

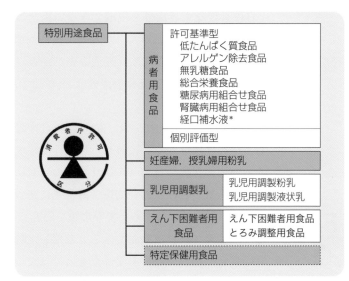

図 6-10　特別用途食品の分類
＊2023 年 5 月追加.

（消費者庁ホームページより）

個別許可型
個々の製品ごとに審査して許可するものをいう.

規格基準型
定められている規格基準に適合しないと許可されないものをいう.

疾病リスク低減表示
"疾病○○にかかるリスクを低減するかもしれません"などの表示. 現在, カルシウムと葉酸が表示を認められている.

条件付き特定保健用食品
特定保健用食品のうち, 食生活において特定の保健の目的で摂取をするものに対し, その摂取により当該保健の目的が期待できる旨について条件付きの表示をする食品.

別用途食品として位置づけられているが, 証票は他の特別用途食品とは区別されている. 身体の生理学的機能などに影響を与える保健効能成分（関与成分）を含み, 健康の維持増進に役立ち, 特定の保健の用途に適するものとして, 安全性や有効性が認められた食品である. 具体的には, お腹の調子を整える, コレステロールの吸収を抑える, う歯（むしば）の原因になりにくいなどの保健機能成分を含む食品である. 食品形態の制限はなく, 錠剤やカプセルなど通常の食品の形態でない食品も含め, すべての食品が許可の対象となる.

　従来, 特定保健用食品は, 従来から個別に審査し総合的に適正と認められるものに表示が許可される個別許可型であった. 正確な情報提供をさらに推進する観点から, 2005 年に制度が見直された. 1 つは, 許可件数が多く科学的な根拠が蓄積したものについては, 個別に審査せず規格基準の適合の有無により許可する規格基準型の特定保健用食品の創設, 2 つには, 科学的根拠が医学的・栄養学的に広く認められ確立されているものにかぎり, 疾病リスク低減表示の容認, 3 つには, 科学的根拠のレベルには届かないものの一定の有効性が確認される食品について条件付き特定保健用食品制度が創設されたことである. 条件付き特定保健用食品には, 「△△を含んでおり, 根拠は必ずしも

181

確立されていないが，保健の用途○○に適している可能性がある」など，限定的な科学的根拠である旨の表示が条件とされる．1993 年に表示許可第 1 号の食品が誕生してから 2023 年 8 月現在で 1,052 件の食品が許可を受けている．

3 栄養機能食品

栄養機能食品は，身体の健全な成長，発達，健康の維持に必要な栄養成分の補給・補完を目的とした食品である．通常の食生活を行うことが難しく，1 日に必要な栄養成分を摂取できない場合等に利用される．特定保健用食品とは異なり，内閣総理大臣が定めた規格基準や表示基準に適合すれば，許可申請や届出の必要はなく，製造販売ができる自己認証制の食品である．現在，表示を行うことができる栄養成分は 20 種類である．

4 機能性表示食品

疾病に罹患していない者〔未成年者，妊産婦（妊娠を計画している者も含む）および授乳婦を除く〕に対し，機能性関与成分によって健康の維持増進に資する特定の保健の目的（疾病リスクの低減に係るものを除く）が期待できる旨を事業者の責任において科学的根拠に基づいて容器包装に表示する食品である．当該食品に関する必要な事項を販売日の 60 日前までに消費者庁に届け出て，受理されれば販売できる．ただし，特定保健用食品とは異なり，消費者庁長官の個別の許可を受けたものではない．なお，特別用途食品，栄養機能食品，アルコールを含有する飲料，ナトリウム・糖分等を過剰摂取させる食品は除く．

5 その他のいわゆる「健康食品」

その他のいわゆる「健康食品」とは，国が保健効果や健康効果等の表示を認めていない製品（一般食品）を指している．日本健康・栄養食品協会が食品の品質・規格を保証する JHFA マーク，安全性評価（自主点検）に関して一定の水準に達していることを確認した自主点検認証登録マークをつけている食品も提供されるようになった．

4 「健康な食事」の普及啓発

厚生労働省は 2015 年，日本人の長寿を支える「健康な食事」についての理解を深め，取り組みやすい環境を整備するため，「健康な食事」のあり方をとりまとめた．また，健康な心身の維持・増進に必要とされる栄養バランスを確保する観点から，1 食に主食・主菜・副菜を組み合わせた食事を推奨するシンボルマークが示され，その活用が呼びかけられた（個別商品への貼付不可）．さらに，生活習慣病予防や健康増進の観点から，栄養バランスのとれた食事の普及がさまざまな食事の提供場面で一層の工夫や広がりをもって展開されるよう，生活習慣病予防その他の健康増進を目的として提供する食事の目安が提示された（**表6-4**）．

自己認証制
許可を必要とせず，食品業者が自己の責任において栄養成分が基準を満たしていることを証明するもので，これに該当するのは，栄養機能食品および栄養表示基準制度である．

栄養機能食品表示の対象となる 20 種類の栄養成分
n-3 系脂肪酸，ナイアシン，パントテン酸，ビオチン，ビタミン A，ビタミン B_1，ビタミン B_2，ビタミン B_6，ビタミン B_{12}，ビタミン C，ビタミン D，ビタミン E，ビタミン K，葉酸，亜鉛，カリウム，カルシウム，鉄，銅，マグネシウム

JHFA マーク（上）と安全性自主点検認証登録マーク（下）

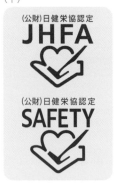

「健康な食事」のシンボルマーク

円を三分割して 3 つの料理（主食，主菜，副菜）を表現している．主食（料理 I）は代表的な米を稲穂で，主菜（料理 II）はたんぱく源となる魚を主材料としていることから魚のうろこをモチーフにした絵柄，副菜（料理 III）は野菜の葉をイメージしている．また，それぞれのパーツは，黄色，赤色，緑色で表現されている．

表6-4　生活習慣病予防その他の健康増進を目的として提供する食事について（目安）

	一般女性や中高年男性で，生活習慣病の予防に取り組みたい人向け [650 kcal 未満]	一般男性や身体活動量の高い女性で，生活習慣病の予防に取り組みたい人向け [650〜850 kcal]
主食 （料理Ⅰ）の目安	穀類由来の炭水化物は 40〜70 g	穀類由来の炭水化物は 70〜95 g
主菜 （料理Ⅱ）の目安	魚介類，肉類，卵類，大豆・大豆製品由来のたんぱく質は 10〜17 g	魚介類，肉類，卵類，大豆・大豆製品由来のたんぱく質は 17〜28 g
副菜 （料理Ⅲ）の目安	緑黄色野菜を含む 2 種類以上の野菜（いも類，きのこ類・海藻類も含む）は 120〜200 g	緑黄色野菜を含む 2 種類以上の野菜（いも類，きのこ類・海藻類も含む）は 120〜200 g
牛乳・乳製品，果物の目安	牛乳・乳製品及び果物は，容器入りあるいは丸ごとで提供される場合の 1 回提供量を目安とする. 牛乳・乳製品：100〜200 g 又は ml（エネルギー150 kcal 未満*） 果物：100〜200 g（エネルギー100 kcal 未満*） * これらのエネルギー量は，650 kcal 未満，または 650〜850 kcal に含めない.	
料理全体の目安	〔エネルギー〕 ○料理Ⅰ，Ⅱ，Ⅲを組み合わせる場合のエネルギー量は 650 kcal 未満 ○単品の場合は，料理Ⅰ：300 kcal 未満，料理Ⅱ：250 kcal 未満，料理Ⅲ：150 kcal 未満 〔食塩〕 ○料理Ⅰ，Ⅱ，Ⅲを組み合わせる場合の食塩含有量（食塩相当量）は 3 g 未満（当面 3 g を超える場合は，従来品と比べ 10%以上の低減） ○単品の場合は，食塩の使用を控えめにすること（当面 1 g を超える場合は，従来品と比べ 10%以上の低減） ※1 エネルギー，食塩相当量について，見えやすいところにわかりやすく情報提供すること ※2 不足しがちな食物繊維など栄養バランスを確保する観点から，精製度の低い穀類や野菜類，いも類，きのこ類，海藻類など多様な食材を利用することが望ましい	〔エネルギー〕 ○料理Ⅰ，Ⅱ，Ⅲを組み合わせる場合のエネルギー量は 650〜850 kcal 未満 ○単品の場合は，料理Ⅰ：400 kcal 未満，料理Ⅱ：300 kcal 未満，料理Ⅲ：150 kcal 未満 〔食塩〕 ○料理Ⅰ，Ⅱ，Ⅲを組み合わせる場合の食塩含有量（食塩相当量）は 3.5 g 未満（当面 3.5 g を超える場合は，従来品と比べ 10%以上の低減） ○単品の場合は，食塩の使用を控えめにすること（当面 1 g を超える場合は，従来品と比べ 10%以上の低減） ※1 エネルギー，食塩相当量について，見えやすいところにわかりやすく情報提供すること ※2 当該商品を提供する際には，「しっかりと身体を動かし，しっかり食べる」ことについて情報提供すること

（厚生労働省：生活習慣病予防その他の健康増進を目的として提供する食事の目安の普及について，2015）

Chapter 6

　これらの通知，目安を活用，展開するものとして，日本栄養改善学会や日本高血圧学会など複数の学協会でつくる「健康な食事・食環境コンソーシアム」が，「健康な食事・食環境」認証制度を 2018 年にスタートさせた．この制度では，スマートミールを継続的に，健康的な環境で提供する飲食店や事業所が認証される．　以上の取り組みは，「健康日本 21」に基本的な方向として掲げる健康寿命の延伸に向けて，個人の食生活の改善と社会環境の整備を推進することを目的としたものである．

スマートミール
「健康な食事・食環境」認証制度において推奨される「健康づくりに役立つ栄養バランスのとれた食事」のこと.

6-3. 地域集団の特性別プログラムの展開

1　ライフステージ別

1　妊娠期・授乳期，新生児期・乳幼児期

❶現状とその背景

　この時期の公衆栄養プログラムは，母子保健対策として，思春期から妊娠，出産，育児という一連の過程のなかで母性がはぐくまれ，乳幼児が心身ともに健やかに育つことを目的として推進されており，生涯を通じた健康づくりの出発点としてその対策は極めて重要である．

　わが国における母子保健対策は，1947年からは児童福祉法に，1965年からは母子保健法により，総合的・体系的な保健対策として推進されてきた．1994年には地域保健法の制定を受けて母子保健法が改正され，健康診査などの基本的対策として住民に身近な保健サービスは市町村が行い，未熟児などの専門的対策は保健所が行うことになった．

　進んでいく少子化対策は国の重要課題であり，1994年に「エンゼルプラン」が，1999年には「新エンゼルプラン」が策定された．しかし，少子化はさらに進展し，2003年に「少子化社会対策基本法」と「次世代育成支援対策推進法」が成立した．2004年には「少子化社会対策大綱」とその実施計画である「子ども・子育て応援プラン」が，2010年には，この2つを一体化した「子ども・子育てビジョン」が策定された．それまでの「少子化対策」から「子ども・子育て支援」に視点を移し，社会全体で子どもと子育てを支えていこうとするものである．おおむね5年ごとに見直しを行うとされ，2015年には若い世代の結婚，出産，子育ての希望をかなえることを基本的な目標とした，新たな少子化社会対策大綱が策定された．2022年には，こども施策を社会全体で総合的に，強力に推進していくための包括的な法律「こども基本法」が成立し，2023年にはこども家庭庁が設置された．これに基づき，従来の「少子化社会対策大綱」，「子供・若者育成支援推進大綱」及び「子供の貧困対策に関する大綱」を一元化し，さらに必要なこども施策を盛り込んだこども施策として「こども大綱」が策定される．

　食育の視点からは，2004年に「楽しく食べる子どもに〜食からはじまる健やかガイド〜」，「楽しく食べる子どもに〜保育所における食育に関する指針〜」がまとめられた．保育所保育指針，幼稚園教育要領においては，2008年改定時に「食育基本法」の制定（2005年）を踏まえて食育推進に関する項目が強化，追加された（直近では，2017年に改定）．また，2010年に「児童福祉施設における食事の提供ガイド」，2012年に「保育所における食事の提供ガイドライン」

少子化
女性の就業者数の増加，核家族化，住宅事情，経済事情などの環境の変化に伴い，出生数は減少した．一方では，医療技術の進歩などにより，平均寿命が伸び，高齢化社会となった．このような背景から少子化という言葉が生まれた．

少子化社会対策基本法
少子化に対処するための施策を総合的に推進するために制定された法律．この法律に基づき，内閣府に全閣僚によって構成される少子化対策会議が設置された．

次世代育成支援対策推進法
同法に基づく行動計画策定指針のなかに，子どもの健康の確保・増進の観点から"食育"の推進が盛り込まれている．10年間の時限立法であったが，2014年の法改正によりさらに10年延長された．

少子化社会対策大綱
少子化社会対策基本法に基づく総合的，長期的な少子化に対処するための施策の指針．2004年，2010年（子ども・子育てビジョン），2015年に策定されている．

が作成され，子どもの生活の場である施設の給食のあり方が示されている．

母子保健対策としては，2000 年に 21 世紀の母子保健の取り組みの方向性と目標を示した「健やか親子 21」（2015 年より「健やか親子 21（第二次）」）が策定された．さらに，2006 年に低出生体重児の増加を踏まえて「妊産婦のための食生活指針」（2021 年より「妊娠前からはじめる妊産婦のための食生活指針」⇨ p.85 参照）が，2007 年には「授乳・離乳の支援ガイド」が作成された．

2018 年 12 月，成育過程にある者とその保護者，ならびに妊産婦に対して必要な成育医療等を切れ目なく提供することを目的とした「成育基本法」が成立した．社会的，経済的な状況にかかわらず，安心して子供を生み育てることができる環境の整備などが基本理念に掲げられており，基本的施策の 1 つ「教育及び普及啓発」において食育が実施される．

成育基本法
正式名称は，「成育過程にある者及びその保護者並びに妊産婦に対し必要な成育医療等を切れ目なく提供するための施策の総合的な推進に関する法律」.

❷主な関係プラン・指針

1）健やか親子 21

「健やか親子 21」は，母子保健の国民運動計画で，少子化対策としての意義と，「健康日本 21」の一翼を担うという意義があり，「健康日本 21」と同様にヘルスプロモーション（⇨「Chapter 3 栄養政策」参照）の理念に沿って進められた．2001〜2014 年を計画期間とし，2013 年に行われた最終評価では設定した 69 指標（74 項目）の約 8 割で一定の改善がみられたと評価された．

2015 年度から始まった「健やか親子 21（第二次）」（2015〜2024 年度）では，10 年後の目指す姿を「すべての子どもが健やかに育つ社会」とし，3 つの基盤課題と 2 つの重点課題が設定されている（図 6-11）．

計画の目標は，「健康水準の指標」，「健康行動の指標」，「環境整備の指標」の 3 段階に整理され，52 の指標（再掲 2 指標を含む）が設定されている．また，第一次計画において目標を達成したと評価されたもの等が具体的な目標値を設けない「参考とする指標」（28 指標）とされている．食育に関する指標は，基盤課題 B において「朝食を欠食する子どもの割合」が目標値を定めて，「家族など誰かと食事をする子どもの割合」が目標値を定めない参考とする指標として設定されている．2019 年に中間評価が行われ，52 指標中 34 指標で改善がみられたが，「朝食を欠食する子どもの割合」は悪化していた．親世代の朝食欠食の影響や経済的な問題など家庭の要因の影響も考えられると分析され，啓発・教育とともに家庭への支援も必要とされている．

2）食育推進基本計画

「食育基本法」（2005 年制定）の具体的施策方針である「食育推進基本計画」は，2021 年度から第四次計画となり，各自治体，保育所等の関係機関・団体等を主体に，食育の取り組みが推進されている（⇨「Chapter 3 栄養政策」参照）．

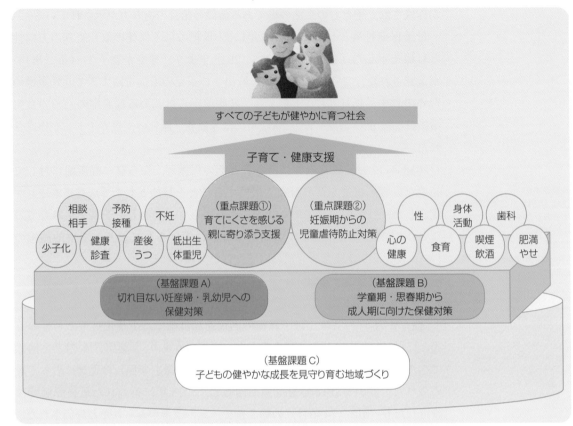

図 6-11　健やか親子 21（第二次）イメージ図　　　　（厚生労働省）

3）楽しく食べる子どもに〜食からはじまる健やかガイド〜

　「楽しく食べる子どもに〜食からはじまる健やかガイド〜」（2004 年）は，食を通じた子どもの健全育成のあり方をまとめたもので，子どもが"楽しく食べる子ども"に成長していくことを目指している．この"楽しく食べる子ども"とは，心と身体の健康を保ち，人とのかかわりを通して社会的健康を培いながら，食の文化と環境とのかかわりのなかで，いきいきとした生活を送るために必要な食のスキルを身につけていく子どもの姿である．その具体的な目標として 5 つの子どもの姿が掲げられている．

4）授乳・離乳の支援ガイド

　「授乳・離乳の支援ガイド」は，2007 年に策定され，授乳・離乳を通じ，母子の健康の維持と親子のかかわりの健やかな形成と，乳汁や離乳食といった"もの"にのみ目が向けられるのではなく，一人ひとりの子どもの成長・発達が尊重される支援を目指している．また，妊産婦や子どもに関わる保健医療従事者が，授乳・離乳の理解を深め，基本的な事項を共有化し，多くの場で適切な支援を進めていくことをねらいとしている．作成から約 10 年が経過し，育児環境や就業状況の変化，母子保健施策の充実，災害の発生等，授乳

5 つの子どもの姿
①食事のリズムがもてる，②食事を味わって食べる，③一緒に食べたい人がいる，④食事作りや準備に関わる，⑤食生活や健康に主体的に関わる子どもの姿をいう．

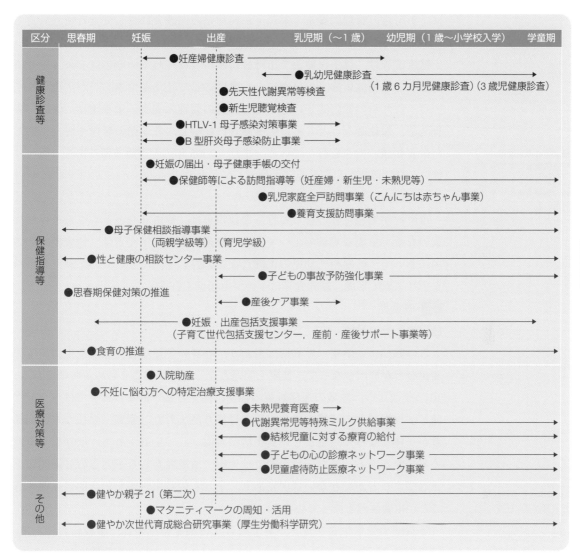

図 6-12　母子保健対策の体系
2022（令和 4）年 4 月現在.

（厚生労働省：令和 5 年版厚生労働白書，資料編，2023）

及び離乳を取り巻く社会環境等の変化がみられたことから，2019 年に本ガイドは改定された．新たな項目として食物アレルギーの予防に関する事項等が加わり，最新の科学的知見を踏まえた支援の充実を目指している．

❸対策の実際

わが国の母子保健対策は，健康診査等，保健指導等，医療対策等に大きく区分される（**図6-12**）．このうち，特に公衆栄養活動とかかわりが大きい事業は，健康診査と保健指導である．

1）健康診査

妊産婦と乳幼児の健康診査は，安全な出産や子どもの健やかな発育・発達を保障するために欠かすことのできない対策である．特に乳幼児の健康診査

は，市町村の管理栄養士・栄養士が乳幼児の保護者に対して食育を進める第一歩となることが多い．

　健康診査は，母子保健法で市町村に義務づけられている1歳6カ月児健康診査と3歳児健康診査のほかに，必要に応じて乳幼児健康診査が実施されている．これらの健康診査において市町村の管理栄養士・栄養士は，医師，歯科医師，保健師などとともに健康診査に従事し，乳幼児の発達や成長に応じた栄養相談・指導を行っている．また，2005年の発達障害者支援法の施行に伴い，発達障害の早期発見にも留意して行われる．

2）保健指導

　市町村が実施主体となって行う保健指導は，健康診査とともに母子保健施策のなかで重要な対策の1つである．管理栄養士・栄養士は，健康教室等の場において，妊婦や乳幼児の保護者などに対して，バランスのとれた食事や食事リズムの形成，離乳食等についての指導を行う．

2 成長期

❶現状とその背景

　この時期は，学童・思春期に当たり，心身の急速な成長発達や生活環境の変化などが原因となって，健康上問題となる行動が起こり始める時期である．2012年改正の「地域の保健対策の推進に関する基本的な指針」では，地域保健と学校保健との連携の強化が新たに盛り込まれた．家庭，学校などの関係者が一体となって，望ましい食生活が習慣として定着するよう取り組みを進める必要がある．また，わが国では健康・栄養面からも子どもの貧困問題を見過ごすことができない状況にあり，子どもの貧困対策を総合的に推進することが重要課題となっている．

　学童期の公衆栄養プログラムで大きな役割を担うのは，学校給食である．学校給食は，学校給食法に基づき，児童生徒の心身の健全な発達に資し，かつ，国民の食生活の改善に寄与することを目的として，7つの達成目標（⇨p.189，COLUMN参照）を掲げ，学校教育活動の一環として実施されている．また，児童生徒が望ましい食習慣を身につけるだけでなく，郷土食や地域の産業を理解するなど"食育"の生きた教材としての意義をあわせもっている．

　2004年，学校教育法の一部改正により栄養教諭制度が創設された．栄養教諭は栄養に関する専門性と教育に関する資質とをあわせもつ教育職員であり，学校における食育の中核的役割を担う．栄養教諭の職務は，「食に関する指導」と「学校給食の管理」を一体のものとして行うことである．図6-13は栄養教諭に期待される役割について提示したものである．

　保護者や地域住民，栄養教諭などが連携して，公衆栄養の立場から子どもの望ましい生活習慣形成のために働きかけることは極めて重要である．

発達障害者支援法
発達障害者の早期発見，発達支援等について定めた法律．発達障害の定義がなされている．

"食育"の生きた教材
食育推進基本計画（第四次）の目標に「学校給食における地場産物を活用した取組等を増やす」があり，その指標の一つに「栄養教諭による地場産物に係る食に関する指導の平均取組回数」が掲げられている（⇨p.79，表3-9）．

栄養教諭の職務
①食に関する指導：肥満，偏食，食物アレルギー等の児童生徒への個別指導．学級活動・教科・学校行事等の時間に，学級担任等と連携して行う集団的な食に関する指導．他の教職員や家庭・地域と連携した食に関する指導推進のための連絡・調整．
②学校給食の管理：生きた教材として安全で安心な給食の提供．

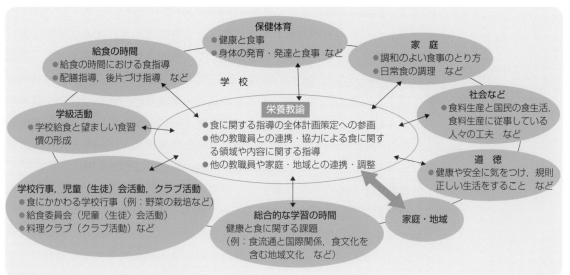

図 6-13　栄養教諭に期待される役割

（文部科学省，2005）

教育振興基本計画
教育の振興に関する施策の総合的かつ計画的な推進を図るため，政府が定めた基本的な計画.
現在，第四期教育振興計画（2023〜2027 年度）が展開されている.

学習指導要領
全国どこの学校で教育を受けても一定の教育水準を確保するために，小学校，中学校，中等教育学校，高等学校，特別支援学校の各学校が各教科で教える内容や目標などを文部科学省が定めたもの. 社会や子どもたちの変化を踏まえ，おおむね 10 年に 1 回，改訂されている. なお，幼稚園では学習指導要領に相当するものとして幼稚園教育要領がある.

特別支援学校
障害者等が「教育を受けること」，「学習上または生活上の困難を克服し，自立が図られること」を目的とする学校.

❷対策の実際

　文部科学省は“早寝，早起き，朝ごはん”運動をさまざまな関係者と連携・協力しながら国民運動として展開しており，朝ごはんの普及啓発活動が進められている. 2007 年には「食に関する指導の手引」(2010 年より第一次改訂版，2019 年より第二次改訂版）が初めて作成され，各教科や学校給食の時間における食に関する指導の基本的な考え方が示された. また，2008 年に決定された教育振興基本計画では，栄養教諭を中核とした学校・家庭・地域の連携による食育の充実の推進が定められ，さらに，この時期に行われた各学校の学習指導要領の改訂（2008 年に小中学校，2009 年に高等学校，特別支援学校）では，

COLUMN

学校給食の 7 つの達成目標

学校給食法第 2 条において，次の 7 つの目標が掲げられている.
①適切な栄養の摂取による健康の保持増進を図る
②日常生活における食事について正しい理解を深め，健全な食生活を営むことができる判断力を培い，および望ましい食習慣を養う
③学校生活を豊かにし，明るい社交性および協同の精神を養う
④食生活が自然の恩恵の上に成り立つものであることについての理解を深め生命および自然を尊重する精神並びに環境の保全に寄与する態度を養う
⑤食生活が食にかかわる人々のさまざまな活動に支えられていることについての理解を深め，勤労を重んずる態度を養う
⑥我が国や各地域の優れた伝統的な食文化についての理解を深める
⑦食料の生産，流通および消費について，正しい理解に導く

Chapter **6**

総則に「学校における食育の推進」が明確に位置づけられた.

　一方,子どもの貧困対策として,第三次食育推進基本計画の「地域における食育の推進」の取り組むべき施策として,貧困の状況にある子どもへの食育推進が掲げられた.その内容は,2013年に閣議決定された「子供の貧困対策に関する大綱」に基づき,子どもの食事・栄養状態の確保やひとり親家庭の子どもに対し,放課後児童クラブ等の終了後に食事を提供できる居場所づくりを行うなどとされている.今後,多様な関係機関・団体等が連携・協働した施策が講じられることが望まれる（⇨p.34,COLUMN参照）.

　学童期の子どもたちを対象とした実際の取り組み事例として,島根県浜田市の小学校では,地域の食資源の1つである「魚」に焦点を当てた,学校・家庭・地域・関係機関と連携した取り組みを行っている.地元で水揚げされたアジの学校給食での提供や,水産関係者による出前授業などを通じて,児童の食や栄養への関心を高めることにより,家庭や地域全体の食への意識向上が図られている.

　地方自治体のプログラム具体例として,長野県松本市では,小・中学生の血液検査や歩数調査など実態調査を行い,管理栄養士や保健師などによる「健康の学び出前講座」を実施し,子どものころからの望ましい食習慣の定着による将来の生活習慣病予防の減少を図っている.

　広島県では,健康増進地方計画「健康ひろしま21（第二次）」の栄養・食生活領域の目標を達成するために,栄養3・3運動を展開している.それにあわせて広島県栄養士会では,県内児童の食生活・健康状態調査結果をもとに作成した「子どものすこやか食生活指針」をポスターやリーフレットにして普及活動を行うとともに,朝ごはんをテーマにした献立やメッセージを募集するなど,実践につなげるための普及活動を行っている.

3 成人期

❶現状とその背景

　成人期は社会活動の中核をなし,仕事や家庭生活の多忙のなかで健康上問題となる行動が蓄積される時期であり,生活習慣病対策が極めて重要な課題である.企業においては,従業員の健康増進を図ることは,医療費の適正化や生産性向上という効果をもたらす重要な経営課題ととらえられ,「健康経営」の取り組みが進められつつある.施策としては,2000年から「健康日本21」により,生活習慣病の発症・重症化予防を含めた各種の健康づくり施策が推進され,続く「健康日本21（第二次）」（2013年）では,特に成人期世代への働きかけが重視されている.さらに,2024年からの「健康日本21（第三次）」では,「健康経営の推進」が目標として新たに掲げられている.

　2008年度からは「高齢者の医療の確保に関する法律」により,生活習慣病に着目した医療保険者による特定健康診査と特定保健指導が実施されている.

栄養3・3運動
広島県と広島県栄養士会が2002年から行っている食生活改善運動で,赤・黄・緑の3色の食品群を朝・昼・夕の3食に組み合わせて食べることを推進している.

子どものすこやか食生活指針

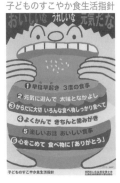

子どものすこやか食生活指針

健康経営
従業員等の健康管理を経営的な視点で考え,戦略的に実践すること.企業側が定期健康診断受診勧奨や精密検査対象者への働きかけや,社員食堂での健康メニューの提供など従業員等への健康投資を行うことにより,従業員の健康度が上がることで生産性や業績の向上という効果が期待でき,企業のイメージアップにもつながる.現在,さまざまな企業で取り組みが始められている.

障害者施策については，2006年に施行された障害者自立支援法により，従来，障害の種別により異なっていた福祉サービス，公費負担・医療費利用の仕組みが統一され，福祉サービスの提供は，市町村に一元化された．同法は2012年に「障害者の日常生活及び社会生活を総合的に支援するための法律」（障害者総合支援法）に名称が変更され，基本理念の新設，障害者の定義に難病が追加され，地域社会における共生を実現するための支援が行われている．

❷対策の実際

1) 地域・職域連携事業

青壮年期を対象に行われている保健事業は，従来，老人保健法，労働安全衛生法，健康保険法等の異なる根拠法令により目的や対象者，実施主体，事業内容がそれぞれ異なり，制度間のつながりがない状態で行われてきた．そのため，地域全体の健康状況を把握できない，退職後の保健指導が継続できないといった問題が指摘されていた．このような問題を解決し，継続的かつ包括的な保健事業を展開していくために，地域保健と職域保健が連携し，より効果的で効率的な保健事業を展開しようと，地域・職域連携推進事業が2004年度から進められている．具体例としては，共通課題やニーズを把握するための調査の実施，職域に地域保健担当者が出向いた健康教育，課題別の健康プログラムの作成・実施，健康情報マップなどの作成などが行われている．

2) 健康増進事業

健康増進法に基づくがん検診や健康増進事業は市町村が実施している．その目的は壮年期からの健康づくりとがん・歯周疾患などの生活習慣病の予防・早期発見・早期治療であり，40歳以上の者が対象となる．公衆栄養の分野では，健康づくりや生活習慣病予防のための健康教育，健康相談や住民が多く利用するスーパーマーケットやコンビニエンスストアと連携して行う普及啓発事業が実施されている．

3) 地域生活支援事業

障害者総合支援法による福祉サービスのうち，地域生活支援事業では，相談支援や社会生活支援などが行われる．公衆栄養分野では，障害の程度に応じて参加できる料理講習会や地域の人々とのふれあい会食，食生活改善推進員による訪問活動などがある．また，保健所では，広域的・専門的事業の1つとして，難病患者や精神障害者への支援事業が実施されている．

4 高齢期

❶現状とその背景

わが国の高齢化は，平均寿命の延伸と合計特殊出生率の低下によって急速に進行しており，大きな社会問題となっている．高齢期は個人差が大きく，個人の健康状態や疾病の状況等に応じた支援が必要となる．

厚生労働省は，1989年に「ゴールドプラン（高齢者保健福祉推進10か年

Chapter
6

戦略)」，1994年に「新ゴールドプラン」，2000年に「ゴールドプラン21」（2004年に終了）を策定し，高齢者施策を進めてきた．また，2000年には高齢社会の最大の課題である介護を社会全体で公平に担っていくために介護保険制度が発足した（⇨ p.165，「6-1-3 介護予防，在宅医療，介護支援」参照）．しかし，要介護認定者が年々増加し，保険給付費も増加の一途をたどり，その負担増から現行制度の持続可能性が低くなる懸念が生じたため，2005年に介護保険法は改正され，予防重視型システムへと転換された．2011年の見直しでは，高齢者が住み慣れた地域で自立した生活を営めるよう，地域包括ケアシステム（⇨ p.171，図6-5 参照）構築への取り組みが進められることになった．2014年には介護保険法改正案と医療法改正案が「地域における医療及び介護の総合的な確保を推進するための関係法律の整備等に関する法律」の一括法案にまとめられ，医療と介護の連携の強化や地域支援事業の充実が図られることとなった．また，介護保険法の2017年の改正では，地域包括ケアシステム強化などが進められ，さらに2020年には「地域共生社会の実現のための社会福祉法等の一部を改正する法律」の施行に伴い介護保険法の一部改正が示され，地域住民の複雑化・複合化した支援ニーズに対応する市町村の包括的な支援などの取り組みが推進されることとなった．

　2013年からの「健康日本21（第二次）」においても，高齢になっても社会生活を営むために必要な機能を可能なかぎり維持・向上することが重要として，低栄養傾向の高齢者の割合の増加の抑制が目標として掲げられた．2024年からの「健康日本21（第三次）では，新たな目標としてロコモティブシンドロームの減少が掲げられている．さらに，2021年度から進められている「第四次食育推進基本計画」には，増大する在宅療養者に対する食事支援等に対応できるよう管理栄養士の人材確保や高齢者の孤食への対応等が掲げられるなど，増加する高齢者への健康づくりの取り組みが広く推し進められている．

　認知症施策としては，2013年に高齢者が認知症になっても尊厳をもって質の高い生活を送ることを目的とした「認知症施策5か年計画（オレンジプラン）」，2015年に「認知症施策推進総合戦略〜認知症高齢者にやさしい地域づくりに向けて〜」（新オレンジプラン），2018年に認知症施策推進大綱が取りまとめられた．認知症施策推進大綱では，「共生」と「予防」を車の両輪とし，新オレンジプランを再編した5つの柱に沿って施策が推進される．認知症の人の視点に立って当事者や家族の意見を踏まえて推進することが基本とされる．

❷対策の実際

1）介護予防・日常生活支援総合事業

　2015年度から介護保険法改正による介護予防・日常生活支援総合事業が始まった．それまでの高齢者の介護レベルに応じて行われていた一次予防，二次予防という枠をなくして介護予防活動に取り組み，また，高齢者自身が地

5つの柱
①普及啓発・本人発信支援，②予防，③医療・ケア・介護サービス・介護者への支援，④認知症バリアフリーの推進・若年性認知症の人への支援・社会参加支援，⑤研究開発・産業促進・国際展開．

域活動に参加し，支援が必要な高齢者を支える担い手として活躍する地域づくりも求められている．介護予防の具体的取り組み事例としては，地域住民が主体となって運営する体操教室が多くの市町で実施されている．体操教室参加者が新たなグループをつくる，地域の施設が活性化を期待して拠点をつくるなど，取り組みが拡大している事例もある．また，岩手県二戸市では，下校途中の小学生が立ち寄り，異世代の交流の場にもなっている．

2）高齢者の低栄養防止・重症化予防等推進事業

後期高齢者医療広域連合
高齢者の医療の確保に関する法律（第48条）により，後期高齢者医療の事務を処理するため，都道府県の区域ごとに当該区域のすべての市町村が加入するもの．被保険者の認定や保険料の決定，給付などの事務を行う．

「高齢者の医療の確保に関する法律」の一部改正（2016年）では，後期高齢者医療広域連合による高齢者の心身の特性に応じた保健指導が明記された．後期高齢者に対する保健事業は，肥満対策に重点を置いた生活習慣病対策から体重減少や筋力の低下，低栄養等によるフレイル（⇨ p.52 参照）に着目した対策に徐々に転換するなどその特性を踏まえて実施される必要があるとされ，「高齢者の低栄養防止・重症化予防等推進事業」が2018年度から本格実施されている．また，2018年には「高齢者の特性を踏まえた保健事業ガイドライン」が作成された．後期高齢者医療広域連合において，地域包括支援センターや保健センター，訪問看護ステーション等を活用し，課題に応じた専門職が相談や訪問指導等を実施している．

3）配食事業

「ニッポン一億総活躍プラン」（2016年）において，配食事業者向けのガイドラインの作成とそれに即した配食の普及啓発を図ることが示され，2017年には「地域高齢者等における配食の機会を通じた健康支援の推進について」が通知された．「地域高齢者等の健康支援を推進する配食事業の栄養管理に関するガイドライン」を活用した健康支援の推進が求められている．ガイドラインを参考とした配食事業者の自主的な取り組みが進むことで，地域高齢者等の食事の選択肢と利便性が拡大し，健康の保持増進につながるとしている．

2 生活習慣病ハイリスク集団

1 現状とその背景

生活習慣病による死亡が全死亡の約6割を占め，また，その医療費が国民医療費の約3割を占めていること，さらに，生活習慣病の重症化等の結果として，介護保険財政にも影響が及んでいる現状から，生活習慣病対策は極めて重要な課題である．厚生労働省は2000年から「健康日本21」によって国民一人ひとりが生活習慣を改善し，健康増進に努める一次予防対策を推進してきた．生活習慣病ハイリスク者に対しても，健診により抽出を行い，一定期間の指導を行う個別健康教育を実施してきた．しかし，2007年にまとめられた中間評価では，糖尿病有病者・予備群の増加，肥満者の増加など，健康状態に改善がみられない，もしくは悪化しているという結果となった．

個別健康教育
生活習慣病の予備群を対象に健康状態と生活習慣のアセスメントを行い，改善すべき課題を明確にしながら生活習慣に向けた個人の努力を支援するプログラム．個人ごとに目標をたて，約3～6カ月，数回の面接を行い，個人の特性に応じた支援が行われる．

そこで，厚生労働省は，生活習慣病予防を徹底させることによって，2015年には2008年と比較して生活習慣病有病者・予備群を25％減少させ，医療費の伸びの適正化を図ることとした．そのために，「高齢者の医療の確保に関する法律」により，2008年4月から医療保険者に対して生活習慣病予防に着目した健康診査（特定健康診査）および保健指導（特定保健指導）の実施を義務づけた．第二期（2013～2017年度），第三期（2018～2023年度）を経て，2024年度から第四期計画（2024～2029年度）が進められる．

2 対策の実際

❶特定健康診査・特定保健指導

特定健康診査（以下，特定健診または健診）・特定保健指導は，メタボリックシンドロームに着目した健診を行い，リスクに応じた保健指導を行うことにより，生活習慣病の発症・重症化の予防を図るものである（図6-14）．対象者は，40歳から74歳までの医療被保険者および被扶養者で，事業の実施者は医療保険者である．

特定健診・特定保健指導は，内臓脂肪を減らすことによって疾患のリスクを軽減でき，また，発症した後でも生活習慣の改善等により血糖や血圧をコントロールすることで重症化を予防できるという考えが基本であり，保健指導が重視されて行われる．基本的な考え方を整理したものが表6-5である．そして，これらを効果的・効率的に実施するために示された「標準的な健診・保健指導プログラム」により健診項目・判定基準，保健指導，データ分析が標準化されるとともに，事業の評価指標・項目，アウトソーシングの基準等が示され，統一した健診・保健指導の実施が図られている．また，行動変容を促す保健指導を確実に行うための学習教材の開発も行われた．

特定保健指導は，健診結果と質問票により，対象者を生活習慣病のリスク要因の数に応じて階層化して行われる．階層化のための基準は，メタボリックシンドロームの診断基準を基本としているが，空腹時血糖値は，メタボリックシンドロームの基準より低い値とされ，HbA1cの値も加味されている（図6-15）．階層化は，「情報提供」，「動機づけ支援」，「積極的支援」の3段階で実施され，2024年の第四期計画からは，保健指導の実績評価にアウトカム評価が導入され，成果の見える化が推進される．

「情報提供」は，受診者全員を対象に健診結果の通知と同時に年1回以上行う．

「動機づけ支援」は，原則1回，1人当たり20分以上の個別支援又は1グループ（1グループはおおむね8人以下）当たりおおむね80分以上のグループ支援を行う（情報通信技術を活用した遠隔支援の場合は，対面で行う場合と同程度の質が確保されるよう，必要な環境・体制を整備した上で実施）．評価は3カ月以上経過後に面接や通信等を利用して実施する．

「積極的支援」は，初回支援は動機づけ支援と同様に行い，その後3カ月以

特定健診の基本的項目
質問項目，身体計測〔身長，体重，BMI，腹囲（内臓脂肪面積）〕，理学的所見（身体診察），血圧測定，血中脂質検査（空腹時中性脂肪，やむを得ない場合は随時中性脂肪，HDLコレステロール，LDLコレステロールまたは条件付きでNon-HDLコレステロール），肝機能検査（AST（GOT），ALT（GPT），γ-GT（γ-GTP）），血糖検査（空腹時血糖またはHbA1c検査，やむを得ない場合には随時血糖），尿検査（尿糖，尿蛋白）．

特定健診・特定保健指導の実施率
2021年度の特定健診の実施率は56.2％，特定保健指導実施率は24.7％であった．2029年度の目標値はそれぞれ70％，45％としている．

質問票
特定健診の際に行うアンケート形式の調査票．質問内容は食生活，身体活動，運動習慣，口腔機能，睡眠，飲酒，喫煙の状況，生活習慣改善のための行動変容のステージ，服薬，疾病の状況など．

HbA1cの値
日本糖尿病学会は血糖コントロールの指標であるHbA1cの値を従来日本で用いられていたJDS値から国際的に用いられているNGSP値に2013年4月から全面的に切り換えた．NGSP値はJDS値に比べ，約0.4％高値である．

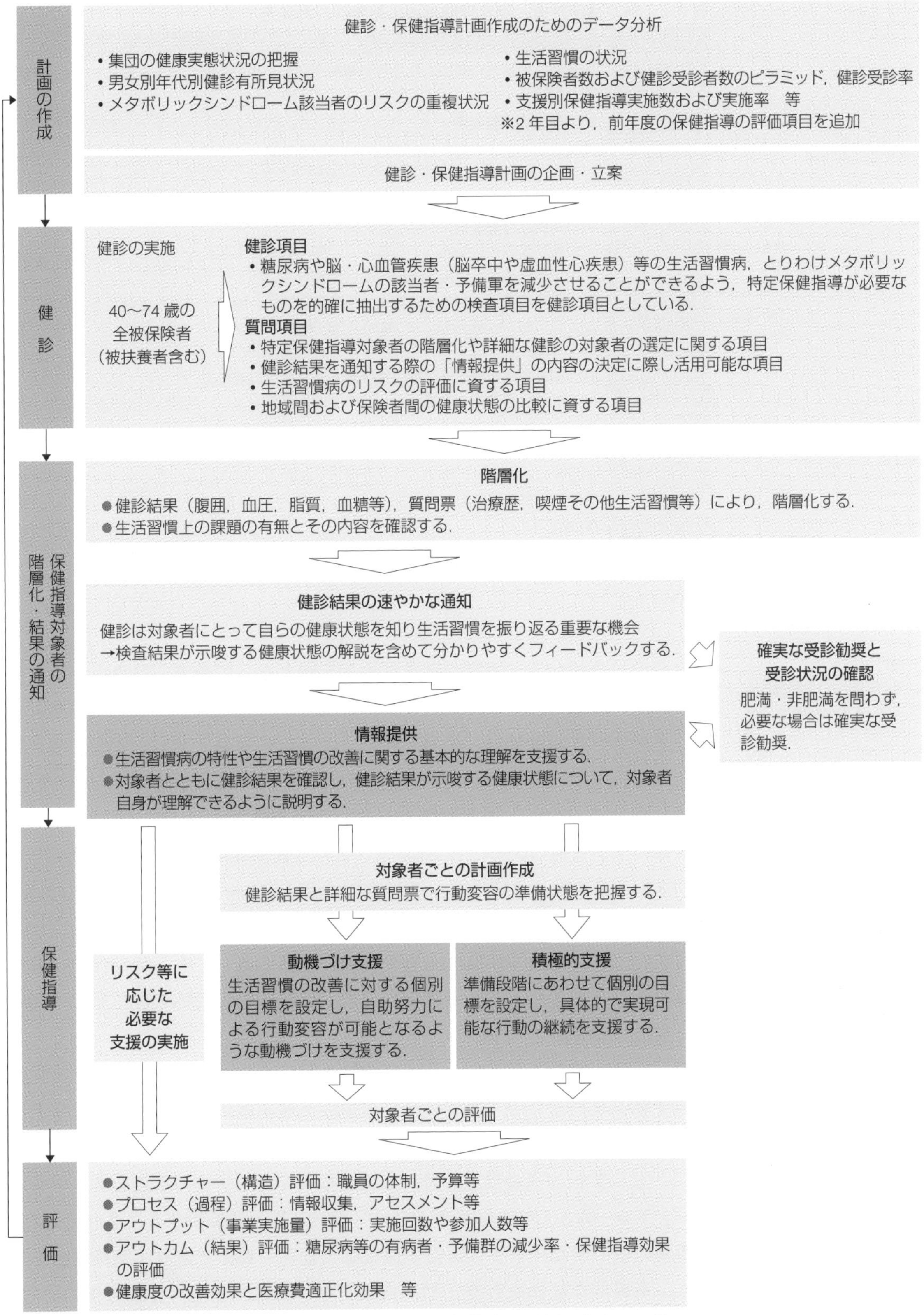

計画の作成

健診・保健指導計画作成のためのデータ分析

・集団の健康実態状況の把握
・男女別年代別健診有所見状況
・メタボリックシンドローム該当者のリスクの重複状況

・生活習慣の状況
・被保険者数および健診受診者数のピラミッド，健診受診率
・支援別保健指導実施数および実施率　等
※2年目より，前年度の保健指導の評価項目を追加

健診・保健指導計画の企画・立案

健診

40～74歳の
全被保険者
（被扶養者含む）

健診の実施

健診項目
・糖尿病や脳・心血管疾患（脳卒中や虚血性心疾患）等の生活習慣病，とりわけメタボリックシンドロームの該当者・予備軍を減少させることができるよう，特定保健指導が必要なものを的確に抽出するための検査項目を健診項目としている．
質問項目
・特定保健指導対象者の階層化や詳細な健診の対象者の選定に関する項目
・健診結果を通知する際の「情報提供」の内容の決定に際し活用可能な項目
・生活習慣病のリスクの評価に資する項目
・地域間および保険者間の健康状態の比較に資する項目

階層化・結果の通知

保健指導対象者の階層化・結果の通知

階層化
●健診結果（腹囲，血圧，脂質，血糖等），質問票（治療歴，喫煙その他生活習慣等）により，階層化する．
●生活習慣上の課題の有無とその内容を確認する．

健診結果の速やかな通知
健診は対象者にとって自らの健康状態を知り生活習慣を振り返る重要な機会
→検査結果が示唆する健康状態の解説を含めて分かりやすくフィードバックする．

**確実な受診勧奨と
受診状況の確認**
肥満・非肥満を問わず，必要な場合は確実な受診勧奨．

情報提供
●生活習慣病の特性や生活習慣の改善に関する基本的な理解を支援する．
●対象者とともに健診結果を確認し，健診結果が示唆する健康状態について，対象者自身が理解できるように説明する．

保健指導

対象者ごとの計画作成
健診結果と詳細な質問票で行動変容の準備状態を把握する．

リスク等に
応じた
必要な
支援の実施

動機づけ支援
生活習慣の改善に対する個別の目標を設定し，自助努力による行動変容が可能となるような動機づけを支援する．

積極的支援
準備段階にあわせて個別の目標を設定し，具体的で実現可能な行動の継続を支援する．

対象者ごとの評価

評価

●ストラクチャー（構造）評価：職員の体制，予算等
●プロセス（過程）評価：情報収集，アセスメント等
●アウトプット（事業実施量）評価：実施回数や参加人数等
●アウトカム（結果）評価：糖尿病等の有病者・予備群の減少率・保健指導効果の評価
●健康度の改善効果と医療費適正化効果　等

図 6-14　生活習慣病予防のための標準的な健診・保健指導計画の流れ（イメージ）
〔厚生労働省：標準的な健診・保健指導プログラム（令和6年度版），2023より〕

表6-5 特定健康診査・特定保健指導の基本的な考え方

	健診・保健指導
健診・保健指導の関係	**内臓脂肪の蓄積に着目した生活習慣病予防のための保健指導を必要とする者を抽出する健診**
特　徴	**結果を出す保健指導**
目　的	**内臓脂肪の蓄積に着目した早期介入・行動変容** リスクの重複がある対象者に対し，医師，保健師，管理栄養士等が早期に介入し，生活習慣の改善につながる保健指導を行う
内　容	**自己選択と行動変容** 対象者が代謝等の身体のメカニズムと生活習慣との関係を理解し，生活習慣の改善を自らが選択し，行動変容につなげる
保健指導の対象者	**健診受診者全員に対し情報提供，必要度に応じ，階層化された保健指導を提供** リスクに基づく優先順位をつけ，保健指導の必要性に応じて「動機づけ支援」「積極的支援」を行う
方　法	**健診結果の経年変化および将来予測を踏まえた保健指導** データ分析等を通じて集団としての健康課題を設定し，目標に沿った保健指導を計画的に実施 個人の健診結果を読み解くとともに，ライフスタイルを考慮した保健指導
評　価	**アウトプット評価に加え，ストラクチャー評価，プロセス評価，アウトカム評価を含めた総合的な評価***
実施主体	**保険者**

* p.160．COLUMN 参照．

〔厚生労働省：標準的な健診・保健指導プログラム（平成30年度版），2018をもとに作成〕

支援内容
従来行われていた積極的支援の支援A，支援Bの区分は廃止された．また，時間に比例したポイント設定ではなく，介入1回ごとの評価に変更された．

改善している者
前年に比べて
BMI < 30 の場合，腹囲1.0 cm以上かつ体重1.0 kg以上減少
BMI ≧ 30 の場合，腹囲2.0 cm以上かつ体重2.0 kg以上減少

宿泊型新保健指導（スマート・ライフ・ステイ）プログラム
生活習慣病を効果的に予防することを目的に，糖尿病が疑われる者等を対象として，ホテル，旅館などの宿泊施設や地元観光資源等を活用して保健師，管理栄養士，健康運動指導士等が多職種で連携して提供する新たな保健指導プログラムのこと．

上継続的に支援する．支援内容はポイント制となっており，アウトカム評価とプロセス評価を合計し，180ポイント以上の支援を実施する．第四期計画では，アウトカム評価は「腹囲・体重」と「行動変容」とし，主要達成目標を腹囲2 cm・体重2 kg減（180ポイント），生活習慣病予防につながる行動変容（食習慣の改善，運動習慣の改善，喫煙習慣の改善，休養習慣の改善，その他の生活習慣の改善，各20ポイント）や腹囲1 cm・体重1 kg減（20ポイント）をその他の目標とし，それぞれにポイントを設定している．なお，2年連続の積極的支援該当者のうち，1年目に比べ2年目の状態が改善している者については，動機づけ支援相当の支援の実施であっても，特定保健指導を実施したこととされる．評価は3カ月以上の継続的支援終了後に面接や通信等を利用して実施する．

　第三期計画から，従来の保健指導で効果が出にくかった者等に対する保健指導プログラムとして，体験学習やグループダイナミクスの相乗効果等を特徴とする宿泊型新保健指導（スマート・ライフ・ステイ）プログラムが整備されている．また，65歳以上の者への保健指導では，対策の重点をメタボリックシンドロームからフレイル等の予防・改善に徐々に転換するとされている．

　事業の中心的な担い手は医師・保健師・管理栄養士であり，支援計画を立案し，最終的な評価を行う．初回面接時の行動計画策定（行動目標の設定）の指導や支援計画等の作成，実績評価の支援は，医師・保健師・管理栄養士

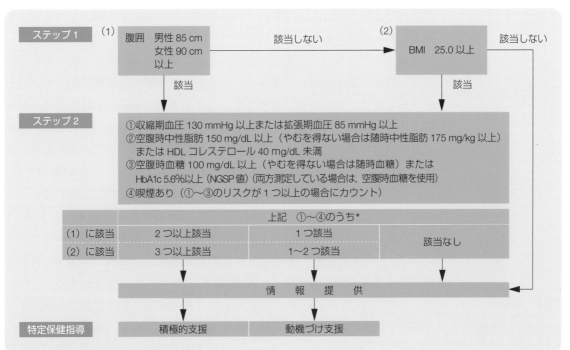

図 6-15　特定保健指導の対象者の階層化

随時中性脂肪は絶食 10 時間未満に採血. 随時血糖は食事開始時から 3.5 時間以上絶食 10 時間未満に採血. なお，空腹時とは絶食 10 時間以上とする.

糖尿病・高血圧症・脂質異常症で服薬中の場合は，特定保健指導を義務としないが，かかりつけ医と連携したうえで保健指導を行うことも可能.

65 歳以上では，積極的支援対象者も動機づけ支援となる.

喫煙には，「加熱式たばこ」，「電子たばこ」が含まれる.

* ④については，①〜③までのリスクが 1 つ以上の場合にのみカウントする.

が行わなければならないとし，2029 年度末までの経過措置として，前三者に加え，保健指導に関する一定の実務の経験を有する看護師もよいとしている．なお，支援計画に基づき実施する生活習慣改善の支援については，前三者以外に食生活の改善指導もしくは運動指導に関する専門的知識および技能を有すると認められる者が実施してもよいとされている．保健指導の担い手は，対象者自身が健診の結果を理解し，生活習慣を振り返り，生活習慣の改善を行うための行動目標を自ら設定・実践できるよう，すなわち，対象者がセルフケア（自己管理）できるよう支援を行う．特定保健指導終了後は社会資源の活用だけではなく，対象者に応じてアプリケーションソフトウェア（スマートフォンや Web ベースのものも含む）等やポピュレーションアプローチにより，健康的な生活習慣を継続できるように支援が行われる．

❷ポピュレーションアプローチによる支援

　特定保健指導終了者が健康的な生活習慣を継続するための支援，また，メタボリックシンドロームの概念や生活習慣病予防の基本的な考え方の普及を

図るポピュレーションアプローチは，集団全体のリスクを減少させる働きかけとしても重要である．

ポピュレーションアプローチの1つとして環境整備がある．個人の生活習慣は，生活環境や風習，職場など，さまざまな生活の場が健康的な生活の行動変容を支え，維持できる環境となることが必要である．具体的には，日常的な医療・健康情報の提供，ウォーキングロードなどの整備，同じ健康課題をもつ者の仲間づくりなどがある．食生活に関しては，加工食品や外食の栄養成分表示など，さまざまな取り組みが行われており，厚生労働省では，2019年に策定した「健康寿命延伸プラン」において「自然に健康になれる食環境づくり」を推進することを掲げている．実施指標の1つを「健康な食事（ヘルシーメニュー）の提供に取り組む店舗数」とし，健康な食事への接点拡大として，「健康な食事・食環境」の民間認証制度等の推進（⇨ p.182 参照），民間による減塩商品等の製造・流通拡大などの取り組みを支援するとしている．また，「健康寿命延伸プラン」では，「行動変容を促す仕掛け」などナッジ理論を活用した新たな取り組みを推進するとしている．施策の指標として「疾病予防・重症化予防」での活用があげられており，このナッジ理論を活用した特定健康診査やがん検診の受診率向上につながる効果的な方策が検討されている．具体的な例としては，特定健康診査とがん検診を同日に受診できる体制を作った福井県高浜町の取り組みがある．受診者は申込時に受診希望日を選択するという簡単な手続きで同日受診できることで負担や経費が軽減でき，受診率の向上につながっている．このように行動に至るきっかけを提案することにより，健康無関心層も含めた予防や健康づくりの推進が各地で進められている．こうした食環境づくりが健康増進に及ぼす効果の分析も行われる．さらに2021年には，「自然に健康になれる持続可能な食環境づくりの推進」に向けた報告書が公表された．産学官等が連携した食環境づくりが進められている（⇨ p.179 参照）．

また，厚生労働省は「個人の予防・健康づくりに向けたインセンティブを提供するガイドライン」を2016年にとりまとめ，ヘルスケアポイント付与などによる健康づくりのきっかけづくり，継続支援を進めている．具体的な取り組み例としては，食事などの生活習慣改善につながる健康づくりメニューに取り組むことでポイントを獲得し，協力店でさまざまな特典が受けられる「あいち健康マイレージ事業」（愛知県）などの事業が各地で行われている．

ナッジ（nudge）
「そっと後押しする」，「肘で軽く突く」という意味があり，人々がよりよい選択を自発的にとれるように手助けする手法をいう．

インセンティブ
やる気を起こさせるような刺激，動機づけ，奨励，報奨．

付表・資料

年齢等	参照体位（参照身長，参照体重）[1]			
	男性		女性 [2]	
	参照身長 (cm)	参照体重 (kg)	参照身長 (cm)	参照体重 (kg)
0～5 （月）	61.5	6.3	60.1	5.9
6～11 （月）	71.6	8.8	70.2	8.1
6～8 （月）	69.8	8.4	68.3	7.8
9～11 （月）	73.2	9.1	71.9	8.4
1～2 （歳）	85.8	11.5	84.6	11.0
3～5 （歳）	103.6	16.5	103.2	16.1
6～7 （歳）	119.5	22.2	118.3	21.9
8～9 （歳）	130.4	28.0	130.4	27.4
10～11 （歳）	142.0	35.6	144.0	36.3
12～14 （歳）	160.5	49.0	155.1	47.5
15～17 （歳）	170.1	59.7	157.7	51.9
18～29 （歳）	171.0	64.5	158.0	50.3
30～49 （歳）	171.0	68.1	158.0	53.0
50～64 （歳）	169.0	68.0	155.8	53.8
65～74 （歳）	165.2	65.0	152.0	52.1
75 以上 （歳）	160.8	59.6	148.0	48.8

[1] 0～17 歳は，日本小児内分泌学会・日本成長学会合同標準値委員会による小児の体格評価に用いる身長，体重の標準値を基に，年齢区分に応じて，当該月齢及び年齢区分の中央時点における中央値を引用した．ただし，公表数値が年齢区分と合致しない場合は，同様の方法で算出した値を用いた．18 歳以上は，平成 28 年国民健康・栄養調査における当該の性及び年齢区分における身長・体重の中央値を用いた．
[2] 妊婦，授乳婦を除く．

- エネルギーの摂取量及び消費量のバランス（エネルギー収支バランス）の維持を示す指標として BMI 及び体重の変化を用いる．
- BMI については目標とする範囲を定めた．

目標とする BMI の範囲（18 歳以上）[1,2]

年齢（歳）	目標とする BMI（kg/m²）
18～49	18.5～24.9
50～64	20.0～24.9
65～74 [3]	21.5～24.9
75 以上 [3]	21.5～24.9

[1] 男女共通．あくまでも参考として使用すべきである．
[2] 観察疫学研究において報告された総死亡率が最も低かった BMI を基に，疾患別の発症率と BMI の関連，死因と BMI との関連，喫煙や疾患の合併による BMI や死亡リスクへの影響，日本人の BMI の実態に配慮し，総合的に判断し目標とする範囲を設定．
[3] 高齢者では，フレイルの予防及び生活習慣病の発症予防の両者に配慮する必要があることも踏まえ，当面目標とする BMI の範囲を 21.5～24.9 kg/m² とした．

（参考）

年齢等	推定エネルギー必要量（kcal/日）					
	男性			女性		
	身体活動レベル [1]			身体活動レベル [1]		
	Ⅰ	Ⅱ	Ⅲ	Ⅰ	Ⅱ	Ⅲ
0～5 （月）	—	550	—	—	500	—
6～8 （月）	—	650	—	—	600	—
9～11 （月）	—	700	—	—	650	—
1～2 （歳）	—	950	—	—	900	—
3～5 （歳）	—	1,300	—	—	1,250	—
6～7 （歳）	1,350	1,550	1,750	1,250	1,450	1,650
8～9 （歳）	1,600	1,850	2,100	1,500	1,700	1,900
10～11 （歳）	1,950	2,250	2,500	1,850	2,100	2,350
12～14 （歳）	2,300	2,600	2,900	2,150	2,400	2,700
15～17 （歳）	2,500	2,800	3,150	2,050	2,300	2,550
18～29 （歳）	2,300	2,650	3,050	1,700	2,000	2,300
30～49 （歳）	2,300	2,700	3,050	1,750	2,050	2,350
50～64 （歳）	2,200	2,600	2,950	1,650	1,950	2,250
65～74 （歳）[2]	2,050	2,400	2,750	1,550	1,850	2,100
75 以上 （歳）[2]	1,800	2,100	—	1,400	1,650	—
妊婦[3] 初期				＋50	＋50	＋50
中期				＋250	＋250	＋250
後期				＋450	＋450	＋450
授乳婦				＋350	＋350	＋350

[1] 身体活動レベルは，低い，ふつう，高いの 3 つのレベルとして，それぞれⅠ，Ⅱ，Ⅲで示した．
[2] レベルⅡは自立している者，レベルⅠは自宅にいてほとんど外出しない者に相当する．レベルⅠは高齢者施設で自立に近い状態で過ごしている者にも適用できる値である．
[3] 妊婦個々の体格や妊娠中の体重増加量及び胎児の発育状況の評価を行うことが必要である．
注 1：活用に当たっては，食事摂取状況のアセスメント，体重及び BMI の把握を行い，エネルギーの過不足は，体重の変化又は BMI を用いて評価すること．
注 2：身体活動レベルⅠの場合，少ないエネルギー消費量に見合った少ないエネルギー摂取量を維持することになるため，健康の保持・増進の観点からは，身体活動量を増加させる必要がある．

〔編集部注：本資料において，妊婦及び授乳婦の基準値欄で＋（プラス）記号とともに示される値は付加量をさす．〕

| 年齢等 | たんぱく質 (g/日, 目標量：%エネルギー) | | | | | | | | 脂質（%エネルギー） | | | |
| | 男性 | | | | 女性 | | | | 男性 | | 女性 | |
	推定平均必要量	推奨量	目安量	目標量[1]	推定平均必要量	推奨量	目安量	目標量[1]	目安量	目標量[5]	目安量	目標量[5]
0〜5 （月）	−	−	10	−	−	−	10	−	50	−	50	−
6〜8 （月）	−	−	15	−	−	−	15	−	−	−	−	−
6〜11 （月）	−	−	−	−	−	−	−	−	40	−	40	−
9〜11 （月）	−	−	25	−	−	−	25	−	−	−	−	−
1〜2 （歳）	15	20	−	13〜20	15	20	−	13〜20	−	20〜30	−	20〜30
3〜5 （歳）	20	25	−	13〜20	20	25	−	13〜20	−	20〜30	−	20〜30
6〜7 （歳）	25	30	−	13〜20	25	30	−	13〜20	−	20〜30	−	20〜30
8〜9 （歳）	30	40	−	13〜20	30	40	−	13〜20	−	20〜30	−	20〜30
10〜11 （歳）	40	45	−	13〜20	40	50	−	13〜20	−	20〜30	−	20〜30
12〜14 （歳）	50	60	−	13〜20	45	55	−	13〜20	−	20〜30	−	20〜30
15〜17 （歳）	50	65	−	13〜20	45	55	−	13〜20	−	20〜30	−	20〜30
18〜29 （歳）	50	65	−	13〜20	40	50	−	13〜20	−	20〜30	−	20〜30
30〜49 （歳）	50	65	−	13〜20	40	50	−	13〜20	−	20〜30	−	20〜30
50〜64 （歳）	50	65	−	14〜20	40	50	−	14〜20	−	20〜30	−	20〜30
65〜74 （歳）	50[2]	60[2]	−	15〜20[2]	40[2]	50[2]	−	15〜20[2]	−	20〜30	−	20〜30
75 以上 （歳）	50[2]	60[2]	−	15〜20[2]	40[2]	50[2]	−	15〜20[2]	−	20〜30	−	20〜30
妊婦 　初期					＋0	＋0		−[3]				20〜30
中期					＋5	＋5		−[3]				20〜30
後期					＋20	＋25		−[4]				20〜30
授乳婦					＋15	＋20		−[4]				20〜30

[1] 範囲に関しては，おおむねの値を示したものであり，弾力的に運用すること.
[2] 65 歳以上の高齢者について，フレイル予防を目的とした量を定めることは難しいが，身長・体重が参照体位に比べて小さい者や，特に 75 歳以上であって加齢に伴い身体活動量が大きく低下した者など，必要エネルギー摂取量が低い者では，下限が推奨量を下回る場合があり得る. この場合でも，下限は推奨量以上とすることが望ましい.
[3] 妊婦（初期・中期）の目標量は，13〜20％エネルギーとした.
[4] 妊婦（後期）及び授乳婦の目標量は，15〜20％エネルギーとした.
[5] 範囲に関しては，おおむねの値を示したものである.

| 年齢等 | 飽和脂肪酸(%エネルギー)[1,2] | | n-6 系脂肪酸 (g/日) | | n-3 系脂肪酸 (g/日) | | 炭水化物 (%エネルギー) | | 食物繊維 (g/日) | |
| | 男性 | 女性 | 男性 | 女性 | 男性 | 女性 | 男性 | 女性 | 男性 | 女性 |
	目標量	目標量	目安量	目安量	目安量	目安量	目標量[3,4]	目標量[3,4]	目標量	目標量
0〜5 （月）	−	−	4	4	0.9	0.9	−	−	−	−
6〜11 （月）	−	−	4	4	0.8	0.8	−	−	−	−
1〜2 （歳）	−	−	4	4	0.7	0.8	50〜65	50〜65	−	−
3〜5 （歳）	10 以下	10 以下	6	6	1.1	1.0	50〜65	50〜65	8 以上	8 以上
6〜7 （歳）	10 以下	10 以下	8	7	1.5	1.3	50〜65	50〜65	10 以上	10 以上
8〜9 （歳）	10 以下	10 以下	8	7	1.5	1.3	50〜65	50〜65	11 以上	11 以上
10〜11 （歳）	10 以下	10 以下	10	8	1.6	1.6	50〜65	50〜65	13 以上	13 以上
12〜14 （歳）	10 以下	10 以下	11	9	1.9	1.6	50〜65	50〜65	17 以上	17 以上
15〜17 （歳）	8 以下	8 以下	13	9	2.1	1.6	50〜65	50〜65	19 以上	18 以上
18〜29 （歳）	7 以下	7 以下	11	8	2.0	1.6	50〜65	50〜65	21 以上	18 以上
30〜49 （歳）	7 以下	7 以下	10	8	2.0	1.6	50〜65	50〜65	21 以上	18 以上
50〜64 （歳）	7 以下	7 以下	10	8	2.2	1.9	50〜65	50〜65	21 以上	18 以上
65〜74 （歳）	7 以下	7 以下	9	8	2.2	2.0	50〜65	50〜65	20 以上	17 以上
75 以上 （歳）	7 以下	7 以下	8	7	2.1	1.8	50〜65	50〜65	20 以上	17 以上
妊 婦		7 以下		9		1.6		50〜65		18 以上
授乳婦		7 以下		10		1.8		50〜65		18 以上

[1] 飽和脂肪酸と同じく，脂質異常症及び循環器疾患に関与する栄養素としてコレステロールがある. コレステロールに目標量は設定しないが，これは許容される摂取量に上限が存在しないことを保証するものではない. また，脂質異常症の重症化予防の目的からは，200 mg/日未満に留めることが望ましい.
[2] 飽和脂肪酸と同じく，冠動脈疾患に関与する栄養素としてトランス脂肪酸がある. 日本人の大多数は，トランス脂肪酸に関する世界保健機関（WHO）の目標（1％エネルギー未満）を下回っており，トランス脂肪酸の摂取による健康への影響は，飽和脂肪酸の摂取によるものと比べて小さいと考えられる. ただし，脂質に偏った食事をしている者では，留意する必要がある. トランス脂肪酸は人体にとって不可欠な栄養素ではなく，健康の保持・増進を図る上で積極的な摂取は勧められないことから，その摂取量は 1％エネルギー未満に留めることが望ましく，1％エネルギー未満でもできるだけ低く留めることが望ましい.
[3] 範囲に関しては，おおむねの値を示したものである.
[4] アルコールを含む. ただし，アルコールの摂取を勧めるものではない.

年齢等	エネルギー産生栄養素バランス（%エネルギー）							
	男性				女性			
	目標量[1,2]				目標量[1,2]			
	たんぱく質[3]	脂質[4]		炭水化物[5,6]	たんぱく質[3]	脂質[4]		炭水化物[5,6]
		脂質	飽和脂肪酸			脂質	飽和脂肪酸	
0〜11（月）	—	—	—	—	—	—	—	—
1〜2（歳）	13〜20	20〜30	—	50〜65	13〜20	20〜30	—	50〜65
3〜5（歳）	13〜20	20〜30	10 以下	50〜65	13〜20	20〜30	10 以下	50〜65
6〜7（歳）	13〜20	20〜30	10 以下	50〜65	13〜20	20〜30	10 以下	50〜65
8〜9（歳）	13〜20	20〜30	10 以下	50〜65	13〜20	20〜30	10 以下	50〜65
10〜11（歳）	13〜20	20〜30	10 以下	50〜65	13〜20	20〜30	10 以下	50〜65
12〜14（歳）	13〜20	20〜30	10 以下	50〜65	13〜20	20〜30	10 以下	50〜65
15〜17（歳）	13〜20	20〜30	8 以下	50〜65	13〜20	20〜30	8 以下	50〜65
18〜29（歳）	13〜20	20〜30	7 以下	50〜65	13〜20	20〜30	7 以下	50〜65
30〜49（歳）	13〜20	20〜30	7 以下	50〜65	13〜20	20〜30	7 以下	50〜65
50〜64（歳）	14〜20	20〜30	7 以下	50〜65	14〜20	20〜30	7 以下	50〜65
65〜74（歳）	15〜20	20〜30	7 以下	50〜65	15〜20	20〜30	7 以下	50〜65
75 以上（歳）	15〜20	20〜30	7 以下	50〜65	15〜20	20〜30	7 以下	50〜65
妊婦　初期					13〜20	20〜30	7 以下	50〜65
中期					13〜20			
後期					15〜20			
授乳婦					15〜20			

1 必要なエネルギー量を確保した上でのバランスとすること.
2 範囲に関しては，おおむねの値を示したものであり，弾力的に運用すること.
3 65 歳以上の高齢者について，フレイル予防を目的とした量を定めることは難しいが，身長・体重が参照体位に比べて小さい者や，特に 75 歳以上であって加齢に伴い身体活動量が大きく低下した者など，必要エネルギー摂取量が低い者では，下限が推奨量を下回る場合があり得る. この場合でも，下限は推奨量以上とすることが望ましい.
4 脂質については，その構成成分である飽和脂肪酸など，質への配慮を十分に行う必要がある.
5 アルコールを含む. ただし，アルコールの摂取を勧めるものではない.
6 食物繊維の目標量を十分に注意すること.

◎脂溶性ビタミン

年齢等	ビタミン A（µgRAE/ 日）[1]							
	男性				女性			
	推定平均必要量[2]	推奨量[2]	目安量[3]	耐容上限量[3]	推定平均必要量[2]	推奨量[2]	目安量[3]	耐容上限量[3]
0〜5（月）	—	—	300	600	—	—	300	600
6〜11（月）	—	—	400	600	—	—	400	600
1〜2（歳）	300	400	—	600	250	350	—	600
3〜5（歳）	350	450	—	700	350	500	—	850
6〜7（歳）	300	400	—	950	300	400	—	1,200
8〜9（歳）	350	500	—	1,200	350	500	—	1,500
10〜11（歳）	450	600	—	1,500	400	600	—	1,900
12〜14（歳）	550	800	—	2,100	500	700	—	2,500
15〜17（歳）	650	900	—	2,500	500	650	—	2,800
18〜29（歳）	600	850	—	2,700	450	650	—	2,700
30〜49（歳）	650	900	—	2,700	500	700	—	2,700
50〜64（歳）	650	900	—	2,700	500	700	—	2,700
65〜74（歳）	600	850	—	2,700	500	700	—	2,700
75 以上（歳）	550	800	—	2,700	450	650	—	2,700
妊婦　初期					＋ 0	＋ 0	—	—
中期					＋ 0	＋ 0	—	—
後期					＋ 60	＋ 80	—	—
授乳婦					＋300	＋450	—	—

1 レチノール活性当量（µgRAE）
＝レチノール（µg）＋β-カロテン（µg）× 1/12＋α-カロテン（µg）× 1/24
＋β-クリプトキサンチン（µg）× 1/24＋その他のプロビタミン A カロテノイド（µg）× 1/24
2 プロビタミン A カロテノイドを含む.
3 プロビタミン A カロテノイドを含まない.

| 年齢等 | ビタミンD （µg/日）[1] | | | | ビタミンE （mg/日）[2] | | | | ビタミンK （µg/日） | |
| | 男性 | | 女性 | | 男性 | | 女性 | | 男性 | 女性 |
	目安量	耐容上限量	目安量	耐容上限量	目安量	耐容上限量	目安量	耐容上限量	目安量	目安量
0～5 （月）	5.0	25	5.0	25	3.0	—	3.0	—	4	4
6～11 （月）	5.0	25	5.0	25	4.0	—	4.0	—	7	7
1～2 （歳）	3.0	20	3.5	20	3.0	150	3.0	150	50	60
3～5 （歳）	3.5	30	4.0	30	4.0	200	4.0	200	60	70
6～7 （歳）	4.5	30	5.0	30	5.0	300	5.0	300	80	90
8～9 （歳）	5.0	40	6.0	40	5.0	350	5.0	350	90	110
10～11 （歳）	6.5	60	8.0	60	5.5	450	5.5	450	110	140
12～14 （歳）	8.0	80	9.5	80	6.5	650	6.0	600	140	170
15～17 （歳）	9.0	90	8.5	90	7.0	750	5.5	650	160	150
18～29 （歳）	8.5	100	8.5	100	6.0	850	5.0	650	150	150
30～49 （歳）	8.5	100	8.5	100	6.0	900	5.5	700	150	150
50～64 （歳）	8.5	100	8.5	100	7.0	850	6.0	700	150	150
65～74 （歳）	8.5	100	8.5	100	7.0	850	6.5	650	150	150
75 以上 （歳）	8.5	100	8.5	100	6.5	750	6.5	650	150	150
妊　婦			8.5	—			6.5	—		150
授乳婦			8.5	—			7.0	—		150

[1] 日照により皮膚でビタミンDが産生されることを踏まえ，フレイル予防を図る者はもとより，全年齢区分を通じて，日常生活において可能な範囲内での適度な日光浴を心掛けるとともに，ビタミンDの摂取については，日照時間を考慮に入れることが重要である．
[2] α-トコフェロールについて算定した．α-トコフェロール以外のビタミンEは含んでいない．

◎水溶性ビタミン

| 年齢等 | ビタミンB₁ （mg/日）[1,2] | | | | | | ビタミンB₂ （mg/日）[3] | | | | | |
| | 男性 | | | 女性 | | | 男性 | | | 女性 | | |
	推定平均必要量	推奨量	目安量	推定平均必要量	推奨量	目安量	推定平均必要量	推奨量	目安量	推定平均必要量	推奨量	目安量
0～5 （月）	—	—	0.1	—	—	0.1	—	—	0.3	—	—	0.3
6～11 （月）	—	—	0.2	—	—	0.2	—	—	0.4	—	—	0.4
1～2 （歳）	0.4	0.5	—	0.4	0.5	—	0.5	0.6	—	0.5	0.5	—
3～5 （歳）	0.6	0.7	—	0.6	0.7	—	0.7	0.8	—	0.6	0.8	—
6～7 （歳）	0.7	0.8	—	0.7	0.8	—	0.8	0.9	—	0.7	0.9	—
8～9 （歳）	0.8	1.0	—	0.8	0.9	—	0.9	1.1	—	0.9	1.0	—
10～11 （歳）	1.0	1.2	—	0.9	1.1	—	1.1	1.4	—	1.0	1.3	—
12～14 （歳）	1.2	1.4	—	1.1	1.3	—	1.3	1.6	—	1.2	1.4	—
15～17 （歳）	1.3	1.5	—	1.0	1.2	—	1.4	1.7	—	1.2	1.4	—
18～29 （歳）	1.2	1.4	—	0.9	1.1	—	1.3	1.6	—	1.0	1.2	—
30～49 （歳）	1.2	1.4	—	0.9	1.1	—	1.3	1.6	—	1.0	1.2	—
50～64 （歳）	1.1	1.3	—	0.9	1.1	—	1.2	1.5	—	1.0	1.2	—
65～74 （歳）	1.1	1.3	—	0.9	1.1	—	1.2	1.5	—	1.0	1.2	—
75 以上 （歳）	1.0	1.2	—	0.8	0.9	—	1.1	1.3	—	0.9	1.0	—
妊　婦				+0.2	+0.2	—				+0.2	+0.3	—
授乳婦				+0.2	+0.2	—				+0.5	+0.6	—

[1] チアミン塩化物塩酸塩（分子量＝337.3）の重量として示した．
[2] 身体活動レベルⅡの推定エネルギー必要量を用いて算定した．
　特記事項：推定平均必要量は，ビタミンB₁の欠乏症である脚気を予防するに足る最小必要量からではなく，尿中にビタミンB₁の排泄量が増大し始める摂取量（体内飽和量）から算定．
[3] 身体活動レベルⅡの推定エネルギー必要量を用いて算定した．
　特記事項：推定平均必要量は，ビタミンB₂の欠乏症である口唇炎，口角炎，舌炎などの皮膚炎を予防するに足る最小量からではなく，尿中にビタミンB₂の排泄量が増大し始める摂取量（体内飽和量）から算定．

年齢等	ナイアシン（mgNE/日）[1,2]								ビタミンB6（mg/日）[5]							
	男性				女性				男性				女性			
	推定平均必要量	推奨量	目安量	耐容上限量[3]	推定平均必要量	推奨量	目安量	耐容上限量[3]	推定平均必要量	推奨量	目安量	耐容上限量[6]	推定平均必要量	推奨量	目安量	耐容上限量[6]
0～5（月）	—	—	2[4]	—	—	—	2[4]	—	—	—	0.2	—	—	—	0.2	—
6～11（月）	—	—	3	—	—	—	3	—	—	—	0.3	—	—	—	0.3	—
1～2（歳）	5	6	—	60(15)	4	5	—	60(15)	0.4	0.5	—	10	0.4	0.5	—	10
3～5（歳）	6	8	—	80(20)	6	7	—	80(20)	0.5	0.6	—	15	0.5	0.6	—	15
6～7（歳）	7	9	—	100(30)	7	8	—	100(30)	0.7	0.8	—	20	0.6	0.7	—	20
8～9（歳）	9	11	—	150(35)	8	10	—	150(35)	0.8	0.9	—	25	0.8	0.9	—	25
10～11（歳）	11	13	—	200(45)	10	10	—	150(45)	1.0	1.1	—	30	1.0	1.1	—	30
12～14（歳）	12	15	—	250(60)	12	14	—	250(60)	1.2	1.4	—	40	1.0	1.3	—	40
15～17（歳）	14	17	—	300(70)	11	13	—	250(65)	1.2	1.5	—	50	1.0	1.3	—	45
18～29（歳）	13	15	—	300(80)	9	11	—	250(65)	1.1	1.4	—	55	1.0	1.1	—	45
30～49（歳）	13	15	—	350(85)	10	12	—	250(65)	1.1	1.4	—	60	1.0	1.1	—	45
50～64（歳）	12	14	—	350(85)	9	11	—	250(65)	1.1	1.4	—	55	1.0	1.1	—	45
65～74（歳）	12	14	—	300(80)	9	11	—	250(65)	1.1	1.4	—	50	1.0	1.1	—	40
75 以上（歳）	11	13	—	300(75)	9	10	—	250(60)	1.1	1.4	—	50	1.0	1.1	—	40
妊 婦					+0	+0	—	—					+0.2	+0.2	—	—
授乳婦					+3	+3	—	—					+0.3	+0.3	—	—

[1] ナイアシン当量（NE）＝ナイアシン＋1/60 トリプトファンで示した.
[2] 身体活動レベルⅡの推定エネルギー必要量を用いて算定した.
[3] ニコチンアミドの重量（mg/日），（ ）内はニコチン酸の重量（mg/日）.
[4] 単位は mg/日.
[5] たんぱく質の推奨量を用いて算定した（妊婦・授乳婦の付加量は除く）.
[6] ピリドキシン（分子量＝169.2）の重量として示した.

年齢等	ビタミンB12（μg/日）[1]						葉酸（μg/日）[2]							
	男性			女性			男性				女性			
	推定平均必要量	推奨量	目安量	推定平均必要量	推奨量	目安量	推定平均必要量	推奨量	目安量	耐容上限量[3]	推定平均必要量	推奨量	目安量	耐容上限量[3]
0～5（月）	—	—	0.4	—	—	0.4	—	—	40	—	—	—	40	—
6～11（月）	—	—	0.5	—	—	0.5	—	—	60	—	—	—	60	—
1～2（歳）	0.8	0.9	—	0.8	0.9	—	80	90	—	200	90	90	—	200
3～5（歳）	0.9	1.1	—	0.9	1.1	—	90	110	—	300	90	110	—	300
6～7（歳）	1.1	1.3	—	1.1	1.3	—	110	140	—	400	110	140	—	400
8～9（歳）	1.3	1.6	—	1.3	1.6	—	130	160	—	500	130	160	—	500
10～11（歳）	1.6	1.9	—	1.6	1.9	—	160	190	—	700	160	190	—	700
12～14（歳）	2.0	2.4	—	2.0	2.4	—	200	240	—	900	200	240	—	900
15～17（歳）	2.0	2.4	—	2.0	2.4	—	220	240	—	900	200	240	—	900
18～29（歳）	2.0	2.4	—	2.0	2.4	—	200	240	—	900	200	240	—	900
30～49（歳）	2.0	2.4	—	2.0	2.4	—	200	240	—	1,000	200	240	—	1,000
50～64（歳）	2.0	2.4	—	2.0	2.4	—	200	240	—	1,000	200	240	—	1,000
65～74（歳）	2.0	2.4	—	2.0	2.4	—	200	240	—	900	200	240	—	900
75 以上（歳）	2.0	2.4	—	2.0	2.4	—	200	240	—	900	200	240	—	900
妊 婦				+0.3	+0.4	—					+200[4,5]	+240[4,5]	—	—
授乳婦				+0.7	+0.8	—					+ 80	+100	—	—

[1] シアノコバラミン（分子量＝1,355.37）の重量として示した.
[2] プテロイルモノグルタミン酸（分子量＝441.40）の重量として示した.
[3] 通常の食品以外の食品に含まれる葉酸（狭義の葉酸）に適用する.
[4] 妊娠を計画している女性，妊娠の可能性がある女性及び妊娠初期の妊婦は，胎児の神経管閉鎖障害のリスク低減のために，通常の食品以外の食品に含まれる葉酸（狭義の葉酸）を 400 μg/日摂取することが望まれる.
[5] 付加量は，中期及び後期にのみ設定した.

年齢等	パントテン酸(mg/日)		ビオチン（µg/日）		ビタミンC （mg/日）[1]					
	男性	女性	男性	女性	男性			女性		
	目安量	目安量	目安量	目安量	推定平均必要量	推奨量	目安量	推定平均必要量	推奨量	目安量
0〜5 （月）	4	4	4	4	−	−	40	−	−	40
6〜11 （月）	5	5	5	5	−	−	40	−	−	40
1〜2 （歳）	3	4	20	20	35	40	−	35	40	−
3〜5 （歳）	4	4	20	20	40	50	−	40	50	−
6〜7 （歳）	5	5	30	30	50	60	−	50	60	−
8〜9 （歳）	6	5	30	30	60	70	−	60	70	−
10〜11 （歳）	6	6	40	40	70	85	−	70	85	−
12〜14 （歳）	7	6	50	50	85	100	−	85	100	−
15〜17 （歳）	7	6	50	50	85	100	−	85	100	−
18〜29 （歳）	5	5	50	50	85	100	−	85	100	−
30〜49 （歳）	5	5	50	50	85	100	−	85	100	−
50〜64 （歳）	6	5	50	50	85	100	−	85	100	−
65〜74 （歳）	6	5	50	50	80	100	−	80	100	−
75 以上 （歳）	6	5	50	50	80	100	−	80	100	−
妊 婦		5		50				+10	+10	−
授乳婦		6		50				+40	+45	−

[1] L-アスコルビン酸（分子量＝176.12）の重量で示した.
特記事項：推定平均必要量は，ビタミンCの欠乏症である壊血病を予防するに足る最小量からではなく，心臓血管系の疾病予防効果及び抗酸化作用の観点から算定.

◎多量ミネラル

年齢等	ナトリウム（mg/日，（ ）は食塩相当量 [g/日]）[1]						カリウム（mg/日）			
	男性			女性			男性		女性	
	推定平均必要量	目安量	目標量	推定平均必要量	目安量	目標量	目安量	目標量	目安量	目標量
0〜5 （月）	−	100 (0.3)	−	−	100 (0.3)	−	400	−	400	−
6〜11 （月）	−	600 (1.5)	−	−	600 (1.5)	−	700	−	700	−
1〜2 （歳）	−	−	(3.0 未満)	−	−	(3.0 未満)	900	−	900	−
3〜5 （歳）	−	−	(3.5 未満)	−	−	(3.5 未満)	1,000	1,400 以上	1,000	1,400 以上
6〜7 （歳）	−	−	(4.5 未満)	−	−	(4.5 未満)	1,300	1,800 以上	1,200	1,800 以上
8〜9 （歳）	−	−	(5.0 未満)	−	−	(5.0 未満)	1,500	2,000 以上	1,500	2,000 以上
10〜11 （歳）	−	−	(6.0 未満)	−	−	(6.0 未満)	1,800	2,200 以上	1,800	2,000 以上
12〜14 （歳）	−	−	(7.0 未満)	−	−	(6.5 未満)	2,300	2,400 以上	1,900	2,400 以上
15〜17 （歳）	−	−	(7.5 未満)	−	−	(6.5 未満)	2,700	3,000 以上	2,000	2,600 以上
18〜29 （歳）	600 (1.5)	−	(7.5 未満)	600 (1.5)	−	(6.5 未満)	2,500	3,000 以上	2,000	2,600 以上
30〜49 （歳）	600 (1.5)	−	(7.5 未満)	600 (1.5)	−	(6.5 未満)	2,500	3,000 以上	2,000	2,600 以上
50〜64 （歳）	600 (1.5)	−	(7.5 未満)	600 (1.5)	−	(6.5 未満)	2,500	3,000 以上	2,000	2,600 以上
65〜74 （歳）	600 (1.5)	−	(7.5 未満)	600 (1.5)	−	(6.5 未満)	2,500	3,000 以上	2,000	2,600 以上
75 以上 （歳）	600 (1.5)	−	(7.5 未満)	600 (1.5)	−	(6.5 未満)	2,500	3,000 以上	2,000	2,600 以上
妊 婦				600 (1.5)	−	(6.5 未満)			2,000	2,600 以上
授乳婦				600 (1.5)	−	(6.5 未満)			2,200	2,600 以上

[1] 高血圧及び慢性腎臓病（CKD）の重症化予防のための食塩相当量の量は，男女とも 6.0g/日未満とした.

年齢等	カルシウム（mg/日）								マグネシウム（mg/日）							
	男性				女性				男性				女性			
	推定平均必要量	推奨量	目安量	耐容上限量	推定平均必要量	推奨量	目安量	耐容上限量	推定平均必要量	推奨量	目安量	耐容上限量[1]	推定平均必要量	推奨量	目安量	耐容上限量[1]
0〜5（月）	−	−	200	−	−	−	200	−	−	−	20	−	−	−	20	−
6〜11（月）	−	−	250	−	−	−	250	−	−	−	60	−	−	−	60	−
1〜2（歳）	350	450	−	−	350	400	−	−	60	70	−	−	60	70	−	−
3〜5（歳）	500	600	−	−	450	550	−	−	80	100	−	−	80	100	−	−
6〜7（歳）	500	600	−	−	450	550	−	−	110	130	−	−	110	130	−	−
8〜9（歳）	550	650	−	−	600	750	−	−	140	170	−	−	140	160	−	−
10〜11（歳）	600	700	−	−	600	750	−	−	180	210	−	−	180	220	−	−
12〜14（歳）	850	1,000	−	−	700	800	−	−	250	290	−	−	240	290	−	−
15〜17（歳）	650	800	−	−	550	650	−	−	300	360	−	−	260	310	−	−
18〜29（歳）	650	800	−	2,500	550	650	−	2,500	280	340	−	−	230	270	−	−
30〜49（歳）	600	750	−	2,500	550	650	−	2,500	310	370	−	−	240	290	−	−
50〜64（歳）	600	750	−	2,500	550	650	−	2,500	310	370	−	−	240	290	−	−
65〜74（歳）	600	750	−	2,500	550	650	−	2,500	290	350	−	−	230	280	−	−
75 以上（歳）	600	700	−	2,500	500	600	−	2,500	270	320	−	−	220	260	−	−
妊婦					+0	+0	−	−					+30	+40	−	−
授乳婦					+0	+0	−	−					+0	+0	−	−

[1] 通常の食品以外からの摂取量の耐容上限量は，成人の場合 350 mg/日，小児では 5 mg/kg 体重 /日とした．それ以外の通常の食品からの摂取の場合，耐容上限量は設定しない．

◎微量ミネラル

年齢等	リン（mg/日）				鉄（mg/日）									
	男性		女性		男性				女性					
									月経なし		月経あり			
	目安量	耐容上限量	目安量	耐容上限量	推定平均必要量	推奨量	目安量	耐容上限量	推定平均必要量	推奨量	推定平均必要量	推奨量	目安量	耐容上限量
0〜5（月）	120	−	120	−	−	−	0.5	−	−	−	−	−	0.5	−
6〜11（月）	260	−	260	−	3.5	5.0	−	−	3.5	4.5	−	−	−	−
1〜2（歳）	500	−	500	−	3.0	4.5	−	25	3.0	4.5	−	−	−	20
3〜5（歳）	700	−	700	−	4.0	5.5	−	25	4.0	5.5	−	−	−	25
6〜7（歳）	900	−	800	−	5.0	5.5	−	30	4.5	5.5	−	−	−	30
8〜9（歳）	1,000	−	1,000	−	6.0	7.0	−	35	6.0	7.5	−	−	−	35
10〜11（歳）	1,100	−	1,000	−	7.0	8.5	−	35	7.0	8.5	10.0	12.0	−	35
12〜14（歳）	1,200	−	1,000	−	8.0	10.0	−	40	7.0	8.5	10.0	12.0	−	40
15〜17（歳）	1,200	−	900	−	8.0	10.0	−	50	5.5	7.0	8.5	10.5	−	40
18〜29（歳）	1,000	3,000	800	3,000	6.5	7.5	−	50	5.5	6.5	8.5	10.5	−	40
30〜49（歳）	1,000	3,000	800	3,000	6.5	7.5	−	50	5.5	6.5	9.0	10.5	−	40
50〜64（歳）	1,000	3,000	800	3,000	6.5	7.5	−	50	5.5	6.5	9.0	11.0	−	40
65〜74（歳）	1,000	3,000	800	3,000	6.0	7.5	−	50	5.0	6.0	−	−	−	40
75 以上（歳）	1,000	3,000	800	3,000	6.0	7.0	−	50	5.0	6.0	−	−	−	40
妊婦 初期			800	−					+2.0	+2.5	−	−	−	−
中期・後期									+8.0	+9.5	−	−	−	−
授乳婦			800	−					+2.0	+2.5	−	−	−	−

年齢等	亜鉛（mg/ 日）男性				亜鉛 女性				銅（mg/ 日）男性				銅 女性				マンガン（mg/ 日）男性		マンガン 女性	
	推定平均必要量	推奨量	目安量	耐容上限量	推定平均必要量	推奨量	目安量	耐容上限量	推定平均必要量	推奨量	目安量	耐容上限量	推定平均必要量	推奨量	目安量	耐容上限量	目安量	耐容上限量	目安量	耐容上限量
0～5（月）	−	−	2	−	−	−	2	−	−	−	0.3	−	−	−	0.3	−	0.01	−	0.01	−
6～11（月）	−	−	3	−	−	−	3	−	−	−	0.3	−	−	−	0.3	−	0.5	−	0.5	−
1～2（歳）	3	3	−	−	2	3	−	−	0.3	0.3	−	−	0.2	0.3	−	−	1.5	−	1.5	−
3～5（歳）	3	4	−	−	3	3	−	−	0.3	0.4	−	−	0.3	0.3	−	−	1.5	−	1.5	−
6～7（歳）	4	5	−	−	3	4	−	−	0.4	0.4	−	−	0.4	0.4	−	−	2.0	−	2.0	−
8～9（歳）	5	6	−	−	4	5	−	−	0.4	0.5	−	−	0.4	0.5	−	−	2.5	−	2.5	−
10～11（歳）	6	7	−	−	5	6	−	−	0.5	0.6	−	−	0.5	0.6	−	−	3.0	−	3.0	−
12～14（歳）	9	10	−	−	7	8	−	−	0.7	0.8	−	−	0.6	0.8	−	−	4.0	−	4.0	−
15～17（歳）	10	12	−	−	7	8	−	−	0.8	0.9	−	−	0.6	0.7	−	−	4.5	−	3.5	−
18～29（歳）	9	11	−	40	7	8	−	35	0.7	0.9	−	7	0.6	0.7	−	7	4.0	11	3.5	11
30～49（歳）	9	11	−	45	7	8	−	35	0.7	0.9	−	7	0.6	0.7	−	7	4.0	11	3.5	11
50～64（歳）	9	11	−	45	7	8	−	35	0.7	0.9	−	7	0.6	0.7	−	7	4.0	11	3.5	11
65～74（歳）	9	11	−	40	7	8	−	35	0.7	0.9	−	7	0.6	0.7	−	7	4.0	11	3.5	11
75 以上（歳）	9	10	−	40	6	8	−	30	0.7	0.8	−	7	0.6	0.7	−	7	4.0	11	3.5	11
妊 婦					+1	+2	−	−					+0.1	+0.1	−	−			3.5	−
授乳婦					+3	+4	−	−					+0.5	+0.6	−	−			3.5	−

年齢等	ヨウ素（µg/日）男性				ヨウ素 女性				セレン（µg/日）男性				セレン 女性			
	推定平均必要量	推奨量	目安量	耐容上限量	推定平均必要量	推奨量	目安量	耐容上限量	推定平均必要量	推奨量	目安量	耐容上限量	推定平均必要量	推奨量	目安量	耐容上限量
0～5（月）	−	−	100	250	−	−	100	250	−	−	15	−	−	−	15	−
6～11（月）	−	−	130	250	−	−	130	250	−	−	15	−	−	−	15	−
1～2（歳）	35	50	−	300	35	50	−	300	10	10	−	100	10	10	−	100
3～5（歳）	45	60	−	400	45	60	−	400	10	15	−	100	10	10	−	100
6～7（歳）	55	75	−	550	55	75	−	550	15	15	−	150	15	15	−	150
8～9（歳）	65	90	−	700	65	90	−	700	15	20	−	200	15	20	−	200
10～11（歳）	80	110	−	900	80	110	−	900	20	25	−	250	20	25	−	250
12～14（歳）	95	140	−	2,000	95	140	−	2,000	25	30	−	350	25	30	−	300
15～17（歳）	100	140	−	3,000	100	140	−	3,000	30	35	−	400	20	25	−	350
18～29（歳）	95	130	−	3,000	95	130	−	3,000	25	30	−	450	20	25	−	350
30～49（歳）	95	130	−	3,000	95	130	−	3,000	25	30	−	450	20	25	−	350
50～64（歳）	95	130	−	3,000	95	130	−	3,000	25	30	−	450	20	25	−	350
65～74（歳）	95	130	−	3,000	95	130	−	3,000	25	30	−	450	20	25	−	350
75 以上（歳）	95	130	−	3,000	95	130	−	3,000	25	30	−	400	20	25	−	350
妊 婦					＋ 75	+110	−	−[1]					＋ 5	＋ 5	−	−
授乳婦					+100	+140	−	−[1]					+15	+20	−	−

[1] 妊婦及び授乳婦の耐容上限量は，2,000 µg/日とした.

| 年齢等 | クロム（μg/日） | | | | モリブデン（μg/日） | | | | | | | |
| | 男性 | | 女性 | | 男性 | | | | 女性 | | | |
	目安量	耐容上限量	目安量	耐容上限量	推定平均必要量	推奨量	目安量	耐容上限量	推定平均必要量	推奨量	目安量	耐容上限量
0〜5（月）	0.8	―	0.8	―	―	―	2	―	―	―	2	―
6〜11（月）	1.0	―	1.0	―	―	―	5	―	―	―	5	―
1〜2（歳）	―	―	―	―	10	10	―	―	10	10	―	―
3〜5（歳）	―	―	―	―	10	10	―	―	10	10	―	―
6〜7（歳）	―	―	―	―	10	15	―	―	10	15	―	―
8〜9（歳）	―	―	―	―	15	20	―	―	15	15	―	―
10〜11（歳）	―	―	―	―	15	20	―	―	15	20	―	―
12〜14（歳）	―	―	―	―	20	25	―	―	20	25	―	―
15〜17（歳）	―	―	―	―	25	30	―	―	20	25	―	―
18〜29（歳）	10	500	10	500	20	30	―	600	20	25	―	500
30〜49（歳）	10	500	10	500	25	30	―	600	20	25	―	500
50〜64（歳）	10	500	10	500	25	30	―	600	20	25	―	500
65〜74（歳）	10	500	10	500	20	30	―	600	20	25	―	500
75 以上（歳）	10	500	10	500	20	25	―	600	20	25	―	500
妊　婦			10	―					+0	+0	―	―
授乳婦			10	―					+3	+3	―	―

資料Ⅰ —— 関係法規

1．地域保健法（抄）

（昭和22年9月5日法律第101号，最終改正：令和5年6月7日法律第47号）

第一章　総則

第一条　この法律は，地域保健対策の推進に関する基本指針，保健所の設置その他地域保健対策の推進に関し基本となる事項を定めることにより，母子保健法（昭和四十年法律第百四十一号）その他の地域保健対策に関する法律による対策が地域において総合的に推進されることを確保し，もつて地域住民の健康の保持及び増進に寄与することを目的とする．

第二条　地域住民の健康の保持及び増進を目的として国及び地方公共団体が講ずる施策は，我が国における急速な高齢化の進展，保健医療を取り巻く環境の変化等に即応し，地域における公衆衛生の向上及び増進を図るとともに，地域住民の多様化し，かつ，高度化する保健，衛生，生活環境等に関する需要に適確に対応することができるように，地域の特性及び社会福祉等の関連施策との有機的な連携に配慮しつつ，総合的に推進されることを基本理念とする．

第三条　市町村（特別区を含む．以下同じ．）は，当該市町村が行う地域保健対策が円滑に実施できるように，必要な施設の整備，人材の確保及び資質の向上等に努めなければならない．

② 都道府県は，当該都道府県が行う地域保健対策が円滑に実施できるように，必要な施設の整備，人材の確保及び資質の向上，調査及び研究等に努めるとともに，市町村に対し，前項の責務が十分に果たされるように，その求めに応じ，必要な技術的援助を与えることに努めなければならない．

③ 国は，地域保健に関する情報の収集，整理及び活用並びに調査及び研究並びに地域保健対策に係る人材の養成及び資質の向上に努めるとともに，市町村及び都道府県に対し，前二項の責務が十分に果たされるように必要な技術的及び財政的援助を与えることに努めなければならない．

第二章　地域保健対策の推進に関する基本指針

第四条　厚生労働大臣は，地域保健対策の円滑な実施及び総合的な推進を図るため，地域保健対策の推進に関する基本的な指針（以下「基本指針」という．）を定めなければならない．

② 基本指針は，次に掲げる事項について定めるものとする．

一　地域保健対策の推進の基本的な方向

二　保健所及び市町村保健センターの整備及び運営に関する基本的事項

三　地域保健対策に係る人材の確保及び資質の向上並びに第二十四条第一項の人材確保支援計画の策定に関する基本的事項

四　地域保健に関する調査及び研究並びに試験及び検査に関する基本的事項

五　社会福祉等の関連施策との連携に関する基本的事項

六　その他地域保健対策の推進に関する重要事項

③ 基本指針は，健康危機（国民の生命及び健康に重大な影響を与えるおそれがある疾病のまん延その他の公衆衛生上重大な危害が生じ，又は生じるおそれがある緊急の事態をいう．第二十一条第一項において同じ．）への対処を考慮して定めるものとする．

④ 厚生労働大臣は，基本指針を定め，又はこれを変更したときは，遅滞なく，これを公表しなければならない．

第三章　保健所

第五条　保健所は，都道府県，地方自治法（昭和二十二年法律第六十七号）第二百五十二条の十九第一項の指定都市，同法第二百五十二条の二十二第一項の中核市その他の政令で定める市又は特別区が，これを設置する．

② 都道府県は，前項の規定により保健所を設置する場合においては，保健医療に係る施策と社会福祉に係る施策との有機的な連携を図るため，医療法（昭和二十三年法律第二百五号）第三十条の四第二項第十四号に規定する区域及び介護保険法（平成九年法律第百二十三号）第百十八条第二項第一号に規定する区域を参酌して，保健所の所管区域を設定しなければならない．

第六条　保健所は，次に掲げる事項につき，企画，調整，指導及びこれらに必要な事業を行う．

一　地域保健に関する思想の普及及び向上に関する事項

二　人口動態統計その他地域保健に係る統計に関する事項

三　栄養の改善及び食品衛生に関する事項

四　住宅，水道，下水道，廃棄物の処理，清掃その他の環境の衛生に関する事項

五　医事及び薬事に関する事項

六　保健師に関する事項

七　公共医療事業の向上及び増進に関する事項

八　母性及び乳幼児並びに老人の保健に関する事項

九　歯科保健に関する事項

十　精神保健に関する事項

十一　治療方法が確立していない疾病その他の特殊の疾病により長期に療養を必要とする者の保健に関する事項

十二　感染症その他の疾病の予防に関する事項

十三　衛生上の試験及び検査に関する事項

十四　その他地域住民の健康の保持及び増進に関する事項

第七条　保健所は，前条に定めるもののほか，地域住民の健康の保持及び増進を図るため必要があるときは，次に掲げる事業を行うことができる．

一　所管区域に係る地域保健に関する情報を収集し，整理し，及び活用すること．

二　所管区域に係る地域保健に関する調査及び研究を行うこと．

三　歯科疾患その他厚生労働大臣の指定する疾病の治療を行うこと．

四　試験及び検査を行い，並びに医師，歯科医師，薬剤師その他の者に試験及び検査に関する施設を利用させること．

第八条　都道府県の設置する保健所は，前二条に定めるもののほか，所管区域内の市町村の地域保健対策の実施に関し，市町村相互間の連絡調整を行い，及び市町村の求めに応じ，技術的助言，市町村職員の研修その他必要な援助を行うことができる．

第四章　市町村保健センター

第十八条　市町村は，市町村保健センターを設置することができる．

②　市町村保健センターは，住民に対し，健康相談，保健指導及び健康診査その他地域保健に関し必要な事業を行うことを目的とする施設とする．

第五章　地域保健対策に係る人材の確保

第二十四条　都道府県は，当分の間，基本指針に即して，政令で定めるところにより，地域保健対策の実施に当たり特にその人材の確保又は資質の向上を支援する必要がある町村について，町村の申出に基づき，地域保健対策を円滑に実施するための人材の確保又は資質の向上の支援に関する計画（以下「人材確保支援計画」という．）を定めることができる．

②　人材確保支援計画は，次に掲げる事項について定めるものとする．

一　人材確保支援計画の対象となる町村（以下「特定町村」という．）

二　都道府県が実施する特定町村の地域保健対策を円滑に実施するための人材の確保又は資質の向上に資する事業の内容に関する事項

③　前項各号に掲げる事項のほか，人材確保支援計画を定める場合には，特定町村の地域保健対策を円滑に実施するための人材の確保又は資質の向上の基本的方針に関する事項について定めるよう努めるものとする．

④　都道府県は，人材確保支援計画を定め，又はこれを変更しようとするときは，あらかじめ，特定町村の意見を聴かなければならない．

⑤　都道府県は，人材確保支援計画を定め，又はこれを変更したときは，遅滞なく，厚生労働大臣にこれを通知しなければならない．

2．健康増進法（抄）

（平成 14 年 8 月 2 日法律第 103 号，最終改正：令和 4 年 6 月 22 日法律第 77 号）

第一章　総則

（目的）

第一条　この法律は，我が国における急速な高齢化の進展及び疾病構造の変化に伴い，国民の健康の増進の重要性が著しく増大していることにかんがみ，国民の健康の増進の総合的な推進に関し基本的な事項を定めるとともに，国民の栄養の改善その他の国民の健康の増進を図るための措置を講じ，もって国民保健の向上を図ることを目的とする．

（国民の責務）

第二条　国民は，健康な生活習慣の重要性に対する関心と理解を深め，生涯にわたって，自らの健康状態を自覚するとともに，健康の増進に努めなければならない．

（国及び地方公共団体の責務）

第三条　国及び地方公共団体は，教育活動及び広報活動を通じた健康の増進に関する正しい知識の普及，健康の増進に関する情報の収集，整理，分析及び提供並びに研究の推進並びに健康の増進に係る人材の養成及び資質の向上を図るとともに，健康増進事業実施者その他の関係者に対し，必要な技術的援助を与えることに努めなければならない．

（健康増進事業実施者の責務）

第四条　健康増進事業実施者は，健康教育，健康相談その他国民の健康の増進のために必要な事業（以下「健康増進事業」という．）を積極的に推進するよう努めなければならない．

（関係者の協力）

第五条　国，都道府県，市町村（特別区を含む．以下同じ．），健康増進事業実施者，医療機関その他の関係者は，国民の健康の増進の総合的な推進を図るため，相互に連携を図りながら協力するよう努めなければなら

ない.

第二章　基本方針等

（基本方針）

第七条　厚生労働大臣は，国民の健康の増進の総合的な推進を図るための基本的な方針（以下「基本方針」という.）を定めるものとする.

2　基本方針は，次に掲げる事項について定めるものとする.

一　国民の健康の増進の推進に関する基本的な方向

二　国民の健康の増進の目標に関する事項

三　次条第一項の都道府県健康増進計画及び同条第二項の市町村健康増進計画の策定に関する基本的な事項

四　第十条第一項の国民健康・栄養調査その他の健康の増進に関する調査及び研究に関する基本的な事項

五　健康増進事業実施者間における連携及び協力に関する基本的な事項

六　食生活，運動，休養，飲酒，喫煙，歯の健康の保持その他の生活習慣に関する正しい知識の普及に関する事項

七　その他国民の健康の増進の推進に関する重要事項

3　厚生労働大臣は，基本方針を定め，又はこれを変更しようとするときは，あらかじめ，関係行政機関の長に協議するものとする.

4　厚生労働大臣は，基本方針を定め，又はこれを変更したときは，遅滞なく，これを公表するものとする.

（都道府県健康増進計画等）

第八条　都道府県は，基本方針を勘案して，当該都道府県の住民の健康の増進の推進に関する施策についての基本的な計画（以下「都道府県健康増進計画」という.）を定めるものとする.

2　市町村は，基本方針及び都道府県健康増進計画を勘案して，当該市町村の住民の健康の増進の推進に関する施策についての計画（以下「市町村健康増進計画」という.）を定めるよう努めるものとする.

3　国は，都道府県健康増進計画又は市町村健康増進計画に基づいて住民の健康増進のために必要な事業を行う都道府県又は市町村に対し，予算の範囲内において，当該事業に要する費用の一部を補助することができる.

（健康診査の実施等に関する指針）

第九条　厚生労働大臣は，生涯にわたる国民の健康の増進に向けた自主的な努力を促進するため，健康診査の実施及びその結果の通知，健康手帳（自らの健康管理のために必要な事項を記載する手帳をいう.）の交付その他の措置に関し，健康増進事業実施者に対する健康診査の実施等に関する指針（以下「健康診査等指針」という.）を定めるものとする.

2　厚生労働大臣は，健康診査等指針を定め，又はこれを変更しようとするときは，あらかじめ，内閣総理大臣，総務大臣，財務大臣及び文部科学大臣に協議するものとする.

3　厚生労働大臣は，健康診査等指針を定め，又はこれを変更したときは，遅滞なく，これを公表するものとする.

第三章　国民健康・栄養調査等

（国民健康・栄養調査の実施）

第十条　厚生労働大臣は，国民の健康の増進の総合的な推進を図るための基礎資料として，国民の身体の状況，栄養摂取量及び生活習慣の状況を明らかにするため，国民健康・栄養調査を行うものとする.

2　厚生労働大臣は，国立研究開発法人医薬基盤・健康・栄養研究所（以下「研究所」という.）に，国民健康・栄養調査の実施に関する事務のうち集計その他の政令で定める事務の全部又は一部を行わせることができる.

3　都道府県知事（保健所を設置する市又は特別区にあっては，市長又は区長．以下同じ.）は，その管轄区域内の国民健康・栄養調査の執行に関する事務を行う.

（調査世帯）

第十一条　国民健康・栄養調査の対象の選定は，厚生労働省令で定めるところにより，毎年，厚生労働大臣が調査地区を定め，その地区内において都道府県知事が調査世帯を指定することによって行う.

2　前項の規定により指定された調査世帯に属する者は，国民健康・栄養調査の実施に協力しなければならない.

（国民健康・栄養調査員）

第十二条　都道府県知事は，その行う国民健康・栄養調査の実施のために必要があるときは，国民健康・栄養調査員を置くことができる.

2　前項に定めるもののほか，国民健康・栄養調査員に関し必要な事項は，厚生労働省令でこれを定める.

（国の負担）

第十三条　国は，国民健康・栄養調査に要する費用を負担する.

（調査票の使用制限）

第十四条　国民健康・栄養調査のために集められた調査票は，第十条第一項に定める調査の目的以外の目的のために使用してはならない.

（省令への委任）

第十五条　第十条から前条までに定めるもののほか，国民健康・栄養調査の方法及び調査項目その他国民健康・栄養調査の実施に関して必要な事項は，厚生労働省令で定める．

（生活習慣病の発生の状況の把握）

第十六条　国及び地方公共団体は，国民の健康の増進の総合的な推進を図るための基礎資料として，国民の生活習慣とがん，循環器病その他の政令で定める生活習慣病（以下単に「生活習慣病」という．）との相関関係を明らかにするため，生活習慣病の発生の状況の把握に努めなければならない．

（食事摂取基準）

第十六条の二　厚生労働大臣は，生涯にわたる国民の栄養摂取の改善に向けた自主的な努力を促進するため，国民健康・栄養調査その他の健康の保持増進に関する調査及び研究の成果を分析し，その分析の結果を踏まえ，食事による栄養摂取量の基準（以下この条において「食事摂取基準」という．）を定めるものとする．

2　食事摂取基準においては，次に掲げる事項を定めるものとする．

　一　国民がその健康の保持増進を図る上で摂取することが望ましい熱量に関する事項

　二　国民がその健康の保持増進を図る上で摂取することが望ましい次に掲げる栄養素の量に関する事項

　　イ　国民の栄養摂取の状況からみてその欠乏が国民の健康の保持増進を妨げているものとして厚生労働省令で定める栄養素

　　ロ　国民の栄養摂取の状況からみてその過剰な摂取が国民の健康の保持増進を妨げているものとして厚生労働省令で定める栄養素

3　厚生労働大臣は，食事摂取基準を定め，又は変更したときは，遅滞なく，これを公表するものとする．

第四章　保健指導等

（市町村による生活習慣相談等の実施）

第十七条　市町村は，住民の健康の増進を図るため，医師，歯科医師，薬剤師，保健師，助産師，看護師，准看護師，管理栄養士，栄養士，歯科衛生士その他の職員に，栄養の改善その他の生活習慣の改善に関する事項につき住民からの相談に応じさせ，及び必要な栄養指導その他の保健指導を行わせ，並びにこれらに付随する業務を行わせるものとする．

2　市町村は，前項に規定する業務の一部について，健康保険法第六十三条第三項各号に掲げる病院又は診療所その他適当と認められるものに対し，その実施を委託することができる．

（都道府県による専門的な栄養指導その他の保健指導の実施）

第十八条　都道府県，保健所を設置する市及び特別区は，次に掲げる業務を行うものとする．

　一　住民の健康の増進を図るために必要な栄養指導その他の保健指導のうち，特に専門的な知識及び技術を必要とするものを行うこと．

　二　特定かつ多数の者に対して継続的に食事を供給する施設に対し，栄養管理の実施について必要な指導及び助言を行うこと．

　三　前二号の業務に付随する業務を行うこと．

2　都道府県は，前条第一項の規定により市町村が行う業務の実施に関し，市町村相互間の連絡調整を行い，及び市町村の求めに応じ，その設置する保健所による技術的事項についての協力その他当該市町村に対する必要な援助を行うものとする．

（栄養指導員）

第十九条　都道府県知事は，前条第一項に規定する業務（同項第一号及び第三号に掲げる業務については，栄養指導に係るものに限る．）を行う者として，医師又は管理栄養士の資格を有する都道府県，保健所を設置する市又は特別区の職員のうちから，栄養指導員を命ずるものとする．

（市町村による健康増進事業の実施）

第十九条の二　市町村は，第十七条第一項に規定する業務に係る事業以外の健康増進事業であって厚生労働省令で定めるものの実施に努めるものとする．

（都道府県による健康増進事業に対する技術的援助等の実施）

第十九条の三　都道府県は，前条の規定により市町村が行う事業の実施に関し，市町村相互間の連絡調整を行い，及び市町村の求めに応じ，その設置する保健所による技術的事項についての協力その他当該市町村に対する必要な援助を行うものとする．

（報告の徴収）

第十九条の五　厚生労働大臣又は都道府県知事は，市町村に対し，必要があると認めるときは，第十七条第一項に規定する業務及び第十九条の二に規定する事業の実施の状況に関する報告を求めることができる．

第五章　特定給食施設

（特定給食施設の届出）

第二十条　特定給食施設（特定かつ多数の者に対して継続的に食事を供給する施設のうち栄養管理が必要なものとして厚生労働省令で定めるものをいう．以下同じ．）を設置した者は，その事業の開始の日から一月以内に，その施設の所在地の都道府県知事に，厚生労

働省令で定める事項を届け出なければならない.

2　前項の規定による届出をした者は,同項の厚生労働省令で定める事項に変更を生じたときは,変更の日から一月以内に,その旨を当該都道府県知事に届け出なければならない.その事業を休止し,又は廃止したときも,同様とする.

（特定給食施設における栄養管理）

第二十一条　特定給食施設であって特別の栄養管理が必要なものとして厚生労働省令で定めるところにより都道府県知事が指定するものの設置者は,当該特定給食施設に管理栄養士を置かなければならない.

2　前項に規定する特定給食施設以外の特定給食施設の設置者は,厚生労働省令で定めるところにより,当該特定給食施設に栄養士又は管理栄養士を置くように努めなければならない.

3　特定給食施設の設置者は,前二項に定めるもののほか,厚生労働省令で定める基準に従って,適切な栄養管理を行わなければならない.

（指導及び助言）

第二十二条　都道府県知事は,特定給食施設の設置者に対し,前条第一項又は第三項の規定による栄養管理の実施を確保するため必要があると認めるときは,当該栄養管理の実施に関し必要な指導及び助言をすることができる.

（勧告及び命令）

第二十三条　都道府県知事は,第二十一条第一項の規定に違反して管理栄養士を置かず,若しくは同条第三項の規定に違反して適切な栄養管理を行わず,又は正当な理由がなくて前条の栄養管理をしない特定給食施設の設置者があるときは,当該特定給食施設の設置者に対し,管理栄養士を置き,又は適切な栄養管理を行うよう勧告をすることができる.

2　都道府県知事は,前項に規定する勧告を受けた特定給食施設の設置者が,正当な理由がなくてその勧告に係る措置をとらなかったときは,当該特定給食施設の設置者に対し,その勧告に係る措置をとるべきことを命ずることができる.

（立入検査等）

第二十四条　都道府県知事は,第二十一条第一項又は第三項の規定による栄養管理の実施を確保するため必要があると認めるときは,特定給食施設の設置者若しくは管理者に対し,その業務に関し報告をさせ,又は栄養指導員に,当該施設に立ち入り,業務の状況若しくは帳簿,書類その他の物件を検査させ,若しくは関係者に質問させることができる.

2　前項の規定により立入検査又は質問をする栄養指導員は,その身分を示す証明書を携帯し,関係者に提示

しなければならない.

3　第一項の規定による権限は,犯罪捜査のために認められたものと解釈してはならない.

第六章　受動喫煙防止
第一節　総則

（国及び地方公共団体の責務）

第二十五条　国及び地方公共団体は,望まない受動喫煙が生じないよう,受動喫煙に関する知識の普及,受動喫煙の防止に関する意識の啓発,受動喫煙の防止に必要な環境の整備その他の受動喫煙を防止するための措置を総合的かつ効果的に推進するよう努めなければならない.

（関係者の協力）

第二十六条　国,都道府県,市町村,多数の者が利用する施設（敷地を含む.以下この章において同じ.）及び旅客運送事業自動車等の管理権原者（施設又は旅客運送事業自動車等の管理について権原を有する者をいう.以下この章において同じ.）その他の関係者は,望まない受動喫煙が生じないよう,受動喫煙を防止するための措置の総合的かつ効果的な推進を図るため,相互に連携を図りながら協力するよう努めなければならない.

（喫煙をする際の配慮義務等）

第二十七条　何人も,特定施設及び旅客運送事業自動車等（以下この章において「特定施設等」という.）の第二十九条第一項に規定する喫煙禁止場所以外の場所において喫煙をする際,望まない受動喫煙を生じさせることがないよう周囲の状況に配慮しなければならない.

2　特定施設等の管理権原者は,喫煙をすることができる場所を定めようとするときは,望まない受動喫煙を生じさせることがない場所とするよう配慮しなければならない.

（定義）

第二十八条　この章において,次の各号に掲げる用語の意義は,当該各号に定めるところによる.

　一　たばこ　たばこ事業法（昭和五十九年法律第六十八号）第二条第三号に掲げる製造たばこであって,同号に規定する喫煙用に供されるもの及び同法第三十八条第二項に規定する製造たばこ代用品をいう.

　二　喫煙　人が吸入するため,たばこを燃焼させ,又は加熱することにより煙（蒸気を含む.次号及び次節において同じ.）を発生させることをいう.

　三　受動喫煙　人が他人の喫煙によりたばこから発生した煙にさらされることをいう.

四 特定施設 第一種施設，第二種施設及び喫煙目的施設をいう．

五 第一種施設 多数の者が利用する施設のうち，次に掲げるものをいう．

　イ 学校，病院，児童福祉施設その他の受動喫煙により健康を損なうおそれが高い者が主として利用する施設として政令で定めるもの

　ロ 国及び地方公共団体の行政機関の庁舎（行政機関がその事務を処理するために使用する施設に限る．）

十三 特定屋外喫煙場所 第一種施設の屋外の場所の一部の場所のうち，当該第一種施設の管理権原者によって区画され，厚生労働省令で定めるところにより，喫煙をすることができる場所である旨を記載した標識の掲示その他の厚生労働省令で定める受動喫煙を防止するために必要な措置がとられた場所をいう．

十四 喫煙関連研究場所 たばこに関する研究開発（喫煙を伴うものに限る．）の用に供する場所をいう．

第七章 特別用途表示等

（特別用途表示の許可）

第四十三条 販売に供する食品につき，乳児用，幼児用，妊産婦用，病者用その他内閣府令で定める特別の用途に適する旨の表示（以下「特別用途表示」という．）をしようとする者は，内閣総理大臣の許可を受けなければならない．

2 前項の許可を受けようとする者は，製品見本を添え，商品名，原材料の配合割合及び当該製品の製造方法，成分分析表，許可を受けようとする特別用途表示の内容その他内閣府令で定める事項を記載した申請書を内閣総理大臣に提出しなければならない．

3 内閣総理大臣は，研究所又は内閣総理大臣の登録を受けた法人（以下「登録試験機関」という．）に，第一項の許可を行うについて必要な試験（以下「許可試験」という．）を行わせるものとする．

4 第一項の許可を申請する者は，実費（許可試験に係る実費を除く．）を勘案して政令で定める額の手数料を国に，研究所の行う許可試験にあっては許可試験に係る実費を勘案して政令で定める額の手数料を研究所に，登録試験機関の行う許可試験にあっては当該登録試験機関が内閣総理大臣の認可を受けて定める額の手数料を当該登録試験機関に納めなければならない．

5 内閣総理大臣は，第一項の許可をしようとするときは，あらかじめ，厚生労働大臣の意見を聴かなければならない．

6 第一項の許可を受けて特別用途表示をする者は，当該許可に係る食品（以下「特別用途食品」という．）

につき，内閣府令で定める事項を内閣府令で定めるところにより表示しなければならない．

（特別用途食品の検査及び収去）

第六十一条 内閣総理大臣又は都道府県知事は，必要があると認めるときは，当該職員に特別用途食品の製造施設，貯蔵施設又は販売施設に立ち入らせ，販売の用に供する当該特別用途食品を検査させ，又は試験の用に供するのに必要な限度において当該特別用途食品を収去させることができる．

2 前項の規定により立入検査又は収去をする職員は，その身分を示す証明書を携帯し，関係者に提示しなければならない．

3 第一項に規定する当該職員の権限は，食品衛生法第三十条第一項に規定する食品衛生監視員が行うものとする．

4 第一項の規定による権限は，犯罪捜査のために認められたものと解釈してはならない．

5 内閣総理大臣は，研究所に，第一項の規定により収去された食品の試験を行わせるものとする．

（特別用途表示の許可の取消し）

第六十二条 内閣総理大臣は，第四十三条第一項の許可を受けた者が次の各号のいずれかに該当するときは，当該許可を取り消すことができる．

一 第四十三条第六項の規定に違反したとき．

二 当該許可に係る食品につき虚偽の表示をしたとき．

三 当該許可を受けた日以降における科学的知見の充実により当該許可に係る食品について当該許可に係る特別用途表示をすることが適切でないことが判明するに至ったとき．

（特別用途表示の承認）

第六十三条 本邦において販売に供する食品につき，外国において特別用途表示をしようとする者は，内閣総理大臣の承認を受けることができる．

2 第四十三条第二項から第七項まで及び前条の規定は前項の承認について，第六十一条の規定は同項の承認に係る食品について，それぞれ準用する．この場合において，同条第一項中「製造施設，貯蔵施設」とあるのは，「貯蔵施設」と読み替えるものとする．

（特別用途表示がされた食品の輸入の許可）

第六十四条 本邦において販売に供する食品であって，第四十三条第一項の規定による許可又は前条第一項の規定による承認を受けずに特別用途表示がされたものを輸入しようとする者については，その者を第四十三条第一項に規定する特別用途表示をしようとする者とみなして，同条及び第七十二条第二号の規定を適用する．

（誇大表示の禁止）

第六十五条　何人も，食品として販売に供する物に関して広告その他の表示をするときは，健康の保持増進の効果その他内閣府令で定める事項（次条第三項において「健康保持増進効果等」という.）について，著しく事実に相違する表示をし，又は著しく人を誤認させるような表示をしてはならない.

2　内閣総理大臣は，前項の内閣府令を制定し，又は改廃しようとするときは，あらかじめ，厚生労働大臣に協議しなければならない.

（勧告等）

第六十六条　内閣総理大臣又は都道府県知事は，前条第一項の規定に違反して表示をした者がある場合において，国民の健康の保持増進及び国民に対する正確な情報の伝達に重大な影響を与えるおそれがあると認めるときは，その者に対し，当該表示に関し必要な措置をとるべき旨の勧告をすることができる.

2　内閣総理大臣又は都道府県知事は，前項に規定する勧告を受けた者が，正当な理由がなくてその勧告に係る措置をとらなかったときは，その者に対し，その勧告に係る措置をとるべきことを命ずることができる.

3　第六十一条の規定は，食品として販売に供する物であって健康保持増進効果等についての表示がされたもの（特別用途食品及び第六十三条第一項の承認を受けた食品を除く.）について準用する.

4　都道府県知事は，第一項又は第二項の規定によりその権限を行使したときは，その旨を内閣総理大臣に通知するものとする.

（再審査請求等）

第六十七条　第六十一条第一項（第六十三条第二項において準用する場合を含む.）の規定により保健所を設置する市又は特別区の長が行う処分についての審査請求の裁決に不服がある者は，内閣総理大臣に対して再審査請求をすることができる.

2　保健所を設置する市又は特別区の長が第六十一条第一項（第六十三条第二項において準用する場合を含む.）の規定による処分をする権限をその補助機関である職員又はその管理に属する行政機関の長に委任した場合において，委任を受けた職員又は行政機関の長がその委任に基づいてした処分につき，地方自治法（昭和二十二年法律第六十七号）第二百五十五条の二第二項の再審査請求の裁決があったときは，当該裁決に不服がある者は，同法第二百五十二条の十七の四第五項から第七項までの規定の例により，内閣総理大臣に対して再々審査請求をすることができる.

第八章　雑則

（事務の区分）

第六十八条　第十条第三項，第十一条第一項及び第六十一条第一項（第六十三条第二項において準用する場合を含む.）の規定により都道府県，保健所を設置する市又は特別区が処理することとされている事務は，地方自治法第二条第九項第一号に規定する第一号法定受託事務とする.

（権限の委任）

第六十九条　この法律に規定する厚生労働大臣の権限は，厚生労働省令で定めるところにより，地方厚生局長に委任することができる.

2　前項の規定により地方厚生局長に委任された権限は，厚生労働省令で定めるところにより，地方厚生支局長に委任することができる.

3　内閣総理大臣は，この法律による権限（政令で定めるものを除く.）を消費者庁長官に委任する.

4　消費者庁長官は，政令で定めるところにより，前項の規定により委任された権限の一部を地方厚生局長又は地方厚生支局長に委任することができる.

5　地方厚生局長又は地方厚生支局長は，前項の規定により委任された権限を行使したときは，その結果について消費者庁長官に報告するものとする.

第九章　罰則

第七十条　国民健康・栄養調査に関する事務に従事した公務員，研究所の職員若しくは国民健康・栄養調査員又はこれらの職にあった者が，その職務の執行に関して知り得た人の秘密を正当な理由がなく漏らしたときは，一年以下の懲役又は百万円以下の罰金に処する.

2　職務上前項の秘密を知り得た他の公務員又は公務員であった者が，正当な理由がなくその秘密を漏らしたときも，同項と同様とする.

3　第五十三条第一項の規定に違反してその職務に関して知り得た秘密を漏らした者は，一年以下の懲役又は百万円以下の罰金に処する.

4　第五十五条の規定による業務の停止の命令に違反したときは，その違反行為をした登録試験機関の役員又は職員は，一年以下の懲役又は百万円以下の罰金に処する.

第七十四条　次の各号のいずれかに該当する者は，三十万円以下の罰金に処する.

一　第二十四条第一項の規定による報告をせず，若しくは虚偽の報告をし，又は同項の規定による検査を拒み，妨げ，若しくは忌避し，若しくは同項の規定による質問に対して答弁をせず，若しくは虚偽の答弁をした者

二　第六十一条第一項（第六十三条第二項において準
　　用する場合を含む.）の規定による検査又は収去を
　　拒み，妨げ，又は忌避した者
第七十八条　次の各号のいずれかに該当する者は，
　　二十万円以下の過料に処する.
　一　第三十五条第六項の規定による帳簿を備え付け
　　ず，帳簿に記載せず，若しくは虚偽の記載をし，又
　　は帳簿を保存しなかった者
　二　第三十八条第一項の規定による報告をせず，若し
　　くは虚偽の報告をし，又は同項の規定による検査を
　　拒み，妨げ，若しくは忌避し，若しくは同項の規定
　　による質問に対して答弁をせず，若しくは虚偽の答
　　弁をした者
　三　第五十二条第一項の規定に違反して財務諸表等を
　　備えて置かず，財務諸表等に記載すべき事項を記載
　　せず，若しくは虚偽の記載をし，又は正当な理由が
　　ないのに同条第二項各号の規定による請求を拒んだ
　　者

3. 健康増進法施行規則（抄）

（平成15年4月30日厚生労働省令第86号，最終改正：令
和4年3月30日厚生労働省令第48号）

（国民健康・栄養調査の調査事項）
第一条　健康増進法（平成十四年法律第百三号. 以下「法」
　　という.）第十条第一項に規定する国民健康・栄養調
　　査は，身体状況，栄養摂取状況及び生活習慣の調査と
　　する.
２　前項に規定する身体状況の調査は，国民健康・栄養
　　調査に関する事務に従事する公務員又は国民健康・栄
　　養調査員（以下「調査従事者」という.）が，次に掲
　　げる事項について測定し，若しくは診断し，その結果
　　を厚生労働大臣の定める調査票に記入すること又は被
　　調査者ごとに，当該調査票を配布し，次に掲げる事項
　　が記入された調査票の提出を受けることによって行
　　う.
　一　身長
　二　体重
　三　血圧
　四　その他身体状況に関する事項
３　第一項に規定する栄養摂取状況の調査は，調査従事
　　者が，調査世帯ごとに，厚生労働大臣の定める調査票
　　を配布し，次に掲げる事項が記入された調査票の提出
　　を受けることによって行う.
　一　世帯及び世帯員の状況
　二　食事の状況

　三　食事の料理名並びに食品の名称及びその摂取量
　四　その他栄養摂取状況に関する事項
４　第一項に規定する生活習慣の調査は，調査従事者が，
　　被調査者ごとに，厚生労働大臣の定める調査票を配布
　　し，次に掲げる事項が記入された調査票の提出を受け
　　ることによって行う.
　一　食習慣の状況
　二　運動習慣の状況
　三　休養習慣の状況
　四　喫煙習慣の状況
　五　飲酒習慣の状況
　六　歯の健康保持習慣の状況
　七　その他生活習慣の状況に関する事項
（調査世帯の選定）
第二条　法第十一条第一項の規定による対象の選定は，
　　無作為抽出法によるものとする.
２　都道府県知事（保健所を設置する市又は特別区に
　　あっては，市長又は区長. 以下同じ.）は，法第十一
　　条第一項の規定により調査世帯を指定したときは，そ
　　の旨を当該世帯の世帯主に通知しなければならない.
（国民健康・栄養調査員）
第三条　国民健康・栄養調査員は，医師，管理栄養士，
　　保健師その他の者のうちから，毎年，都道府県知事が
　　任命する.
２　国民健康・栄養調査員は，非常勤とする.
（国民健康・栄養調査員の身分を示す証票）
第四条　国民健康・栄養調査員は，その職務を行う場合
　　には，その身分を示す証票を携帯し，かつ，関係者の
　　請求があるときには，これを提示しなければならない.
２　前項に規定する国民健康・栄養調査員の身分を示す
　　証票は，別記様式第一号による.
（市町村による健康増進事業の実施）
第四条の二　法第十九条の二の厚生労働省令で定める事
　　業は，次の各号に掲げるものとする.
　一　歯周疾患検診
　二　骨粗鬆症検診
　三　肝炎ウイルス検診
　四　四十歳以上七十四歳以下の者であって高齢者の医
　　　療の確保に関する法律（昭和五十七年法律第八十号）
　　　第二十条の特定健康診査の対象とならない者（特定
　　　健康診査及び特定保健指導の実施に関する基準第一
　　　条第一項の規定に基づき厚生労働大臣が定める者
　　　（平成二十年厚生労働省告示第三号）に規定する者
　　　を除く. 次号において「特定健康診査非対象者」と
　　　いう.）及び七十五歳以上の者であって同法第
　　　五十一条第一号又は第二号に規定する者に対する健
　　　康診査

　五　特定健康診査非対象者に対する保健指導

　六　がん検診

（特定給食施設）

第五条　法第二十条第一項の厚生労働省令で定める施設は，継続的に一回百食以上又は一日二百五十食以上の食事を供給する施設とする．

（特定給食施設の届出事項）

第六条　法第二十条第一項の厚生労働省令で定める事項は，次のとおりとする．

　一　給食施設の名称及び所在地

　二　給食施設の設置者の氏名及び住所（法人にあっては，給食施設の設置者の名称，主たる事務所の所在地及び代表者の氏名）

　三　給食施設の種類

　四　給食の開始日又は開始予定日

　五　一日の予定給食数及び各食ごとの予定給食数

　六　管理栄養士及び栄養士の員数

（特別の栄養管理が必要な給食施設の指定）

第七条　法第二十一条第一項の規定により都道府県知事が指定する施設は，次のとおりとする．

　一　医学的な管理を必要とする者に食事を供給する特定給食施設であって，継続的に一回三百食以上又は一日七百五十食以上の食事を供給するもの

　二　前号に掲げる特定給食施設以外の管理栄養士による特別な栄養管理を必要とする特定給食施設であって，継続的に一回五百食以上又は一日千五百食以上の食事を供給するもの

（特定給食施設における栄養士等）

第八条　法第二十一条第二項の規定により栄養士又は管理栄養士を置くように努めなければならない特定給食施設のうち，一回三百食又は一日七百五十食以上の食事を供給するものの設置者は，当該施設に置かれる栄養士のうち少なくとも一人は管理栄養士であるように努めなければならない．

（栄養管理の基準）

第九条　法第二十一条第三項の厚生労働省令で定める基準は，次のとおりとする．

　一　当該特定給食施設を利用して食事の供給を受ける者（以下「利用者」という．）の身体の状況，栄養状態，生活習慣等（以下「身体の状況等」という．）を定期的に把握し，これらに基づき，適当な熱量及び栄養素の量を満たす食事の提供及びその品質管理を行うとともに，これらの評価を行うよう努めること．

　二　食事の献立は，身体の状況等のほか，利用者の日常の食事の摂取量，嗜好等に配慮して作成するよう努めること．

　三　献立表の掲示並びに熱量及びたんぱく質，脂質，食塩等の主な栄養成分の表示等により，利用者に対して，栄養に関する情報の提供を行うこと．

　四　献立表その他必要な帳簿等を適正に作成し，当該施設に備え付けること．

　五　衛生の管理については，食品衛生法（昭和二十二年法律第二百三十三号）その他関係法令の定めるところによること．

（栄養指導員の身分を証す証票）

第十条　法第二十四条第二項に規定する栄養指導員の身分を示す証明書は，別記様式第二号による．

（法第十六条の二第二項第二号の厚生労働省令で定める栄養素）

第十一条　法第十六条の二第二項第二号イの厚生労働省令で定める栄養素は，次のとおりとする．

　一　たんぱく質

　二　n-6系脂肪酸及びn-3系脂肪酸

　三　炭水化物及び食物繊維

　四　ビタミンＡ，ビタミンＤ，ビタミンＥ，ビタミンＫ，ビタミンB_1，ビタミンB_2，ナイアシン，ビタミンB_6，ビタミンB_{12}，葉酸，パントテン酸，ビオチン及びビタミンＣ

　五　カリウム，カルシウム，マグネシウム，リン，鉄，亜鉛，銅，マンガン，ヨウ素，セレン，クロム及びモリブデン

２　法第十六条の二第二項第二号ロの厚生労働省令で定める栄養素は，次のとおりとする．

　一　脂質，飽和脂肪酸及びコレステロール

　二　糖類（単糖類又は二糖類であって，糖アルコールでないものに限る．）

　三　ナトリウム

4. 健康増進法に規定する特別用途表示の許可等に関する内閣府令（抄）

（平成21年8月31日内閣府令第57号，最終改正：令和4年8月31日内閣府令第52号）

（特別の用途）

第一条　健康増進法（以下「法」という．）第四十三条第一項の内閣府令で定める特別の用途は，次のとおりとする．

　一　授乳婦用

　二　えん下困難者用

　三　特定の保健の用途

（特別用途食品の表示事項等）

第八条　法第四十三条第六項の内閣府令で定める事項

は，次のとおりとする．ただし，内閣総理大臣の承認を受けた事項については，その記載を省略することができる．

一　商品名

二　定められた方法により保存した場合において品質が急速に劣化しやすい食品にあっては，消費期限（定められた方法により保存した場合において，腐敗，変敗その他の品質の劣化に伴い安全性を欠くこととなるおそれがないと認められる期限を示す年月日をいう．）である旨の文字を冠したその年月日及びその他の食品にあっては，賞味期限（定められた方法により保存した場合において，期待されるすべての品質の保持が十分に可能であると認められる期限を示す年月日をいう．ただし，当該期限を超えた場合であっても，これらの品質が保持されていることがあるものとする．以下同じ．）である旨の文字を冠したその年月日（製造又は加工の日から賞味期限までの期間が三月を超える場合にあっては，賞味期限である旨の文字を冠したその年月）

三　保存の方法（常温で保存する旨の表示を除く．）

四　製造所所在地

五　製造者の氏名（法人にあっては，その名称）

六　別記様式第二号（特定保健用食品にあっては，別記様式第三号（許可の際，その摂取により特定の保健の目的が期待できる旨について条件付きの表示をすることとされたもの（以下「条件付き特定保健用食品」という．）にあっては，別記様式第四号））による許可証票

七　許可を受けた表示の内容

八　栄養成分量，熱量及び原材料の名称

九　特定保健用食品にあっては，特定保健用食品である旨（条件付き特定保健用食品にあっては，条件付き特定保健用食品である旨），内容量，一日当たりの摂取目安量，摂取の方法，摂取をする上での注意事項及びバランスの取れた食生活の普及啓発を図る文言

十　特定保健用食品であって，保健の目的に資する栄養成分について国民の健康の維持増進等を図るために性別及び年齢階級別の摂取量の基準が示されているものにあっては，一日当たりの摂取目安量に含まれる当該栄養成分の，当該基準における摂取量を性及び年齢階級（十八歳以上に限る．）ごとの人口により加重平均した値に対する割合

十一　摂取，調理又は保存の方法に関し，特に注意を必要とするものについては，その注意事項

十二　許可を受けた者が，製造者以外のものであるときは，その許可を受けた者の営業所所在地及び氏名

（法人にあっては，その名称）

2　前項の規定は，法第六十三条第二項において準用する法第四十三条第六項の規定による表示について準用する．この場合において，前項中「法第四十三条第六項」とあるのは「法第六十三条第二項において準用する法第四十三条第六項」と，同項第六号中「別記様式第二号（特定保健用食品にあっては，別記様式第三号（許可の際，その摂取により特定の保健の目的が期待できる旨について条件付きの表示をすることとされたもの（以下「条件付き特定保健用食品」という．）にあっては，別記様式第四号））による許可証票」とあるのは「別記様式第五号（特定保健用食品にあっては，別記様式第六号（承認の際，その摂取により特定の保健の目的が期待できる旨について条件付きの表示をすることとされたもの（以下「条件付き特定保健用食品」という．）にあっては，別記様式第七号））による承認証票」と，同項第七号及び第十二号中「許可」とあるのは「承認」と読み替えるものとする．

3　法第四十三条第六項（法第六十三条第二項において準用する場合を含む．）の規定により表示すべき事項は，邦文で当該食品の容器包装（容器包装が小売のために包装されている場合は，当該包装）を開かないでも容易に見ることができるように当該容器包装若しくは包装の見やすい場所又はこれに添付する文書に記載されていなければならない．

（法第六十五条第一項の内閣府令で定める事項）

第十九条　法第六十五条第一項の内閣府令で定める事項は，次のとおりとする．

一　含有する食品又は成分の量

二　特定の食品又は成分を含有する旨

三　熱量

四　人の身体を美化し，魅力を増し，容ぼうを変え，又は皮膚若しくは毛髪を健やかに保つことに資する効果

5.食育基本法（抄）

（平成17年6月17日法律第63号，最終改正：平成27年9月11日法律第66号）

　二十一世紀における我が国の発展のためには，子どもたちが健全な心と身体を培い，未来や国際社会に向かって羽ばたくことができるようにするとともに，すべての国民が心身の健康を確保し，生涯にわたって生き生きと暮らすことができるようにすることが大切である．

　子どもたちが豊かな人間性をはぐくみ，生きる力を

身に付けていくためには，何よりも「食」が重要である．今，改めて，食育を，生きる上での基本であって，知育，徳育及び体育の基礎となるべきものと位置付けるとともに，様々な経験を通じて「食」に関する知識と「食」を選択する力を習得し，健全な食生活を実践することができる人間を育てる食育を推進することが求められている．もとより，食育はあらゆる世代の国民に必要なものであるが，子どもたちに対する食育は，心身の成長及び人格の形成に大きな影響を及ぼし，生涯にわたって健全な心と身体を培い豊かな人間性をはぐくんでいく基礎となるものである．　　　（以下略）

第一章　総則

（目的）

第一条　この法律は，近年における国民の食生活をめぐる環境の変化に伴い，国民が生涯にわたって健全な心身を培い，豊かな人間性をはぐくむための食育を推進することが緊要な課題となっていることにかんがみ，食育に関し，基本理念を定め，及び国，地方公共団体等の責務を明らかにするとともに，食育に関する施策の基本となる事項を定めることにより，食育に関する施策を総合的かつ計画的に推進し，もって現在及び将来にわたる健康で文化的な国民の生活と豊かで活力ある社会の実現に寄与することを目的とする．

（国民の心身の健康の増進と豊かな人間形成）

第二条　食育は，食に関する適切な判断力を養い，生涯にわたって健全な食生活を実現することにより，国民の心身の健康の増進と豊かな人間形成に資することを旨として，行われなければならない．

（食に関する感謝の念と理解）

第三条　食育の推進に当たっては，国民の食生活が，自然の恩恵の上に成り立っており，また，食に関わる人々の様々な活動に支えられていることについて，感謝の念や理解が深まるよう配慮されなければならない．

（食育推進運動の展開）

第四条　食育を推進するための活動は，国民，民間団体等の自発的意思を尊重し，地域の特性に配慮し，地域住民その他の社会を構成する多様な主体の参加と協力を得るものとするとともに，その連携を図りつつ，あまねく全国において展開されなければならない．

（子どもの食育における保護者，教育関係者等の役割）

第五条　食育は，父母その他の保護者にあっては，家庭が食育において重要な役割を有していることを認識するとともに，子どもの教育，保育等を行う者にあっては，教育，保育等における食育の重要性を十分自覚し，積極的に子どもの食育の推進に関する活動に取り組むこととなるよう，行われなければならない．

（食に関する体験活動と食育推進活動の実践）

第六条　食育は，広く国民が家庭，学校，保育所，地域その他のあらゆる機会とあらゆる場所を利用して，食料の生産から消費等に至るまでの食に関する様々な体験活動を行うとともに，自ら食育の推進のための活動を実践することにより，食に関する理解を深めることを旨として，行われなければならない．

（伝統的な食文化，環境と調和した生産等への配意及び農山漁村の活性化と食料自給率の向上への貢献）

第七条　食育は，我が国の伝統のある優れた食文化，地域の特性を生かした食生活，環境と調和のとれた食料の生産とその消費等に配意し，我が国の食料の需要及び供給の状況についての国民の理解を深めるとともに，食料の生産者と消費者との交流等を図ることにより，農山漁村の活性化と我が国の食料自給率の向上に資するよう，推進されなければならない．

（食品の安全性の確保等における食育の役割）

第八条　食育は，食品の安全性が確保され安心して消費できることが健全な食生活の基礎であることにかんがみ，食品の安全性をはじめとする食に関する幅広い情報の提供及びこれについての意見交換が，食に関する知識と理解を深め，国民の適切な食生活の実践に資することを旨として，国際的な連携を図りつつ積極的に行われなければならない．

（国の責務）

第九条　国は，第二条から前条までに定める食育に関する基本理念（以下「基本理念」という．）にのっとり，食育の推進に関する施策を総合的かつ計画的に策定し，及び実施する責務を有する．

（地方公共団体の責務）

第十条　地方公共団体は，基本理念にのっとり，食育の推進に関し，国との連携を図りつつ，その地方公共団体の区域の特性を生かした自主的な施策を策定し，及び実施する責務を有する．

（教育関係者等及び農林漁業者等の責務）

第十一条　教育並びに保育，介護その他の社会福祉，医療及び保健（以下「教育等」という．）に関する職務に従事する者並びに教育等に関する関係機関及び関係団体（以下「教育関係者等」という．）は，食に関する関心及び理解の増進に果たすべき重要な役割にかんがみ，基本理念にのっとり，あらゆる機会とあらゆる場所を利用して，積極的に食育を推進するよう努めるとともに，他の者の行う食育の推進に関する活動に協力するよう努めるものとする．

2　農林漁業者及び農林漁業に関する団体（以下「農林漁業者等」という．）は，農林漁業に関する体験活動等が食に関する国民の関心及び理解を増進する上で重

要な意義を有することにかんがみ，基本理念にのっとり，農林漁業に関する多様な体験の機会を積極的に提供し，自然の恩恵と食に関わる人々の活動の重要性について，国民の理解が深まるよう努めるとともに，教育関係者等と相互に連携して食育の推進に関する活動を行うよう努めるものとする．

（食品関連事業者等の責務）

第十二条　食品の製造，加工，流通，販売又は食事の提供を行う事業者及びその組織する団体（以下「食品関連事業者等」という．）は，基本理念にのっとり，その事業活動に関し，自主的かつ積極的に食育の推進に自ら努めるとともに，国又は地方公共団体が実施する食育の推進に関する施策その他の食育の推進に関する活動に協力するよう努めるものとする．

（国民の責務）

第十三条　国民は，家庭，学校，保育所，地域その他の社会のあらゆる分野において，基本理念にのっとり，生涯にわたり健全な食生活の実現に自ら努めるとともに，食育の推進に寄与するよう努めるものとする．

第二章　食育推進基本計画等

（食育推進基本計画）

第十六条　食育推進会議は，食育の推進に関する施策の総合的かつ計画的な推進を図るため，食育推進基本計画を作成するものとする．

2　食育推進基本計画は，次に掲げる事項について定めるものとする．

　一　食育の推進に関する施策についての基本的な方針

　二　食育の推進の目標に関する事項

　三　国民等の行う自発的な食育推進活動等の総合的な促進に関する事項

　四　前三号に掲げるもののほか，食育の推進に関する施策を総合的かつ計画的に推進するために必要な事項

3　食育推進会議は，第一項の規定により食育推進基本計画を作成したときは，速やかにこれを農林水産大臣に報告し，及び関係行政機関の長に通知するとともに，その要旨を公表しなければならない．

4　前項の規定は，食育推進基本計画の変更について準用する．

（都道府県食育推進計画）

第十七条　都道府県は，食育推進基本計画を基本として，当該都道府県の区域内における食育の推進に関する施策についての計画（以下「都道府県食育推進計画」という．）を作成するよう努めなければならない．

2　都道府県（都道府県食育推進会議が置かれている都道府県にあっては，都道府県食育推進会議）は，都道

府県食育推進計画を作成し，又は変更したときは，速やかに，その要旨を公表しなければならない．

（市町村食育推進計画）

第十八条　市町村は，食育推進基本計画（都道府県食育推進計画が作成されているときは，食育推進基本計画及び都道府県食育推進計画）を基本として，当該市町村の区域内における食育の推進に関する施策についての計画（以下「市町村食育推進計画」という．）を作成するよう努めなければならない．

2　市町村（市町村食育推進会議が置かれている市町村にあっては，市町村食育推進会議）は，市町村食育推進計画を作成し，又は変更したときは，速やかに，その要旨を公表しなければならない．

第三章　基本的施策

（家庭における食育の推進）

第十九条　国及び地方公共団体は，父母その他の保護者及び子どもの食に対する関心及び理解を深め，健全な食習慣の確立に資するよう，親子で参加する料理教室その他の食事についての望ましい習慣を学びながら食を楽しむ機会の提供，健康美に関する知識の啓発その他の適切な栄養管理に関する知識の普及及び情報の提供，妊産婦に対する栄養指導又は乳幼児をはじめとする子どもを対象とする発達段階に応じた栄養指導その他の家庭における食育の推進を支援するために必要な施策を講ずるものとする．

（学校，保育所等における食育の推進）

第二十条　国及び地方公共団体は，学校，保育所等において魅力ある食育の推進に関する活動を効果的に促進することにより子どもの健全な食生活の実現及び健全な心身の成長が図られるよう，学校，保育所等における食育の推進のための指針の作成に関する支援，食育の指導にふさわしい教職員の設置及び指導的立場にある者の食育の推進において果たすべき役割についての意識の啓発その他の食育に関する指導体制の整備，学校，保育所等又は地域の特色を生かした学校給食等の実施，教育の一環として行われる農場等における実習，食品の調理，食品廃棄物の再生利用等様々な体験活動を通じた子どもの食に関する理解の促進，過度の痩身又は肥満の心身の健康に及ぼす影響等についての知識の啓発その他必要な施策を講ずるものとする．

（地域における食生活の改善のための取組の推進）

第二十一条　国及び地方公共団体は，地域において，栄養，食習慣，食料の消費等に関する食生活の改善を推進し，生活習慣病を予防して健康を増進するため，健全な食生活に関する指針の策定及び普及啓発，地域における食育の推進に関する専門的知識を有する者の養

成及び資質の向上並びにその活用，保健所，市町村保健センター，医療機関等における食育に関する普及及び啓発活動の推進，医学教育等における食育に関する指導の充実，食品関連事業者等が行う食育の推進のための活動への支援等必要な施策を講ずるものとする．

第四章　食育推進会議等

（食育推進会議の設置及び所掌事務）

第二十六条　農林水産省に，食育推進会議を置く．

2　食育推進会議は，次に掲げる事務をつかさどる．

一　食育推進基本計画を作成し，及びその実施を推進すること．

二　前号に掲げるもののほか，食育の推進に関する重要事項について審議し，及び食育の推進に関する施策の実施を推進すること．

（組織）

第二十七条　食育推進会議は，会長及び委員二十五人以内をもって組織する．

（会長）

第二十八条　会長は，農林水産大臣をもって充てる．

2　会長は，会務を総理する．

3　会長に事故があるときは，あらかじめその指名する委員がその職務を代理する．

6. 栄養士法（抄）

（昭和22年12月29日法律第245号，最終改正：令和4年6月17日法律第68号）

第一条　この法律で栄養士とは，都道府県知事の免許を受けて，栄養士の名称を用いて栄養の指導に従事することを業とする者をいう．

②　この法律で管理栄養士とは，厚生労働大臣の免許を受けて，管理栄養士の名称を用いて，傷病者に対する療養のため必要な栄養の指導，個人の身体の状況，栄養状態等に応じた高度の専門的知識及び技術を要する健康の保持増進のための栄養の指導並びに特定多数人に対して継続的に食事を供給する施設における利用者の身体の状況，栄養状態，利用の状況等に応じた特別の配慮を必要とする給食管理及びこれらの施設に対する栄養改善上必要な指導等を行うことを業とする者をいう．

第二条　栄養士の免許は，厚生労働大臣の指定した栄養士の養成施設（以下「養成施設」という．）において二年以上栄養士として必要な知識及び技能を修得した者に対して，都道府県知事が与える．

②　養成施設に入所することができる者は，学校教育法

（昭和二十二年法律第二十六号）第九十条に規定する者とする．

③　管理栄養士の免許は，管理栄養士国家試験に合格した者に対して，厚生労働大臣が与える．

第三条　次の各号のいずれかに該当する者には，栄養士又は管理栄養士の免許を与えないことがある．

一　罰金以上の刑に処せられた者

二　前号に該当する者を除くほか，第一条に規定する業務に関し犯罪又は不正の行為があつた者

第三条の二　都道府県に栄養士名簿を備え，栄養士の免許に関する事項を登録する．

②　厚生労働省に管理栄養士名簿を備え，管理栄養士の免許に関する事項を登録する．

第四条　栄養士の免許は，都道府県知事が栄養士名簿に登録することによつて行う．

②　都道府県知事は，栄養士の免許を与えたときは，栄養士免許証を交付する．

③　管理栄養士の免許は，厚生労働大臣が管理栄養士名簿に登録することによつて行う．

④　厚生労働大臣は，管理栄養士の免許を与えたときは，管理栄養士免許証を交付する．

第五条　栄養士が第三条各号のいずれかに該当するに至つたときは，都道府県知事は，当該栄養士に対する免許を取り消し，又は一年以内の期間を定めて栄養士の名称の使用の停止を命ずることができる．

②　管理栄養士が第三条各号のいずれかに該当するに至つたときは，厚生労働大臣は，当該管理栄養士に対する免許を取り消し，又は一年以内の期間を定めて管理栄養士の名称の使用の停止を命ずることができる．

③　都道府県知事は，第一項の規定により栄養士の免許を取り消し，又は栄養士の名称の使用の停止を命じたときは，速やかに，その旨を厚生労働大臣に通知しなければならない．

④　厚生労働大臣は，第二項の規定により管理栄養士の免許を取り消し，又は管理栄養士の名称の使用の停止を命じたときは，速やかに，その旨を当該処分を受けた者が受けている栄養士の免許を与えた都道府県知事に通知しなければならない．

第五条の二　厚生労働大臣は，毎年少なくとも一回，管理栄養士として必要な知識及び技能について，管理栄養士国家試験を行う．

第五条の三　管理栄養士国家試験は，栄養士であつて次の各号のいずれかに該当するものでなければ，受けることができない．

一　修業年限が二年である養成施設を卒業して栄養士の免許を受けた後厚生労働省令で定める施設において三年以上栄養の指導に従事した者

二　修業年限が三年である養成施設を卒業して栄養士の免許を受けた後厚生労働省令で定める施設において二年以上栄養の指導に従事した者

三　修業年限が四年である養成施設を卒業して栄養士の免許を受けた後厚生労働省令で定める施設において一年以上栄養の指導に従事した者

四　修業年限が四年である養成施設であつて，学校（学校教育法第一条の学校並びに同条の学校の設置者が設置している同法第百二十四条の専修学校及び同法第百三十四条の各種学校をいう．以下この号において同じ．）であるものにあつては文部科学大臣及び厚生労働大臣が，学校以外のものにあつては厚生労働大臣が，政令で定める基準により指定したもの（以下「管理栄養士養成施設」という．）を卒業した者

第五条の四　管理栄養士国家試験に関して不正の行為があつた場合には，当該不正行為に関係のある者について，その受験を停止させ，又はその試験を無効とすることができる．この場合においては，なお，その者について，期間を定めて管理栄養士国家試験を受けることを許さないことができる．

第五条の五　管理栄養士は，傷病者に対する療養のため必要な栄養の指導を行うに当たつては，主治の医師の指導を受けなければならない．

第六条　栄養士でなければ，栄養士又はこれに類似する名称を用いて第一条第一項に規定する業務を行つてはならない．

②　管理栄養士でなければ，管理栄養士又はこれに類似する名称を用いて第一条第二項に規定する業務を行つてはならない．

第六条の二　管理栄養士国家試験に関する事務をつかさどらせるため，厚生労働省に管理栄養士国家試験委員を置く．

第六条の三　管理栄養士国家試験委員その他管理栄養士国家試験に関する事務をつかさどる者は，その事務の施行に当たつて厳正を保持し，不正の行為がないようにしなければならない．

第六条の四　この法律に規定する厚生労働大臣の権限は，厚生労働省令で定めるところにより，地方厚生局長に委任することができる．

②　前項の規定により地方厚生局長に委任された権限は，厚生労働省令で定めるところにより，地方厚生支局長に委任することができる．

第七条　この法律に定めるもののほか，栄養士の免許及び免許証，養成施設，管理栄養士の免許及び免許証，管理栄養士養成施設，管理栄養士国家試験並びに管理栄養士国家試験委員に関し必要な事項は，政令でこれを定める．

第七条の二　第六条の三の規定に違反して，故意若しくは重大な過失により事前に試験問題を漏らし，又は故意に不正の採点をした者は，六月以下の懲役又は五十万円以下の罰金に処する．

第八条　次の各号のいずれかに該当する者は，三十万円以下の罰金に処する．

一　第五条第一項の規定により栄養士の名称の使用の停止を命ぜられた者で，当該停止を命ぜられた期間中に，栄養士の名称を使用して第一条第一項に規定する業務を行つたもの

二　第五条第二項の規定により管理栄養士の名称の使用の停止を命ぜられた者で，当該停止を命ぜられた期間中に，管理栄養士の名称を使用して第一条第二項に規定する業務を行つたもの

三　第六条第一項の規定に違反して，栄養士又はこれに類似する名称を用いて第一条第一項に規定する業務を行つた者

四　第六条第二項の規定に違反して，管理栄養士又はこれに類似する名称を用いて第一条第二項に規定する業務を行つた者

資料 II── 公衆栄養の歴史

西暦（元号）	出来事	法　令
1872（明5）	・群馬県の官営富岡製糸工場で初めての産業給食を開始	
1883（明16）	・『日本飲食品成分表』の出版	
1884（明17）	・海軍軍医監の高木兼寛が海軍兵食を麦食に改善し，脚気を撲滅	
1889（明22）	・山形県鶴岡町の私立忠愛小学校で昼食給食が行われる（日本での学校給食の始まり）	
1910（明43）	・鈴木梅太郎が米糠から抗脚気成分のオリザニン（ビタミンB₁）を発見	
1914（大3）	・佐伯矩「私立栄養研究所」開設	
1920（大9）	・国立栄養研究所設立（初代所長：佐伯矩） ・第1回国勢調査の実施	
1924（大13）	・佐伯矩が私立栄養学校を設立 翌年から栄養士の養成を開始	
1926（大15）	・栄養学校の第1回卒業生15名が "栄養技手" と呼ばれ世に出る	
1928（昭3）	・愛媛県警察部工場課に "栄養技手" の職種を新設，工場給食管理を実施	
1929（昭4）	・警察部長会議・衛生課長会議において，内務大臣名で「国民栄養の改善に関する件」について指示 以後，各地方庁に栄養士を配置し，栄養改善運動を展開	
1931（昭6）	・『日本食品成分総覧』完成	
1932（昭7）		・文部省が欠食児童救済のため，「学校給食臨時措置令」を公布
1934（昭9）	・東北地方の冷害対策として農村共同炊事を奨励	
1936（昭11）	・東北6県の衛生課に国庫補助による栄養士を配置	
1937（昭12）		・「保健所法（旧）」制定 保健所任務のなかに，栄養改善に関する指導を行うことと規定される
1938（昭13）	・わが国最初の保健所の1つである千葉県木更津保健所に栄養士を配置 ・厚生省創設 栄養行政は内務省から厚生省に移管される ・国立公衆衛生院設置	
1940（昭15）	・公衆衛生院と栄養研究所を合併し，厚生科学研究所創設	・「国民体力法」公布，「学校給食奨励規定」制定 国民体位向上のため，栄養保健指導を強化
1941（昭16）	・厚生科学研究所「日本人の栄養要求量標準」公表	
1942（昭17）		・「食糧管理法」公布
1945（昭20）	・国際連合発足 ・連合軍最高司令官の指令により，東京都民の栄養調査を実施 ・大日本栄養士会（社団法人日本栄養士会の前身）の設立	・「栄養士規則」，「私立栄養士養成所指定規則」の制定
1946（昭21）	・農地改革 ・厚生省公衆衛生局に栄養課新設 ・第1回国民栄養調査の実施（年4回） ・東京都，神奈川県，千葉県下の児童に対して試験的に学校給食を実施するため，LARA（アジア救援公認団体）寄贈の食糧品の贈呈が行われる	・「日本国憲法」公布

西暦（元号）	出来事	法　令
1947（昭22）	・第一次ベビーブーム（1947～1949）	・「保健所法（新）」公布 保健所に1名以上の栄養士を配置するよう規定 ・「食品衛生法」公布 ・「栄養士法」公布 「栄養士規則」は廃止 ・「児童福祉法」公布
1948（昭23）	・国連，世界人権宣言の採択 ・世界保健機関（WHO）設立	・「栄養士法施行規則」公布 ・「医療法」，「医療法施行規則」公布 病院給食制度が実施される
1949（昭24）	・国民食糧及び栄養対策審議会「日本人の年齢別，性別，労作別栄養摂取基準量」公表 ・UNICEF（国際児童緊急基金）による贈与物資で学校給食を実施 ・第1回栄養士試験の実施	
1950（昭25）	・栄養士養成施設等の基準が示される ・社会保険制度拡充に伴い，病院における完全給食制度実施 ・国民食糧及び栄養対策審議会「日本食品標準成分表」公表	
1951（昭26）	・日本，世界保健機関（WHO），食糧農業機関（FAO）に加盟 ・脳血管疾患が日本人の死因の第1位となる（それまでは結核等の感染症）	
1952（昭27）		・「栄養改善法」公布
1953（昭28）		・「栄養士施行令」公布
1954（昭29）	・総理府「日本人の栄養基準量」，「改訂日本食品標準成分表」公表	・「学校給食法」公布
1956（昭31）	・財団法人日本食生活協会の栄養指導車（通称キッチンカー）が，各都道府県に貸与され，全国の巡回栄養指導を開始	
1958（昭33）	・厚生省「六つの基礎食品」公表 ・病院で基準給食制度が実施される	・「学校保健法」，「調理師法」公布 ・「国民健康保険法」公布 国民皆保険制度になる
1959（昭34）	・科学技術庁「日本人の栄養所要量」の改定勧告 ・厚生省が日本栄養士会を社団法人として設立認可	
1962（昭37）		・「栄養士法」および「栄養改善法」の一部改正 管理栄養士制度が創設され，一定の集団給食施設における栄養士，管理栄養士設置努力規定の新設
1963（昭38）	・第1回管理栄養士学科試験の実施（実地試験は39年） ・科学技術庁『三訂日本食品標準成分表』公表	
1964（昭39）	・**東京オリンピック開催** 国民の健康・体力増強対策について閣議決定	
1965（昭40）	・総理府「体力づくり国民会議」発足	・**「母子保健法」公布**
1966（昭41）		・「管理栄養士学校指定規則」公布
1969（昭44）	・厚生省「日本人の栄養所要量」公表	
1970（昭45）	・**高齢化社会へ**　高齢化率が7％を超える	
1971（昭46）	・**第二次ベビーブーム（1971～1974）**	
1972（昭47）	・健康増進モデルセンター施設国庫補助が創設され，整備が始まる	

西暦（元号）	出来事	法　令
1974（昭49）		・「学校給食法」の一部改正 学校給食の栄養に関する専門的事項をつかさどる職員として，栄養士の配置が義務づけられる
1975（昭50）	・厚生省「日本人の栄養所要量等について」（第一次改定）公表	
1978（昭53）	・健康づくり元年として「第一次国民健康づくり対策」開始 ・栄養審議会を廃止し公衆衛生審議会に統合	
1979（昭54）	・厚生省「日本人の栄養所要量等について」（第二次改定）公表	
1980（昭55）	・農政審議会「80年代の農政の基本方向」について答申し，「日本型食生活の維持と定着化」の方針公表 ・市町村栄養改善事業国庫補助創設，栄養士雇い上げによる市町村栄養改善事業の推進	
1982（昭57）	・科学技術庁「四訂日本食品標準成分表」公表 ・「老人保健事業第一次5カ年計画」の策定	・「老人保健法」公布
1983（昭58）	・男女の平均寿命が世界第1位となる ・食生活改善推進員教育事業が始まる	
1984（昭59）	・人生80年時代へ 平均寿命男74.54歳，女80.18歳（初めて80歳突破） ・厚生省公衆衛生局栄養課は保健医療局健康増進栄養課に改組．生活衛生局食品保健課に健康食品対策室を設置 ・厚生省「日本人の栄養所要量等について」（第三次改定）公表	
1985（昭60）	・厚生省「健康づくりのための食生活指針」公表	・「栄養士法」および「栄養改善法」の一部改正 栄養士免許の取得資格を見直し，栄養士養成施設卒業者に限定，管理栄養士国家試験制度の導入，一定の集団給食施設への管理栄養士必置義務規定の創設
1986（昭61）	・厚生省「日本人の肥満とやせの判定表」公表 ・加工食品の栄養成分等表示（JSD）制度が始まる ・WHO憲章（オタワ憲章）が定められる	
1987（昭62）	・「老人保健事業第二次5カ年計画」の策定 ・第1回管理栄養士国家試験実施 ・厚生省「健康づくりのための運動指導者の養成について」公表	
1988（昭63）	・第1回健康運動指導士養成講習会の開始 ・「第二次国民健康づくり対策（アクティブ80ヘルスプラン）」開始 ・厚生省「健康づくりのための運動の実践指導者養成のあり方について」公表 ・「健康食品の摂取量及び摂取方法の表示に関する指針等について」（厚生省生活衛生局食品保健課新開発食品保健対策室長通知）	
1989（平1）	・厚生省「健康づくりのため運動所要量」，「日本人の栄養所要量等について」（第四次改定）公表 ・国立栄養研究所は国立健康・栄養研究所に改称 ・運動型健康増進施設の第一次認定 ・「高齢者保健福祉推進10カ年戦略（ゴールドプラン）」の策定 ・「健康食品の表示等に関する指針について」（厚生省生活衛生局食品保健課新開発食品保健対策室長通知）	

西暦（元号）	出来事	法　令
1990（平2）	・厚生省「健康づくりのための食生活指針」（対象特性別）公表 ・機能性食品検討会「機能性食品の制度化について」公表 ・外食料理栄養成分表示ガイドライン作成検討委員会「外食料理の栄養成分表示ガイドライン報告書」提出	・「老人保健法」の一部改正 各都道府県および市町村の老人保健福祉計画の策定が決まる
1991（平3）	・農林水産省「全国食文化交流プラザ事業」の発足	・「栄養改善法施行規則」の一部改正 特定保健用食品が特別用途食品の中に位置づけられる
1992（平4）	・「老人保健事業第三次8カ年計画」の策定 栄養士による寝たきり者等の訪問栄養指導費が予算化される ・健康休暇に関する検討会「健康休暇のすすめ」提言 ・健康文化都市検討会「健康文化都市構想」報告	
1993（平5）	・厚生省「健康づくりのための運動指針」公表 ・厚生省「地域保健対策の基本的なあり方について」公表 ・「健康文化と快適なくらしのまち創造プラン事業」の発足 ・市町村栄養士配置のため地方交付税の財政措置が図られる	・「環境基本法」公布
1994（平6）	**・高齢社会へ** 高齢化率が14%を超える ・厚生省「日本人の栄養所要量等について」（第五次改定），「健康づくりのための休養指針」公表 ・「地域保健対策の推進に関する基本的な指針」告示 ・「21世紀福祉ビジョン」提言 ・「今後の子育て支援のための施策の基本的方向について（エンゼルプラン）」策定	・「地域保健対策強化のための関係法律の整備に関する法律」公布 「保健所法」が「地域保健法」に改正される．「栄養改善法」による一般的な栄養指導，母子保健法による基本的な母子保健サービスが都道府県から市町村に移譲される．市町村保健センターが法定化され国庫補助規定を創設
1994（平6）	・「高齢者保健福祉推進10カ年戦略策定 ・厚生省「糖尿病者用宅配食品栄養指針」作成	・「健康保険法」等の一部改正 基準給食制度が廃止され，入院時食事療養制度の創設
1995（平7）	**・阪神・淡路大震災** ・厚生省「食事療法用宅配食品栄養指針」作成 ・「地域における栄養改善業務の推進について」「健康科学センターの整備について」（厚生省保健医療局長通知）	・「食品衛生法及び栄養改善法の一部を改正する法律」公布 栄養強化食品の表示許可制度を廃止し，栄養表示基準制度を創設
1996（平8）	**・腸管出血性大腸菌O157による集団食中毒が多発** 「伝染病予防法」において，腸管出血性大腸菌感染症が指定伝染病となる ・「栄養表示基準」告示 栄養表示等の範囲，表示事項，表示の方法，強調表示基準の適用の範囲等，栄養表示基準等の取扱いが決まる ・公衆衛生審議会「生活習慣に着目した疾病対策の基本的方向性について」意見具申 「生活習慣病は，食習慣，運動習慣，休養，喫煙，飲酒等の生活習慣がその発病，進行に関与する疾患群」と定義し，「生活習慣病」という新たな概念を導入	

西暦（元号）	出来事	法　令
1997（平9）	・老年人口が年少人口を上回る ・厚生省「21世紀の栄養・食生活のあり方検討会報告書」公表 ・厚生省「生涯を通じた健康づくりのための運動のあり方検討会報告書」公表 ・厚生省「健康保養地検討会報告書」公表 ・厚生省組織再編により保健医療局健康増進栄養課を廃止，地域保健・健康増進栄養課を新設 同課に生活習慣病対策室を設置し栄養改善対策，成人病をはじめとする疾病予防対策から生活習慣病対策，健康増進対策等を一体的に所管	・「地域保健法」全面施行 ・「介護保険法」等関連三法が成立，公布
1998（平10）	・100歳以上長寿者数初めて1万人を超す ・厚生省「21世紀の管理栄養士等あり方検討会報告書」公表 ・厚生省「21世紀の国民栄養調査のあり方検討会報告書」公表 ・公衆衛生審議会「今後の生活習慣病対策について」中間報告 ・第1回介護支援専門員実務研修受講試験の実施	・「伝染病予防法」の廃止と「感染症の予防及び感染症の患者に対する医療に関する法律」公布
1999（平11）	・厚生省「日本人の栄養所要量等について」（第六次改定）公表 食事摂取基準の概念を新たに導入 ・政府「少子化対策基本方針」を決定，これを受けて「新エンゼルプラン（重点的に推進すべき少子化対策の具体的実施計画について）」策定	
2000（平12）	・厚生省「21世紀における国民健康づくり運動（健康日本21）について　報告書」公表 ・厚生省，農林水産省，文部省が合同で「食生活指針」策定 ・厚生省「いわゆる栄養補助食品の取扱いに関する検討会最終報告書」公表 ・「老人保健事業第四次計画」策定 ・「21世紀における国民健康づくり運動（健康日本21）」策定 ・介護保険制度発足 ・「今後5カ年間の高齢者保健福祉施策の方向（ゴールドプラン21）」に基づく施策の推進 ・厚生省「健やか親子21検討会報告書（母子保健の2010年までの国民運動計画）」公表 ・「地域における行政栄養士の業務について」（厚生省保健医療局長通知） ・「地域における行政栄養士業務の基本指針について」（厚生省保健医療局地域保健・健康増進栄養課生活習慣病対策室長通知） ・「食生活指針の解説要領」および「食生活指針の推進に係る文部省・厚生省・農林水産省の連携方策について（文部省体育局長・厚生省保健医療局長・農林水産省食品流通局長通知） ・科学技術庁「五訂日本食品標準成分表」公表	・「栄養士法の一部を改正する法律」が成立，公布 管理栄養士が行う業務として傷病者に対する療養のため必要な栄養指導等が位置づけられる．管理栄養士の資格は免許制とし，受験資格が見直される ・「食品循環資源の再生利用等の促進に関する法律（食品リサイクル法）」公布

西暦（元号）	出来事	法　令
2001（平13）	・省庁再編により厚生省は労働省と統合されて厚生労働省となる 栄養行政は健康局総務課生活習慣病対策室が所管 ・厚生労働省「管理栄養士・栄養士養成施設カリキュラム等に関する検討会報告書」公表 ・薬事・食品衛生審議会「保健機能食品の表示等について」答申 ・厚生労働省「保健専門技術職員の効果的活用に関する検討委員会報告書〜新しい時代に対応する保健専門技術職員〜」公表 ・「保健機能食品制度」創設・施行 ・国立健康・栄養研究所は独立行政法人となる ・**日本国内で初めて牛海綿状脳症（BSE）感染牛を確認** ・「栄養士法施行令の一部を改正する政令等の施行について」「栄養士養成施設指導要領について」（厚生労働省健康局長通知） ・「管理栄養士学校指定規則の一部を改正する省令の施行について」（文部科学省高等教育局長・厚生労働省健康局長通知） ・政府・与党社会保障改革協議会「医療制度改革大綱」公表	・「障害者等に係る欠格事由の適正化等を図るための医師法等の一部を改正する法律」等の施行 　資格取得における障害者の欠格条項の見直し ・「栄養士法施行令の一部を改正する政令」,「栄養士法施行規則の一部を改正する省令」,「管理栄養士学校指定規則の一部を改正する省令」公布
2002（平14）	・「地域保健における児童虐待防止対策の取組の推進について」（厚生労働省健康局長・雇用均等児童家庭局長通知） ・**中国製ダイエット食品の健康被害が発生** ・**食品の偽装表示が多発** ・「いわゆるダイエット用健康食品による健康被害の防止に当たっての留意点について」（厚生労働省医療局長通知）	・「栄養士法の一部を改正する法律」施行 　新カリキュラムによる管理栄養士養成が開始される ・「健康増進法」が「健康保険法等の一部を改正する法律」とともに成立・公布 　「健康増進法」の施行に伴い栄養改善法は廃止される ・「健康増進法施行令」公布
2003（平15）	・文部科学省の「食に関する指導の充実のための取組体制の整備に関する調査研究協力者会議」が小中学校における児童生徒の食の指導充実へ「栄養教諭（仮称）」設置を答申 ・厚生労働省「健康づくりのための睡眠指針」公表 ・「地域における行政栄養士の業務について」（厚生労働省健康局長通知） ・健康増進法に基づく国民健康・栄養調査が初めて実施される	・「健康増進法施行規則」公布 ・「食品安全基本法」公布 ・「食品衛生法等の一部を改正する法律」公布 　昭和22年制定以来の大改正 ・「健康増進法の一部を改正する法律」公布 ・「次世代育成支援対策推進法」公布・施行 ・「少子化社会対策基本法」公布
2004（平16）	「栄養表示基準の一部を改正する件」告示 ・文部科学省中央教育審議会が児童生徒の食の指導充実へ「栄養教諭」制度の創設を答申 ・厚生労働省「食を通じた子どもの健全育成（―いわゆる『食育』の視点から―）のあり方に関する検討会」が報告書「楽しく食べる子どもに〜食からはじまる健やかガイド〜」公表 ・「食を通じた子どもの健全育成（いわゆる『食育』）に関する取組の推進について」（厚生労働省雇用均等・児童家庭局長通知）	・「健康増進法施行規則の一部を改正する省令」公布 ・「学校教育法等の一部を改正する法律」公布 　栄養教諭制度の創設

西暦（元号）	出来事	法　令
2004（平16）	・厚生労働省「保育所における食育のあり方に関する研究班」が報告書「楽しく食べる子どもに〜保育所における食育に関する指針〜」公表 ・「保育所における食を通じた子どもの健全育成（いわゆる『食育』）に関する取組の推進について」（厚生労働省雇用均等・児童家庭局長通知） ・第57回WHO総会で生活習慣病予防のための「食生活，身体活動と健康に関する世界戦略」承認．初の栄養・運動分野世界戦略 ・政府・与党「健康フロンティア戦略」決定 ・厚生労働省「『健康食品』に係る制度のあり方に関する検討会」提言公表 ・政府「少子化社会対策大綱」決定 ・厚生労働省健康局総務課に食育担当窓口として「食育推進室」を設置 ・厚生労働省「健康づくりのための食環境整備に関する検討会報告書」公表 ・厚生労働省「日本人の食事摂取基準（2005年版）」公表 ・厚生労働省「子ども・子育て応援プラン（少子化社会対策大綱に基づく重点施策について）」策定	
2005（平17）	・文部科学省「五訂増補日本食品標準成分表」公表 ・厚生労働省，農林水産省「食事バランスガイド」公表 ・内閣府に食育推進室を設置 ・厚生科学審議会地域保健健康栄養部会「今後の生活習慣病対策の推進について」中間とりまとめ メタボリックシンドロームの概念を導入 ・政府「医療制度改革大綱」を決定 ・厚生労働省「健やか親子21」中間評価	・「健康増進法施行規則」，「食品衛生法施行規則」，の一部改正 栄養表示基準や健康食品制度が見直される ・「食育基本法」公布 ・「介護保険法等の一部を改正する法律」公布 ・「障害者自立支援法」公布
2006（平18）	・厚生労働省「妊産婦のための食生活指針」策定 ・内閣府「食育推進基本計画」策定．毎年6月を「食育月間」，毎月19日を「食育の日」と定める ・厚生労働省「健康づくりのための運動基準2006〜身体活動・運動・体力〜」，「健康づくりのための運動指針2006〜生活習慣病予防のために〜（エクササイズガイド2006）」策定 ・政府が初の「平成18年版食育白書」を決定	・医療制度改革関連法（「健康保険法等の一部を改正する法律」，「良質な医療を提供する体制の確立を図るための医療法等の一部を改正する法」）公布 前者のなかで，老人保健法は「高齢者の医療の確保に関する法律」に改められる ・「がん対策基本法」公布
2007（平19）	・厚生労働省「授乳・離乳の支援ガイド」策定 ・厚生労働省「健康日本21中間評価報告書」公表 ・内閣府「新フロンティア戦略」策定	
2008（平20）	・特定健診・特定保健指導開始 ・「地域における行政栄養士による健康づくり及び栄養・食生活の改善について」（厚生労働省健康局長通知）	・「学校保健法等の一部を改正する法律」公布 「学校給食法」が大幅に改正される
2009（平21）	・消費者庁発足 ・「特別用途食品の表示許可等について」（厚生労働省医薬食品局長通知） ・厚生労働省「日本人の食事摂取基準（2010年版）」公表 ・厚生労働省「食事療法用宅配食品等栄養指針」作成 「糖尿病者用宅配食品栄養指針」と「食事療法用宅配食品栄養指針」が廃止される	・「健康増進法施行規則の一部を改正する省令」公布 特別用途食品制度の改正

西暦（元号）	出来事	法　令
2010（平22）	・政府「子ども・子育てビジョン〜子どもの笑顔があふれる社会のために」決定 ・厚生労働省「健やか親子21 第2回中間報告書」公表 ・文部科学省「日本食品標準成分表2010」を公表	
2011（平23）	・**東日本大震災** ・内閣府「第二次食育推進基本計画」策定 ・厚生労働省「健康日本21」最終評価を公表	
2012（平24）	・厚生労働省「食品中の放射性物質に係る基準値の設定」改正 ・内閣府「食育ガイド」作成 ・厚生労働省「国民の健康の増進の総合的な推進を図るための基本的な方針の全部改正（健康日本21（第二次））」告示 ・100歳以上長寿者数5万人を超す	・「地域社会における共生の実現に向けて新たな障害保健福祉施策を講ずるための関係法律の整備に関する法律」公布 2013年4月から「障害者自立支援法」を「障害者総合支援法」にするとともに、障害者の定義に難病等が追加される ・「子ども・子育て支援法」、「総合こども園法」公布
2013（平25）	・厚生労働省「健康づくりのための身体活動基準2013」、「健康づくりのための身体活動指針（アクティブガイド）」策定 ・「地域における行政栄養士による健康づくり及び栄養・食生活の改善について」（厚生労働省健康局長通知） ・「特定健康診査及び特定保健指導の実施に関する基準等の一部改正等について」（厚生労働省健康局長・保険局長通知） ・厚生労働省「標準的な健診・保健指導プログラム（改訂版）」策定 ・厚生労働省「健やか親子21最終評価報告書」公表	・「食品表示法」公布 ・「子どもの貧困対策の推進に関する法律」公布 ・「アルコール障害対策基本法」公布
2014（平26）	・厚生労働省「健康づくりのための睡眠指針2014」策定 ・厚生労働省「日本人の食事摂取基準（2015年版）」公表 ・政府「子供の貧困対策に関する大綱」決定 ・厚生労働省「日本人の長寿を支える『健康な食事』のあり方に関する検討会報告書」公表	・「アレルギー対策基本法」公布
2015（平27）	・国勢調査の結果，初めて**人口減少**に転じる ・国連サミットでSDGs（持続可能な開発目標）採択 ・文部科学省「日本食品標準成分表2015年版（七訂）」公表 ・「健康な食事の普及について」「生活習慣病予防その他の健康増進を目的として提供する食事の目安の普及について」（厚生労働省健康局長通知）	
2016（平28）	・内閣府「第三次食育推進基本計画」策定 ・食育推進業務が内閣府から農林水産省に移管される ・政府「ニッポン一億総活躍プラン」決定 ・厚生労働省「アルコール健康障害対策推進基本計画」策定 ・文部科学省，厚生労働省，農林水産省が合同で「食生活指針」の一部を改正 ・「避難所における食事提供に係る適切な栄養管理の実施について」（厚生労働省健康局健康課栄養指導室事務連絡）	

西暦（元号）	出来事	法　令
2017（平 29）	・厚生労働省「地域高齢者等の健康支援を推進する配食事業の栄養管理の在り方検討会報告書」公表 ・厚生労働省「地域高齢者等の健康支援を推進する配食事業の栄養管理に関するガイドライン」策定 ・「特定健康診査及び特定保健指導の実施に関する基準等の一部改正について」（厚生労働省健康局長・保険局長通知）	・「地域包括ケアシステムの強化のための介護保険法等の一部を改正する法律」公布
2018（平 30）	・厚生労働省「健康日本 21（第二次）」中間評価公表	・「健康増進法の一部を改正する法律」公布 受動喫煙対策の強化 ・「成育過程にある者及びその保護者並びに妊産婦に対し必要な成育医療等を切れ目なく提供するための施策の総合的な推進に関する法律」公布
2019（平 31）	・厚生労働省「授乳・離乳の支援ガイド」改定 ・厚生労働省「健康寿命延伸プラン」策定 ・厚生労働省「日本人の食事摂取基準（2020 年版）公表 ・厚生労働省「健やか親子 21（第 2 次）中間報告書」公表	・「高齢者の医療の確保に関する法律の一部改正」公布 高齢者の保健事業と介護予防の一体的な実施 ・「食品ロスの削減の推進に関する法律」公布
2020（令 2）	・新型コロナウイルス感染症の世界的大流行 ・文部科学省「日本食品標準成分表 2020 年版（八訂）」を公表	
2021（令 3）	・厚生労働省「妊娠前からはじめる妊産婦のための食生活指針」策定 ・農林水産省「第四次食育推進基本計画」策定 ・厚生労働省「自然に健康になれる持続可能な食環境づくり検討会報告書」を公表 ・「東京栄養サミット 2021」開催	
2022（令 4）	・「健康的で持続可能な食環境戦略イニシアチブ」設立 ・厚生労働省「健康日本 21（第二次）」最終評価公表	
2023（令 5）	・こども家庭庁発足 ・厚生労働省「標準的な健診・保健指導プログラム（令和 6 年度版）」公表 ・厚生労働省「国民の健康の増進の総合的な推進を図るための基本的な方針の全部改正（健康日本 21（第三次））」告示	

● 索引

ウエルネス公衆栄養学　2024 年版　　　　ISBN 978-4-263-70124-9

1996 年 4 月 10 日　　第 1 版第 1 刷発行
1998 年 1 月 20 日　　第 2 版第 1 刷発行
2001 年 2 月 10 日　　第 3 版第 1 刷発行
2003 年 1 月 20 日　　第 4 版第 1 刷発行
2004 年 1 月 20 日　　第 5 版第 1 刷発行
2005 年 3 月 20 日　　第 6 版第 1 刷発行
2007 年 4 月 10 日　　第 7 版第 1 刷発行
2010 年 3 月 10 日　　第 8 版第 1 刷発行
2012 年 3 月 20 日　　第 9 版第 1 刷発行
2014 年 2 月 10 日　　第 10 版第 1 刷発行
2015 年 3 月 20 日　　第 11 版第 1 刷発行
2016 年 3 月 25 日　　第 12 版第 1 刷発行
2017 年 3 月 10 日　　第 13 版第 1 刷発行
2018 年 2 月 20 日　　第 14 版第 1 刷発行
2019 年 2 月 25 日　　第 15 版第 1 刷発行
2020 年 2 月 25 日　　第 16 版第 1 刷発行
2021 年 2 月 25 日　　第 17 版第 1 刷発行
2022 年 2 月 25 日　　第 18 版第 1 刷発行
2023 年 2 月 25 日　　第 19 版第 1 刷発行
2024 年 3 月 10 日　　第 20 版第 1 刷発行

編著者　加　島　浩　子
　　　　森　脇　弘　子

発行者　白　石　泰　夫

発行所　医歯薬出版株式会社

〒 113-8612　東京都文京区本駒込 1-7-10
TEL. （03）5395-7626（編集）・7616（販売）
FAX. （03）5395-7624（編集）・8563（販売）
https://www.ishiyaku.co.jp/
郵便振替番号 00190-5-13816

乱丁・落丁の際はお取り替えいたします　　　　　印刷・永和印刷／製本・皆川製本所

© Ishiyaku Publishers, Inc., 1996, 2024. Printed in Japan